Metatron

Heilung und Erkenntnis
durch Metatronische Programme des Seins

2. Auflage Dezember 2007

Layout u. Grafik: Ruth Brozek, Rainer Kurzweil
Druck: Druckerei Sonnenschein

ISBN: 978-3-00-011913-2
Printed in Germany

Zur Beachtung!
Die Informationen in diesem Buch sind von den Autorinnen nach bestem Wissen zusammengetragen und geprüft worden. Es kann jedoch keine Haftung für Schäden, die sich aus dem Gebrauch oder Missbrauch dieses Buches ergeben, übernommen werden. Dieses System ersetzt keine ärztliche Diagnose oder Behandlung. Beim Auftreten von Krankheitssymptomen sollte unbedingt ein Arzt konsultiert werden.

Die Bezeichnungen „Metabologramm", „Metatronische Heilung" und „Metatronische Geometrie" sind urheberrechtlich geschützt.

Metatron

Heilung und Erkenntnis durch Metatronische Programme des Seins

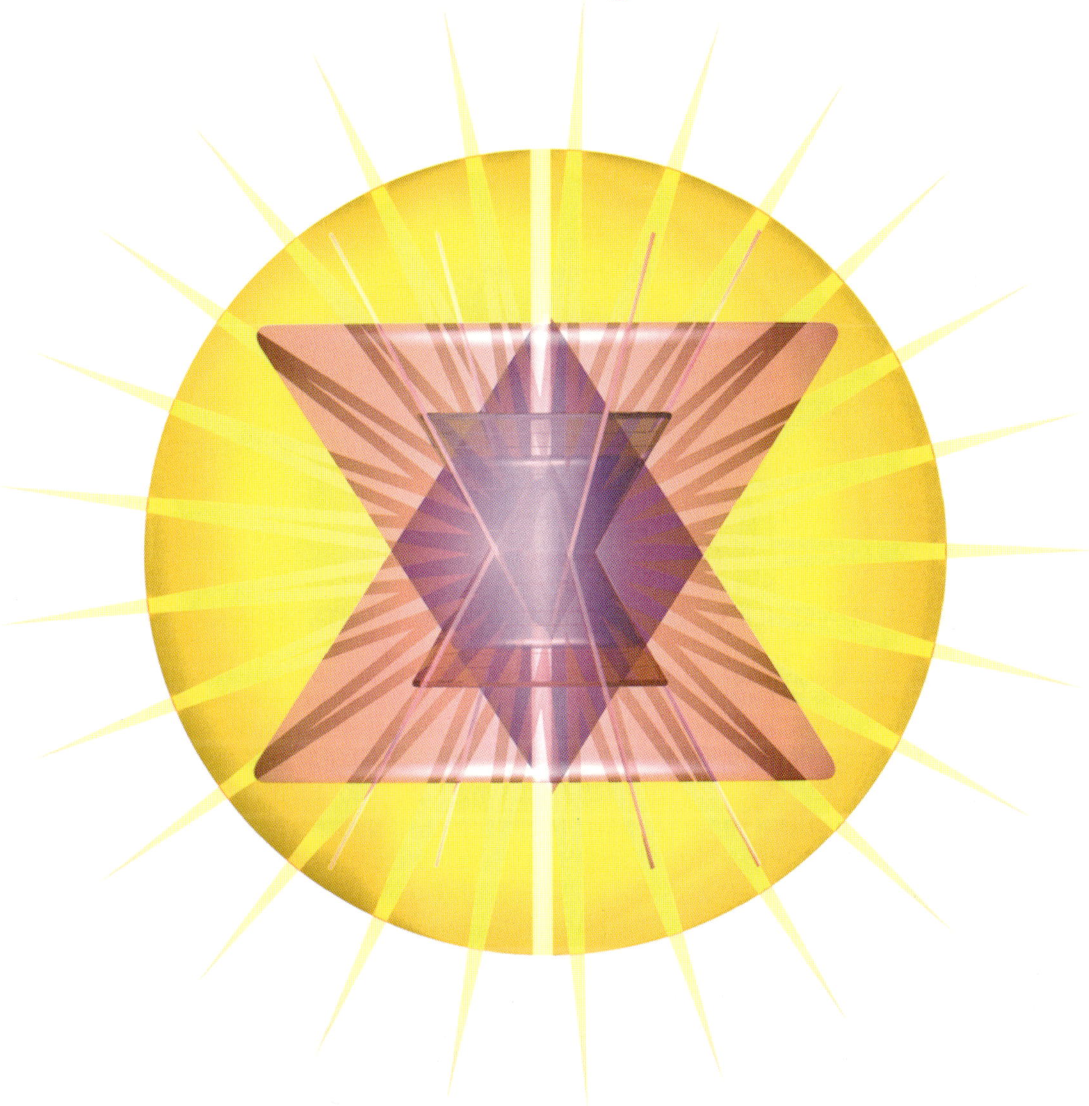

gechannelt und verfasst von

*Ama*Ryjlla und El*An*Rea*

Band I

III. AUSSERPLANETARISCHE INKARNATIONEN IM MENSCHLICHEN KÖRPER

SELBSTHEILUNG UND HEILUNG DURCH METATRONISCHE PROGRAMME

Im Ursprungszustand und der idealen Vorstellung der Schöpfung existieren komplexe, geometrische Formen und Energienetze, die vollständig, symmetrisch, klar, harmonisch, leuchtend, ganz, mit einem Wort „heil" sind. Diese Geometrien sind die Grundlage aller Existenz, in allen dimensionalen Ebenen. Sie enthalten buchstäblich jegliche physische und nicht physische Form in ihrer Gesamtheit. Das heißt, die Ausrichtung, Klärung und Aktivierung unserer persönlichen Geometrien ist der Schlüssel zu unserer Heilung und in Folge dessen, der Heilung aller Lebewesen in unserem Universum.

Am Anfang war es unser Bestreben, eine Heilungsform zu finden, die nicht nur partiell funktioniert, wie alle Heilungsformen die wir bis dahin kannten. Für uns waren die Therapien unbefriedigend, die nur mental funktionierten, nur physisch anwendbar waren, oder nur emotional heilten. Wir strebten eine Form an, die all unsere Anteile, all unsere Energiekörper, in sich vereinigt. Ohne Zweifel fanden wir nur eine einzige Ebene, welche die Komplexität des menschlichen Seins in sich verbindet: die Metatronische Geometrie.

Um mit der universellen, göttlichen Ganzheit verbunden zu sein, bedarf es eigener klarer, strukturierter und leuchtender Geometrien. Diese Tatsache wurde uns, auf unserer Suche nach grundlegender Heilung der menschlichen Umstände, immer deutlicher. Je mehr Wissen und Erfahrung wir über die kosmischen Zusammenhänge unserer Welt erfuhren, desto mehr fiel uns auf, welch wichtige Position im universellen Aufbau die Metatronische Geometrie spielt. In allen Channelings, die wir unabhängig voneinander, und später gemeinsam, getätigt haben, zog sich die Wichtigkeit der geometrischen Gesetze, wie ein roter Faden durch all unsere Erkenntnisse.

Die geometrischen Strukturen wurden uns, nicht als etwas, das schon in der Vergangenheit benutzt wurde, gegeben, sondern – völlig neu für die Erde – direkt aus dem Programm METATRON abgerufen! Für diesen speziellen, einzigartigen Entwicklungssprung, den wir als Gesamtheit durchlaufen, ist es das optimale Wissen und Werkzeug, um unser göttliches Potential vollkommen zu leben.

Im Wort METAHOLOGRAMM steht „META", im Sinne von „übergeordnet" und „HOLOGRAMM", für „multidimensionale, lebendige Form". Auf einer höheren Ebene sind Metahologramme Teile der vorhandenen Existenz METATRONS. Diese Lichtwesenheit ist vollkommen anders, als alle Anteile der göttlichen Hierarchie, die wir in diesem Universum (Gott, Vater,

*Mutter, Quelle) haben. Metatron ist eine hochschwingende Wesenheit aus dem Universum 9, RO*HA*N, welches am Anbeginn der Erschaffung unserer göttlichen Quelle (Universum) das Seinsprogramm hier installiert hat. Es ist ein Programm, welches die Blaupause des Universums trägt und genau den Schwerpunkt seiner Entwicklung beschreibt. Jedes Hologramm in diesem Buch ist ein Teil der Metatronischen Energie, oder des besagten Programms. Daraus resultiert, dass ein Metahologramm die Verzerrungen in unserer Entwicklungsprogrammierung (Hl. Geometrie) wieder ausgleicht und an das Ursprungsprogramm angleicht.*

In vergangener Zeit waren alle Begrenzungen und Verzerrungen als Grundlage unseres Lernprozesses in 3. dimensionaler Dichte geplant. Daher ist es jetzt erst möglich, eine derartige Heilung durchzuführen. Ohne Implantate, Beschränkungen und der kosmischen Amnesie, hätten wir niemals die 3. Dimension erforschen und durchleben können. Nur durch die Illusion, dass unsere Welt die einzige vorhandene Realität ist, hatten wir die Gelegenheit, Erfahrungen und Entwicklung zu machen.

Jetzt ist es höchste Zeit für die Befreiung aus dem Schlaf! Niemand hat es stärker gefühlt, als wir. Mit einer ungebremsten Wucht sind wir beide als Channels Tag und Nacht mit Informationen bombardiert worden. Fast, als wäre die Zeit überreif, hatten wir das Gefühl uns nicht mehr ausruhen zu können. Aus einem Teil dieses Wissens ist das vor Ihnen liegende Buch METATRON entstanden. Der Informationsfluss ist noch lange nicht versiegt. Wir wissen, dass wir jetzt schon einen großen Teil des nächsten Buches gechannelt haben und fühlen, dass es wahrscheinlich noch nicht das Ende sein wird.

Um die Geometrien anwenden zu können und zu verstehen, wie und warum die geometrischen Strukturen funktionieren, bedarf es eines tiefen Wissens und Bewusstseins. Jeder von uns ist ein Anteil der göttlichen Quelle! Sobald man sich seiner Göttlichkeit bewusst wird, steigt das eigene Potential mental manifestieren zu können! Das ist der Grund, warum wir in diesem Buch ein umfassendes Wissen und an passenden Stellen die entsprechenden „Metahologramme" darstellen. Wir informieren zuerst und fügen dann das Metahologramm ein, um den Inhalt und Hintergrund des jeweils heilenden Hologramms verständlich zu machen. Jeder kann, nach Übung, diese kosmischen Geometrien anwenden und die entsprechende Wirkung selbst wahrnehmen.

Wir haben mit der Zeit festgestellt, dass bestimmte, grundlegende Informationen notwendig sind, um ein Metahologramm einwandfrei benutzen zu können. Zu diesem Zweck haben wir Pendeltafeln am Ende des Buches beigefügt, um die Möglichkeit zu geben, diese wichtigen Grundinformationen selbst herauszufinden. Diese Tafeln können sie verlässlich verwen-

den, wenn Sie ihre Seelenenergie bereits integriert haben. Sollten Sie sich darüber nicht sicher sein, oder mit Ihrer eigenen Testfähigkeit nicht zurecht kommen, sind wir gerne persönlich bereit, Ihnen behilflich zu sein. Am Ende des Buches finden Sie auch eine allgemeine Anleitung, wie man grundsätzlich mit Metahologrammen umgeht und welche Techniken man verwendet, um sie zu verankern (Kapitel: „PRAKTISCHE ANWENDUNG FÜR DIE HOLISTISCHE HEILUNG MIT METAHOLOGRAMMEN“). Bitte lesen Sie diese Anleitung unbedingt, bevor Sie das erste Mal ein Hologramm installieren!

Und nun wünschen wir Ihnen viel Freude, Erkenntnis und möglicherweise auch Wiedererinnerung, auf der Reise durch unsere Realität.

*Ama*Ryjlla* *El*An*Rea*

I. DIE ERDE ALS LEBEWESEN

1. Die Entstehung der Erde in Symbiose zur Menschheit

Die Erde ist ein Lebewesen mit eigenem Bewusstsein und eigenen Lernprozessen. Sie besteht aus einem physischen, emotionalen und spirituellen Körper. Im Vergleich zum menschlichen Körper, besitzt sie keinen Mentalkörper. Als „Lebensschule" für andere Seeleneinheiten in Entwicklung ist sie ein Raum, in dem es möglich ist, (Inkarnation für Inkarnation) anhand plakativer, persönlicher Erfahrungen die kosmischen Gesetze zu lernen. Die Vielfalt an Flora und Fauna gibt es auf keinem anderen drittdimensionalen Planeten in unserer Galaxie. Darum ist auch unser Planet von vielen Seeleneinheiten so begehrt und wird gewählt, um hier, vor allem die Meisterschaft über die 3. und 4. Dimension, zu lernen.

Die Erde wurde, wie all ihre Geschwisterplaneten, aus unserer Sonne geboren. Allerdings hat sie eine ganz spezielle Entwicklung durchgemacht. Vor 896.000 Jahren war sie nicht nur wesentlich größer, sondern als 4. Planet zwischen Mars und Jupiter unter dem Namen TIAMAT (MALDEK) bekannt **(siehe Bild 1: DIE ZERSTÖRUNG VON TIAMAT)**. Durch den Zusammenstoß mit dem Wanderplaneten NIBIRU (MARDUK) zerfiel TIAMAT, wobei der größte Teil aus der Bahn geworfen wurde, um sich in der Folge zwischen Venus und Mars zu stabilisieren. Hier am 3. Platz in unserem Sonnensystem wurde der Überrest Tiamats als ERDE (GAIA oder KI) bekannt. Tiamat verlor den größten Teil seiner 11 Monde bei diesem katastrophalen Aufprall. Manche von ihnen kreisen heute noch um die Sonne, wie APOLLO, EROS, AMOR, ADONIS, CERES, HIDALGO, aber auch die Asteroiden-Gruppen der TROJANER **(siehe Bild 2: DIE VERLORENEN MONDE TIAMATS)**. Der größte Mond, KINGU, ist uns bis heute geblieben. Er wurde im Zuge der Katastrophe mit dem Überrest Tiamats in die neue Umlaufbahn hineingezogen. Der Rest des Planeten kreist bis heute zwischen Jupiter und Mars als Asteroidengürtel. Diese Geschichte beantwortet uns die fehlenden wissenschaftlichen Informationen aus dieser Zeit. Somit bekommen wir die Antworten auf die Frage „Warum die Erde eine Halbkugel ist", denn die andere Hälfte (Pazifischer Ozean) ist gefüllt mit Wasser; oder „Warum zwischen Jupiter und Mars ein großes Asteroidenfeld ist"; oder auch „Warum so viele Planetoiden in unserem System ihre Bahnen um die Sonne ziehen".

Wenn wir davon ausgehen, dass alles nach dem hermetischen Gesetz „wie oben so unten" funktioniert, dann sind wir auf jeden Fall auf dem richtigen Gedankenweg. Schon in der Bibel heißt es „Gott hat uns als sein Ebenbild erschaffen" und dies heißt in anderen Worten, dass das Universum (Gott) in einer **MATRIX** erschaffen wurde – genau so, wie unsere humanoiden Körper. Wir können Gott (Universum) durch die Wissen-

MATRIX: *Hologramm aus geometrischen Energieformen.* **(siehe Bild 3: MATRIX)**

BILD 1: DIE ZERSTÖRUNG VON TIAMAT

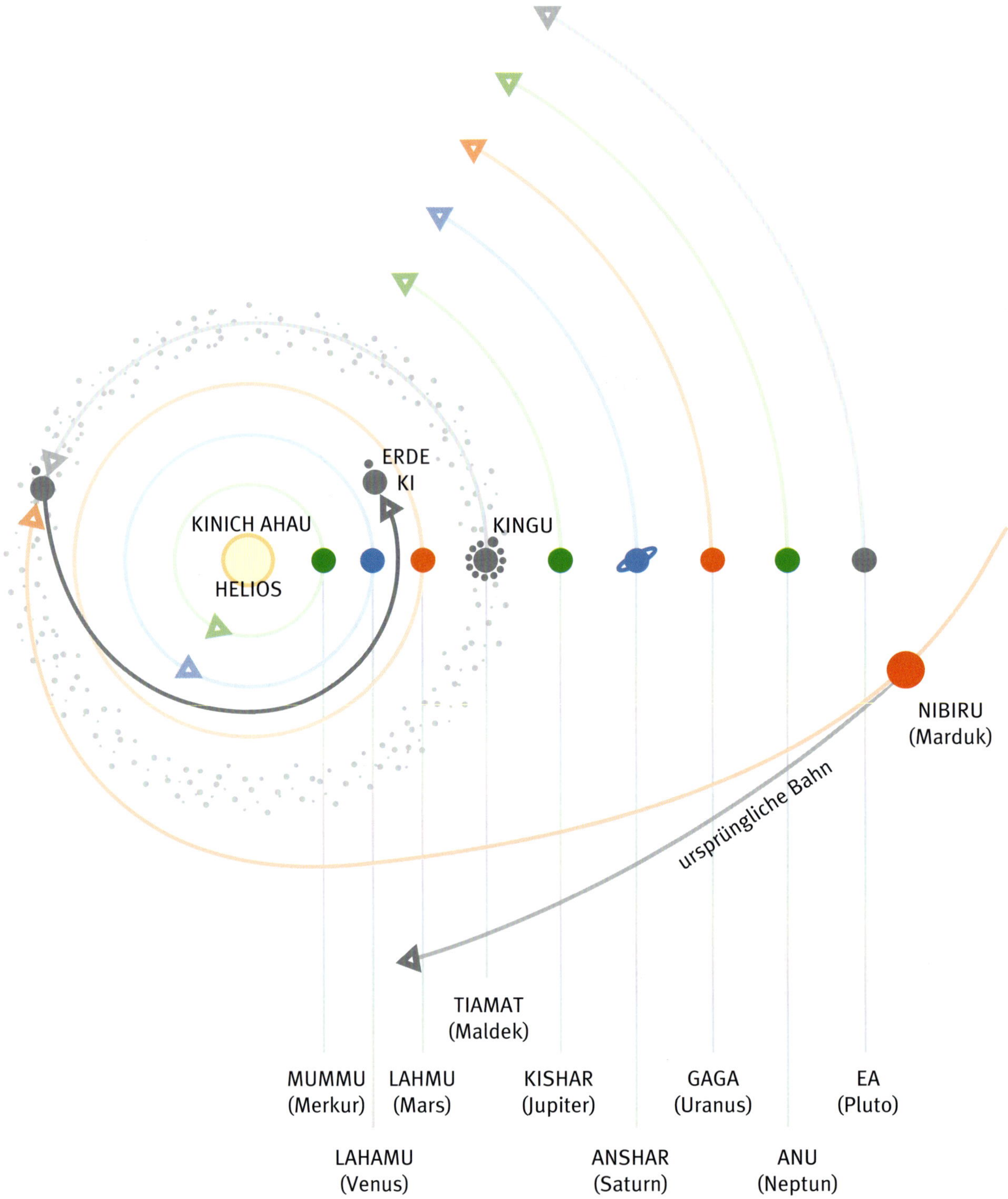

BILD 2: DIE VERLORENEN MONDE TIAMATS

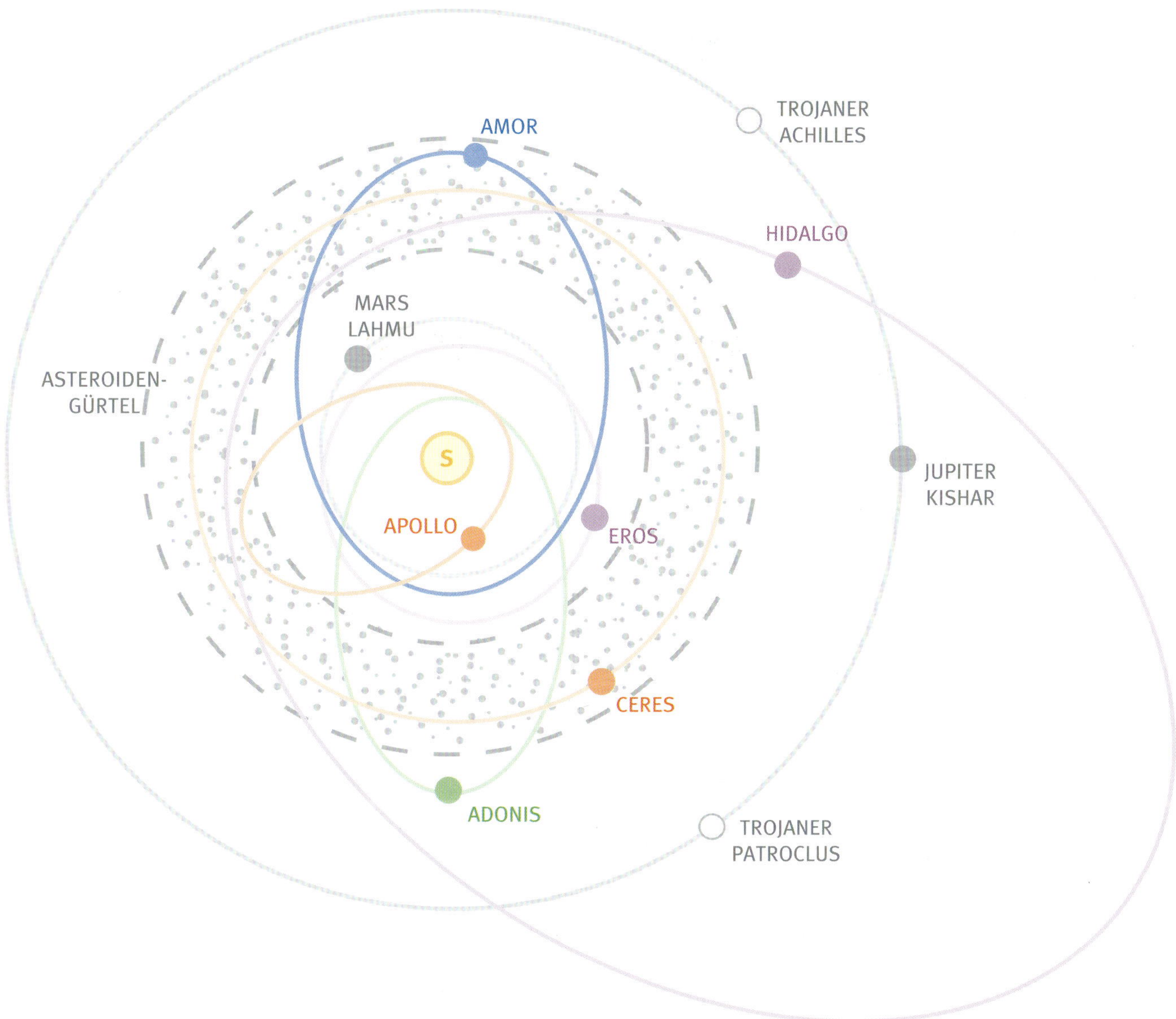

BILD 3: MATRIX

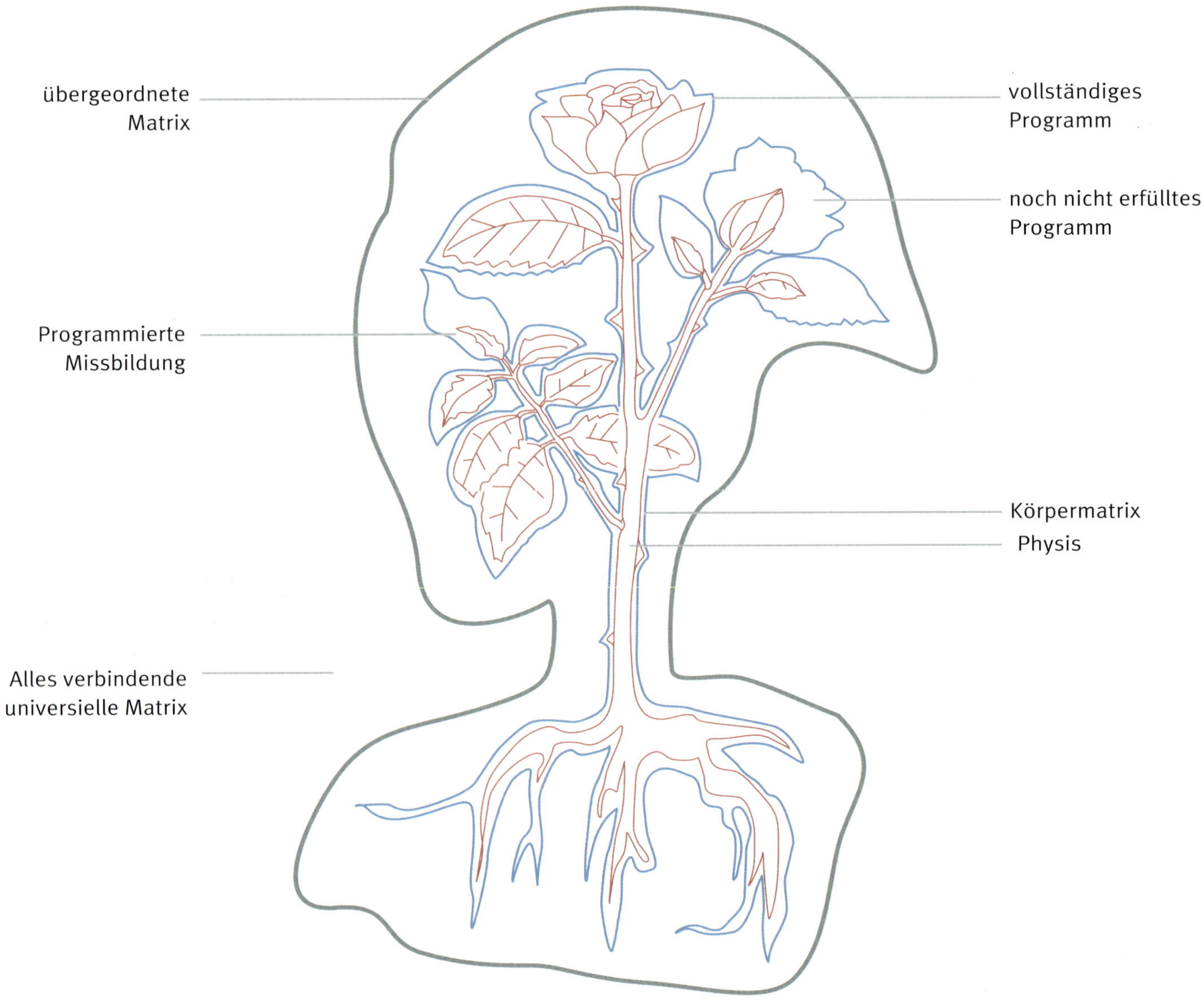

schaft nicht beweisen – nach unserer Meinung wird es auch nie möglich sein – aber wir können das Prinzip der Gleichheit von Mikrokosmos und Makrokosmos nachvollziehen. Alle Lebewesen basieren auf dem gleichen System und der gleichen Struktur. In jeder Zelle spiegelt sich der Makrokosmos, denn die Zelle ist umgeben von einer Energiematrix, die wir **MER*KA*BA** nennen.

MER*KA*BA: *Lichtkörper = Matrix, sich mit allen universellen Geometrien verbindend.*

In Folge dessen hat die Quelle, Gott, Universum, die uns erschaffen hat, die gleiche Energiematrix. Diese Matrix, also Mer*Ka*Ba, besteht aus vielfältigen, geometrischen Energienetzen, die Jedes und Alles miteinander verbindet. Die Energiematrix, die uns umgibt, erklärt uns, warum die göttliche Quelle in Allem ist und Alles in ihr ist. Im Körper unseres Universums entstanden unzählige Galaxien, wie die Organe im Körper und aus jeder Galaxie wurden Milliarden von Sternen (Sonnen) geboren, wie die Zellen im Körper, und fast jede dieser Sonnen gebar Planeten. So ist auch unsere Erde, wie jeder andere Planet, vollkommen eingebettet in der großen Mer*Ka*Ba-Matrix unserer Sonne. Die Erde selbst hat natürlich eine Mer*Ka*Ba-Struktur und diese setzt sich auch folgerichtig weiter fort, bis in das Innere der Erde. Eine innere Matrix, wie ein „Zentralcomputer", bestimmt die Erdentwicklung. Diese besteht aus gespeicherten energetisch-geometrischen Programmen, die sowohl die 3., wie auch die 4. dimensionalen Formen zusammenhalten und die planetaren Entwicklungsschritte initiieren. Viele dieser (kristallin) energetischen Programme sind zeitgebunden und verhalten sich bis zum richtigen Zeitpunkt passiv. Diese Matrix ist vergleichbar mit unserem **SEELENSTERN** mitten in unserem Herzchakra. So ist sie das Herz der Erde auf geometrischer Ebene.

SEELENSTERN: *zentrale Matrix, in die aus höheren Seelenebenen Programme für die Inkarnation fließen.*

Dadurch, dass alles durch die Energiematrix verbunden ist, wird die Entwicklung der Erde immer von unserem Bewusstsein und umgekehrt beeinflusst. Unsere Entwicklungsschritte werden nicht nur in der Erde gespeichert, sondern beeinflussen auch ihre eigene Evolution. In den vergangenen Jahrtausenden haben wir die Erde in ihrem Wachstum nicht unterstützt, sondern die meiste Zeit regelrecht mit unseren niederen Emotionen, wie Hass, Angst, Aggression, Manipulation, Macht und Opfertum zugeschüttet. Wir haben sie physisch ausgebeutet durch gierigen Metallraubbau und durch Mineral-, Öl-, und Kohle-Ausbeutungen. Auch unsere Agrarwirtschaft basiert vorwiegend auf Ausbeutung. Wir haben das irdische Ökosystem (Immunsystem) zum größten Teil durch massiven Einsatz von chemischen Düngemitteln, Rodungen, Luft- und Wasserverschmutzungen, sowie durch ungezügelte Abfallwirtschaft, atomare Versuche, u.s.w. zerstört. Durch unser begrenztes Bewusstsein und unsere zu langsame spirituelle Entwicklung haben wir Gaia in Krankheit und Schwäche getrieben. Die Erde zeigt nun auf 3./4. dimensionaler Ebene alle Anzeichen einer Heilungskrise. Fieberschübe wie Feuer, tektonische Verschiebungen und Erruptionen, Überschwemmungen und Unwetter befreien den Körper der Erde von unseren belastenden Energien. Energietore, sogenannte Vortexe, öffnen sich in der Erdkruste und überschwemmen die Oberfläche mit uralten, emotionalen, morphogenetischen Feldern, aber auch schwarzmagische Energiefelder werden wie Eiterbeulen geöffnet. Dies kommt alles hoch, um neutralisiert und geklärt zu werden. Wir Menschen waten momentan in emotionalen Energiefeldern aus atlantischer und lemurischer Zeit, genauso wie aus der Zeit des Mittelalters, der Inquisition, oder der vielen Kriege der Vergangenheit. Die wenigsten Menschen fühlen, wie belastend diese Felder aus Angst, Schmerz, Leid, Hoffungslosigkeit, Macht, Gier und Manipulation sind. Die Erde gibt unsere Gefühle zurück, damit wir sie selbst transformieren. Sie gibt uns die Erinnerung unserer Rasse zurück und nichts bleibt in der Vergangenheit verborgen. Sie erbricht die menschliche Geschichte vor unsere Füße, sodass wir mit unseren Taten aus der Vergangenheit konfrontiert werden und nichts verleugnen können. Diese Emotionalfelder ziehen Menschen in ihr Aurafeld, wenn sie resonant zu tiefschwingenden Emotionen, wie Leid, Schmerz und Trauer sind. Sie erkennen sie daran, dass die betroffenen Menschen ohne erkennbaren Grund in Emotionen „hineinfallen".

Angst zieht das Aurafeld zusammen und lässt die Energie schwer, klebrig, kaugummiähnlich am Körper haften. In diesem Fall sind die Menschen ständig in Abwehrhaltung. Das Gefühl des Kleinseins, des Schwachseins oder des sich als Opfer fühlens wiederum, schwächt die Aurafelder und lässt sie auseinanderschweifen. Solch ein Aurafeld ist dann weit vom Körper entfernt, gleichzeitig aber auch rissig, löchrig und nimmt aus dem Umfeld alles an, was durch dieses Aurafeld fließt, das bedeutet fremde Trauer, fremde Aggressionen, depressive Stimmungen anderer Menschen, aber auch Freude, Aufregung und nicht selten auch massenhysterische Energien werden aufgenommen.

Diejenigen, die solch eine schwache Aura haben, sind gleichzeitig nicht geerdet. Das bedeutet, die geistige Energie ist im menschlichen Körper nicht stabilisiert. Die Folge ist, dass jede fremde Emotion als die eigene wahrgenommen wird, jeder fremde Schmerz wird im eigenen Körper gefühlt und sogar fremde Gedanken dringen in das eigene Gehirn. Ein solcher Zustand macht es unmöglich, das Eigene und das Fremde unterscheiden zu können. Diese Menschen wandern durchs Leben, ständig transportierend, filternd und sich damit herumschlagend, fremde Inhalte in den Griff zu bekommen. Sicher haben diese Menschen schon festgestellt, dass sie manchmal vollständig glücklich, zufrieden und ausgeglichenen einen Raum mit deprimierten oder aggressiven Menschen betreten und dann, innerhalb kürzester Zeit, selbst auch trübsinnig oder ärgerlich werden.

Beide Zustände, sowohl der dichten als auch der schwachen Aura, sind äußerst schädigend und verhindern sogar, dass die Metahologramme, die wir nun nachfolgend vorstellen, fixiert werden können. Deshalb ist es unumgänglich, diese Geometrien zu allererst zu benutzen. Zuerst ist also (siehe Kapitel: „ANWENDUNG DER HEILIGEN GEOMETRIE ALS THERAPIE") entweder das Metahologramm **„MENSCHLICHES AURAFELD ZUSAMMENHALTEN"** oder **„MENSCHLICHES AURAFELD DEHNEN"**, je nach Bedarf, zu installieren. Erst wenn Sie festgestellt haben, welchen Zustand Ihr Aurafeld hat und es entsprechend adjustiert haben, können die nachfolgenden Hologramme in diesem Buch benutzt werden.

Entsprechend der vorhergehenden Information über atlantische Emotionalfelder sollte unbedingt das Metahologramm **„REINIGUNG VON EMOTIONALFELDERN AUS ATLANTIS"** benutzt werden, wenn Sie fühlen, dass Sie in einem solchen Feld leben, oder dies vielleicht durch nichtmentale Testmethoden (Muskeltest, Pendeln, u.s.w.) festgestellt haben. Während des Benützens dieses Metahologramms (MH) wird die wolkenartige, trübe Energie durch eine Energiekugel eingegrenzt (umhüllt) und durch Drehbewegungen, korkenzieherartig (rechtsdrehend) aus dem Aurafeld

MENSCHLICHES AURAFELD ZUSAMMENHALTEN

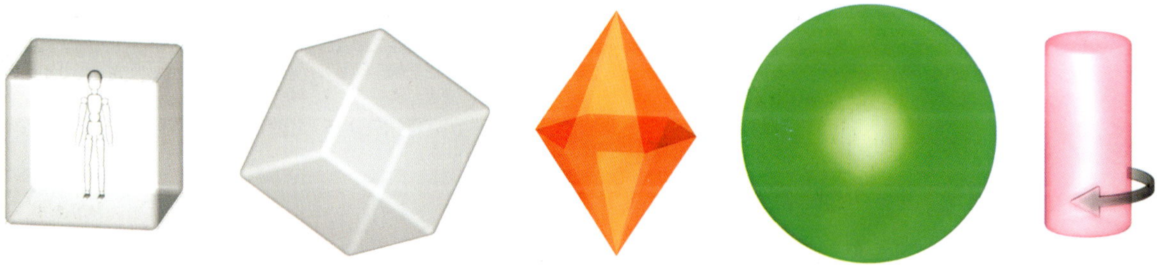

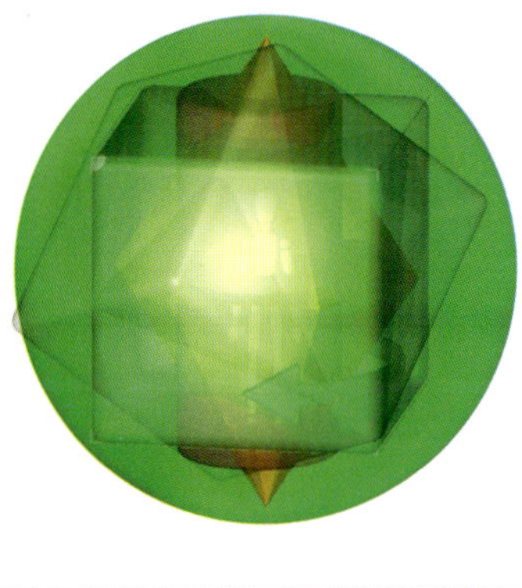

Geometrien: klarer Würfel auf einer Fläche stehend, klarer Würfel auf einer Spitze stehend, orangefarbene 6-seitige Doppepyramide, grüne Kugel, hellrosafarbener Zylinder im Uhrzeigersinn

MENSCHLICHES AURAFELD DEHNEN

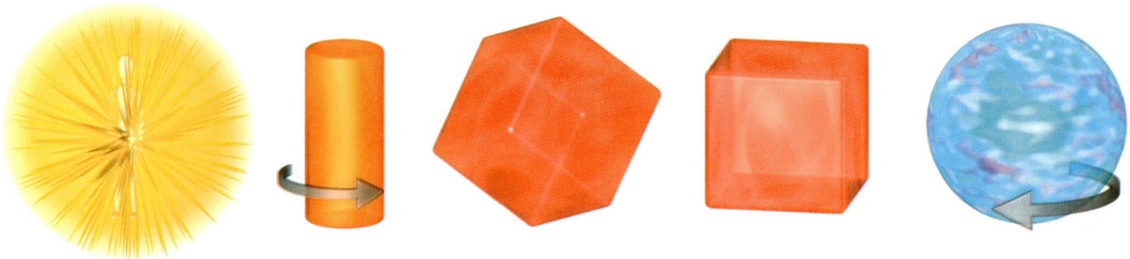

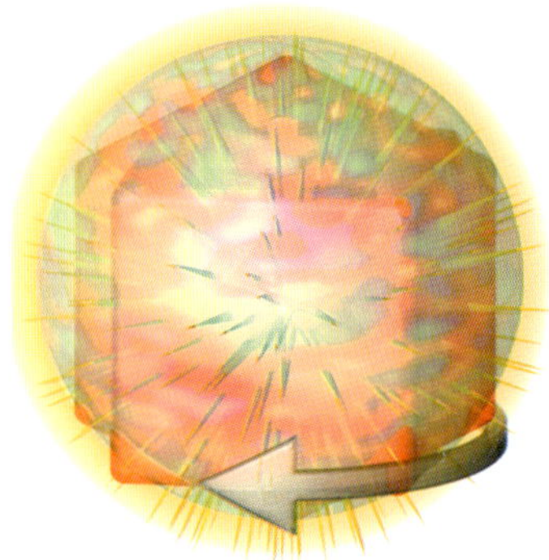

Geometrien: goldene Sonne, orangefarbener Zylinder gegen den Uhrzeigersinn, kirschroter Würfel auf der Spitze stehend, kirschroter Würfel auf einer Fläche stehend, opalfarbene Kugel im Uhrzeigersinn

REINIGUNG VON EMOTIONALFELDERN AUS ATLANTIS

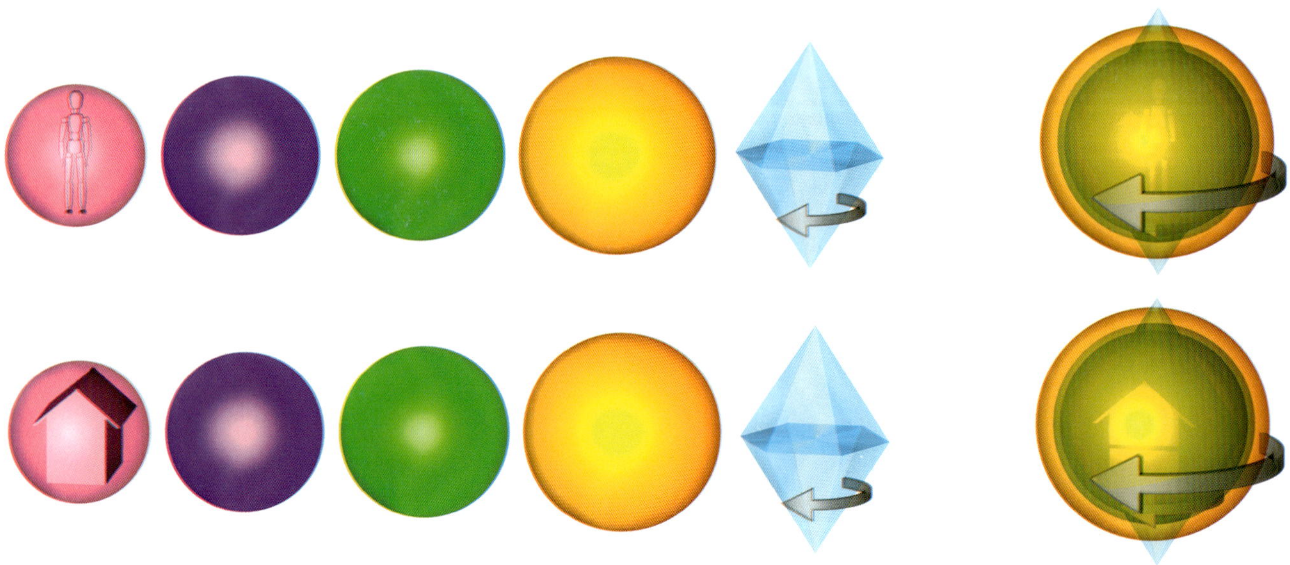

Geometrien: magentafarbene Kugel, violette Kugel, grüne Kugel, goldene Kugel, weissblaue 6-seitige Doppelpyramide, alle zusammen im Uhrzeigersinn drehen

hinauf- und hinausbefördert. Danach ist es wichtig, die gesamte Kugel, mit Hilfe geistiger Lichthelfer transformieren zu lassen – bitten Sie lichtvolle Engel Ihnen zu helfen.

In der gleichen Art funktioniert auch die Reinigung von Emotionalfeldern aus Atlantis für ein Haus, eine Wohnung oder einen Garten. In diesem Fall erschaffen Sie eine Energiekugel, welche den gesamten betroffenen Raum einschließt und auch hier wird durch Drehbewegungen aus dem besagten Bereich die atlantische Energie hinausbefördert.

In jedem Fall, wenn ein Mensch oder ein Ort auf diese Weise geklärt wird, sollte im Nachhinein ein Schutz erstellt werden (siehe „SCHUTZ: EMOTIONALFELDER für ALLE HOLONS" und „RAUMSCHUTZ: MORPHOGENETISCHE EMOTIONALFELDER" im Kapitel „URSPRUNG DER MENSCHMENSCHEN").

Nun kehren wir zurück zur Energieverbindung allen Seins. Im gewaltigen Multiversum werden ständig neue Universen aus der kreativen Bewusstseinsenergie geboren und „sterbende" Universen fließen zurück in das kreative Licht, um es mit ihren Erfahrungen zu befruchten **(siehe Bild 4: KREATIVES LICHT)**. Jedes Universum hat seine eigene Energieform (Matrix). Wie schon erwähnt, haben alle Lebensformen konsequenterweise die gleiche Energieform, wie das jeweilige Universum selbst. Dies bedeutet in unserem Falle, dass alle Lebensformen unseres Universums die gleiche energetische Geometrie, Mer*Ka*Ba, haben. Alle Galaxien, Sterne, Planeten und Lebewesen, bis zur kleinsten Zelle, haben ebenfalls die gleiche geometrische Matrix. Somit hat jedes außeruniverselle Wesen, das unseren Raum betritt, eine andere spezifische Geometrie, als die, die wir hier kennen. Darum ist die Andersartigkeit einer außeruniversellen Seele leicht zu erkennen.

Alle Universen haben ihr eigenes, vorbestimmtes Thema. In Folge dessen bearbeiten alle Lebewesen innerhalb eines Universums das gleiche übergeordnete Thema. Jede Seeleneinheit, die aus einem Universum geboren wird, trägt das Zentralthema dieses Universums in sich. Das Thema unserer Quelle (Universum) und somit auch der Erde, ist die Liebe. Da unser Universum im **LIEBESQUADRANTEN** wächst und die 3 in sich beinhaltet, ist das zentrale Thema: Liebe (3) durch die Verschmelzung von Vater (1) und Mutter (2) zu erschaffen. Mit anderen Worten, Vater und Mutter Gott erschafft durch Verschmelzung Liebe/Christos. Nicht nur wir sind alle auf der Erde inkarniert, um Liebe zu lernen und zu lehren, zu nehmen und zu geben, sie zu erfahren und zu leben, sondern auch alle Wesen, aus allen anderen Welten in diesem Kosmos. Die anderen Universen haben jeweils ein anderes Thema, je nach dem, in welchem Quadranten des kreativen Lichtes sie wachsen. Alle Universen im Liebesquadranten lernen Liebe/

LIEBESQUADRANTEN: *Ein Teil des Raumes in dem Universen geboren werden, mit Thema Liebe.*

BILD 4: KREATIVES LICHT

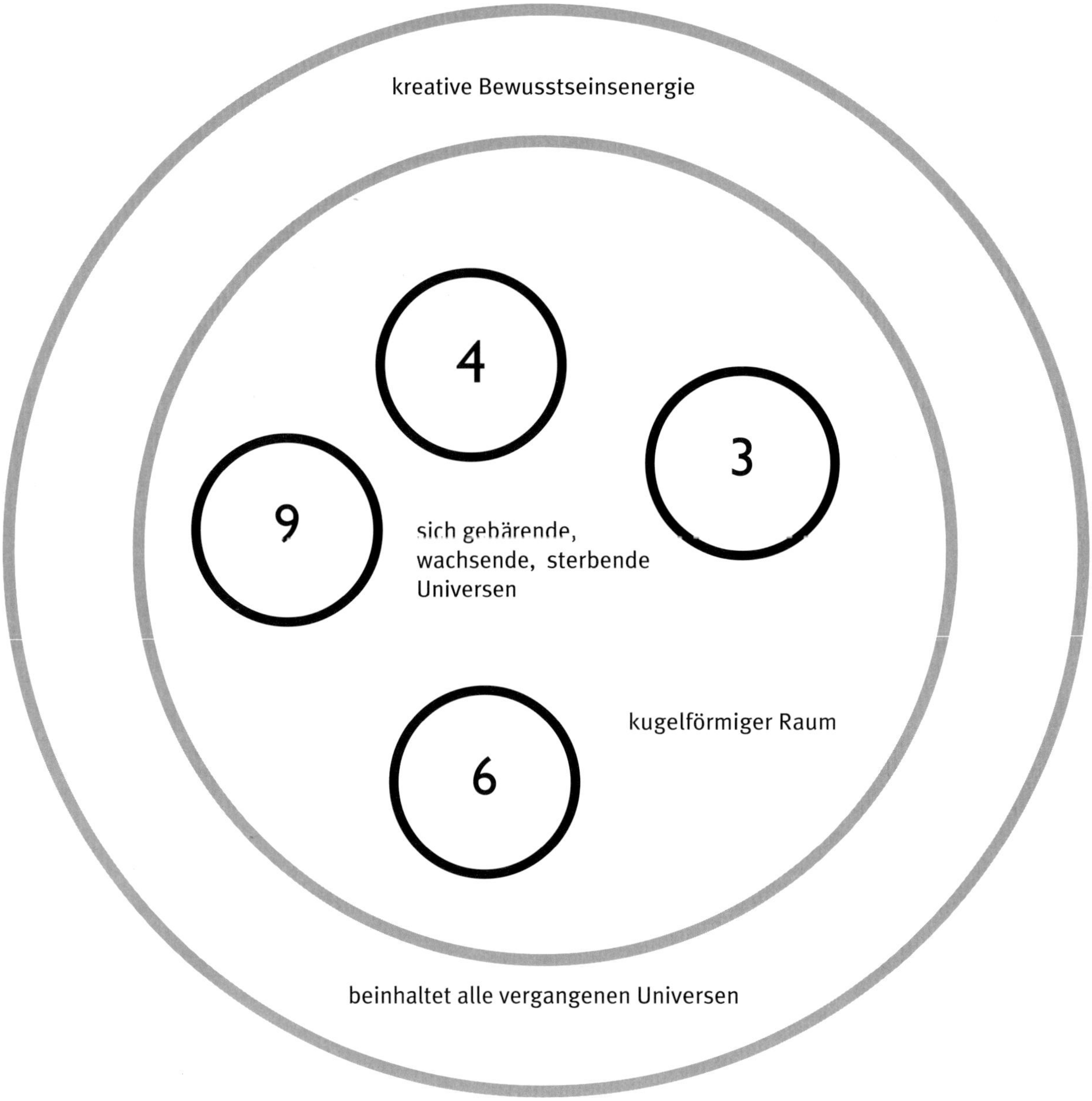

Christos durch ihre jeweilige Existenzprogrammierung zu erreichen. So z.B.: Das Universum 4 (AHA*UR*ULA) erreicht Liebe durch 4 Anteile, das Universum 9 (RO*HA*N) erreicht Liebe durch 9 Anteile, u.s.w.

Wie bereits erwähnt, durchläuft jedes Universum den gleichen Zyklus. Es wird als hochschwingende Energieform geboren, entwickelt sich zu ihrem höchsten Potential, bis es in seiner Vollkommenheit „stirbt“ und in die kreative Lichtmasse eingeht, um selbst auf höherer Ebene neue Universen zu gebären. Alles Leben in diesem Universum folgt diesem Zyklus, selbstverständlich auch die Erde. Sie wurde vor 4,3 Milliarden Jahren als Planet Tiamat geboren und hat sich bis 3003 vor Christus immer mehr in die 3. Dimension verdichtet. Am 30.03.3003 hat sie ihren Wendepunkt erreicht und betrat das Stadium der Entdichtung. Ab da wurde sie immer lichter, bis sie 30.03.3003 nach Christus vollständig die Schwingung der Materie verlassen müsste.

SPIEGELTAGE

SPIEGELTAGE: *setzen untergeordnete Themenschwerpunkte fest, die global von den Menschen gleichzeitig zu bearbeiten sind.*

1. SPIEGELTAG: 30.03.3003 v. Chr.
Die tiefste Dichte der dritten Dimension wurde genau an diesem Tag erreicht; größte Entfernung vom Gottbewusstsein
Thema: Verbindung und Symbiose mit der Erde; das Göttliche in der Natur und sich selbst zu erkennen
Zuordnung: 1. Chakra

2. SPIEGELTAG: 20.02.2002 v. Chr.
Thema: emotionale Entwicklung und Sensibilisierung; eigene Kreativität erkennen, das Göttliche im Anderen sehen
Zuordnung: 2. Chakra

3. SPIEGELTAG: 10.01.1001 v. Chr.
Thema: Ich-Bewusstsein; eigene Macht, durch göttliche Führung
Zuordnung: 3. Chakra

4. SPIEGELTAG: 00.00.0000
Jesus wurde genau zur 0. Stunde geboren.
Thema: Leben der Liebe, Mitgefühl und Toleranz, das Göttliche in Allem erkennen
Zuordnung: 4. Chakra

5. SPIEGELTAG: 10.01.1001 n. Chr.
König Artus und seine Tafelrunde
Thema: Kommunikation zum Wohle des Ganzen; Erkennen der Gemeinsamkeiten und Gleichwertigkeit
Zuordnung: 5. Chakra

6. SPIEGELTAG: 20.02.2002 n. Chr.
Thema: Realität; hinter die Illusion schauen; erkennen der globalen und kosmischen Zusammenhänge. Göttlicher Wille.
Zuordnung: 6. Chakra

7. SPIEGELTAG: 30.03.3003 n. Chr.,
Thema: Wahrnehmung der Einheit im Universum – Gott/Göttin/Liebe
Dies ist der letzte Zeitpunkt, an dem auch alle Parallelrealitäten vollkommen transformiert werden in eine 5. dimensionale Realität. Es ist der Endtag der Materie, 3./4. dimensionale Realität hört auf zu existieren.
Zuordnung: 7. Chakra

PHOTONENRING: *eine hochfrequente elektromagnetische Photonenenergie, die sich beständig aus der Zentralsonne der Pleyaden, ALCIONE, spiralförmig ausgießt.*

Bis 3003 n. Chr. wandert die Erde durch den **PHOTONENRING** um sich letztendlich auf den Ebenen ihrer Parallelrealitäten ab dem 30.03.3003 n. Chr. herauszubewegen. Mit diesem Datum wird die physische 3. und 4. dimensional bedingte Realität abgeschlossen sein (auch alle Formen der Parallelwelten).

Jedes Universum sammelt über Milliarden von Jahren durch seine Galaxien, Sterne, Planeten und Lebewesen, alle möglichen Erfahrungen, welche zu den jeweils spezifischen Themen gelebt werden können. Wenn dieser Prozess oder Zyklus abgeschlossen ist, zieht das Universum buchstäblich alle Erschaffungen und Erfahrungen zusammen, implodiert und fließt in die kreative Lichtmasse ein. Alles Wissen und alle Erfahrungen, die jemals in diesem Universum gemacht wurden, bereichern auf diese Weise die „übergeordnete" göttliche Quelle und ermöglichen so ihre Weiterentwicklung. Die kreative Lichtmasse enthält alle vergangenen Universen und aus dieser gesammelten Menge an Wissen und Erfahrungen werden neue Universen, mit neuen Möglichkeiten der Erfahrung, geboren. Durch diesen Zyklus läuft alle Existenz.

Außerhalb der kreativen Lichtmasse eröffnen sich weitere Existenzfelder in immer größer werdenden Parametern. Wir wissen noch keine Details über diese Realitäten, aber es ist wahrscheinlich, dass jetzt immer mehr Informationen beim **CHANNELING** durchkommen werden.

CHANNELING: *kosmisch-telepathische Form der Kommunikation. Kommunikation der Zukunft.*

Die Entdichtung der Erde, vom Anfang der dritten Dimension, bis zum Beginn der vierten Dimension, hat ungefähr 12.000 Jahre gedauert. Da jede Dimension 12 Schwingungsstufen hat, haben wir uns 1973 knapp auf die 11. Ebene der 3. Dimension hingearbeitet. Viel zu langsam! Unsere spirituelle Entwicklung als ganze Menschheit war langsamer, als der vorgesehene kosmische Entwicklungsplan. Aus diesem Grund wurde die Erde im Jahr 1973 nicht zerstört, sondern durch unsere übergeordneten Lichthierarchien, diejenigen, die unsere Evolution leiten und überwachen, das plejadisch-sirianische Konzil, in ein neuartiges, noch nie da gewesenes Experiment hineingenommen, um uns eine letzte Möglichkeit der Entwicklung zu geben. Sie erschufen ein ganzheitliches planetares Hologramm, einen isolierten Entwicklungsraum und polten gleichzeitig unsere Sonne um, damit die Entwicklung zu einer Heliumsonne unterbunden wurde. Das Hologramm lässt uns die Illusion wahrnehmen, dass sich außerhalb unserer Erde nichts verändert hat. Bei diesen Maßnahmen musste natürlich auch die innere und äußere Erdmatrix angepasst werden. Im August 1987 begann die Aktivierung passiver Programme innerhalb der Erdmatrix, um die sukzessive Einspeisung vollkommen neuer Programme, passend zur neuen evolutionären Entwicklung der Erde, einzuleiten. Programme wurden in Gang gesetzt, um den Planeten und alles Leben darauf zu reinigen und in eine beschleunigte Entwicklung hineinzubringen. Diese Maßnahmen hatten dramatische Reaktionen zur Folge. Im Reinigungsprozess der menschlichen Zivilisation begannen sich karmische, emotionale, mentale und physische Muster zu dekodieren, Bewussteins- und Erinnerungsinhalte zu aktivieren, aber auch die beginnende Auflösung aller begrenzenden kristallinen Implantate im Aurafeld.

Um den Reinigungsprozess im menschlichen Körper zu unterstützen, ist es wichtig, als Erstes die Begrenzungen der Vergangenheit dieser (aktuellen) Inkarnation aufzulösen. Für diesen Zweck gibt es die 3 wunderbaren MH: „**REINIGUNG VERGANGENHEIT**".

Die Emotionen aus den gespeicherten, negativen Erfahrungen werden gelöscht, wobei die Erinnerung an die Erfahrung weiterhin bestehen. Im Mentalkörper bleiben nur die Erkenntnisse erhalten, welche aus den entsprechenden Erfahrungen resultieren. Im physischen Körper lösen sich Schmerzmuster auf, die mit vergangenen, negativen Erfahrungen verbunden sind, wie z.B. dem Drang zu Erbrechen bei körperlicher Berührung nach der Erfahrung von Missbrauch, oder dem Zittern nach der Erfahrung von physischer Gewalt, u.s.w.

Aktivieren Sie alle 3 Muster hintereinander (mentaler-, emotionaler- und physischer Körper) und programmieren Sie diese gleichzeitig für 40 Minuten. Je nachdem, wie groß die Belastung ist, kann man diesen Vorgang alle 7 Tage wiederholen. Dieses MH ist sehr sinnvoll für Seelenanteile, die ein **WALK-IN** sind. (siehe Kapitel „WIE FREMDSEELEN EINEN PHYSISCH-IRDISCHEN KÖRPER BEKOMMEN")

WALK-IN: *bedeutet, dass ein Seelenanteil in einen bereits vorhandenen Körper, mit schon vorhandenen Vergangenheitserfahrungen, einwandert, d.h. ihn beseelt, und somit fremde Erinnerungen zu bewältigen hat.*

Diesen gewaltigen Entwicklungsprozessen folgte die Erde mit heftigen Veränderungen. Diese wurden von Erdbeben, Überschwemmungen und anderen Katastrophen begleitet, und der Zustand verstärkt und weitet sich, bis die Erde auf allen Ebenen vollkommen rein sein wird.

REINIGUNG VERGANGENHEIT: PHYSISCHER KÖRPER

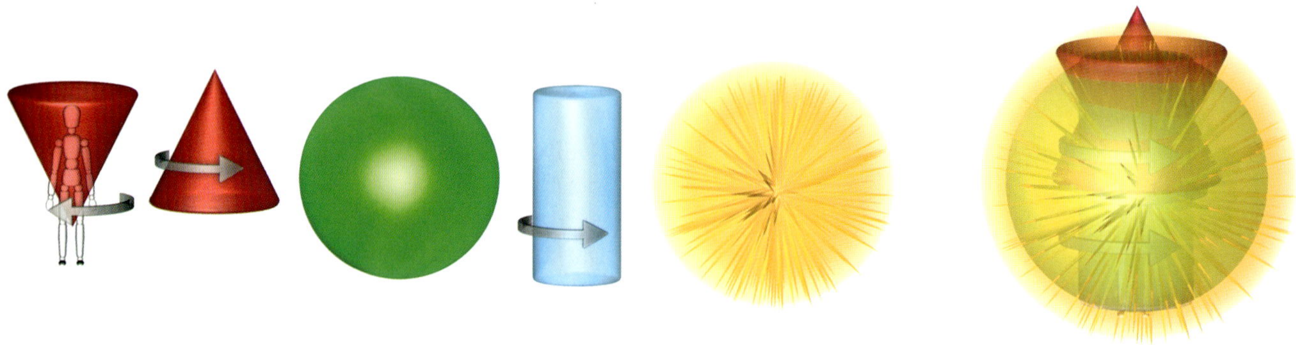

Geometrien: weinroter Kegel im Uhrzeigersinn, weinroter Kegel gegen den Uhrzeigersinn, grüne Kugel, hellblauer Zylinder gegen den Uhrzeigersinn, goldene Sonne

REINIGUNG VERGANGENHEIT: EMOTIONALKÖRPER

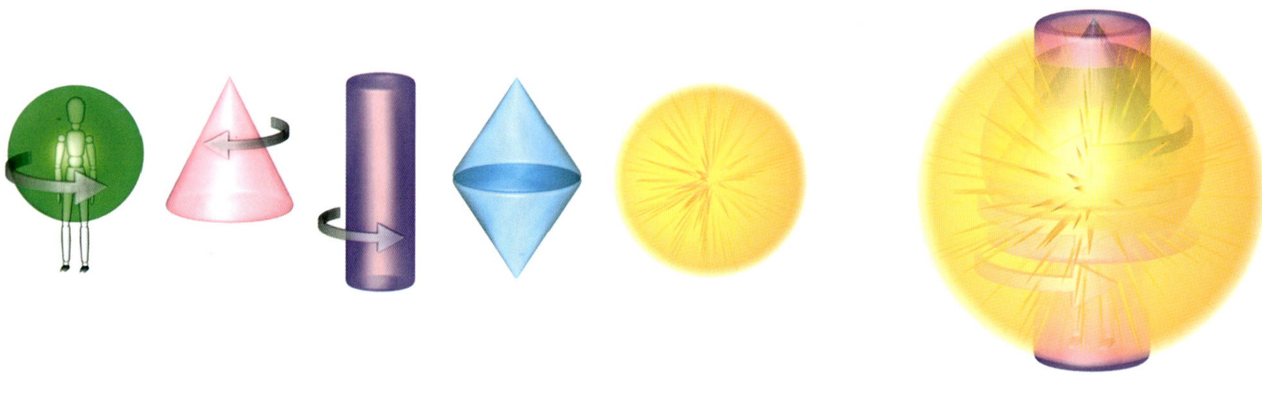

Geometrien: hellgrüne Kugel gegen den Uhrzeigersinn, hellrosafarbener Kegel im Uhrzeigersinn, hellvioletter Zylinder gegen den Uhrzeigersinn, hellblauer Doppelkegel, gelbe Sonne

REINIGUNG VERGANGENHEIT: MENTALKÖRPER

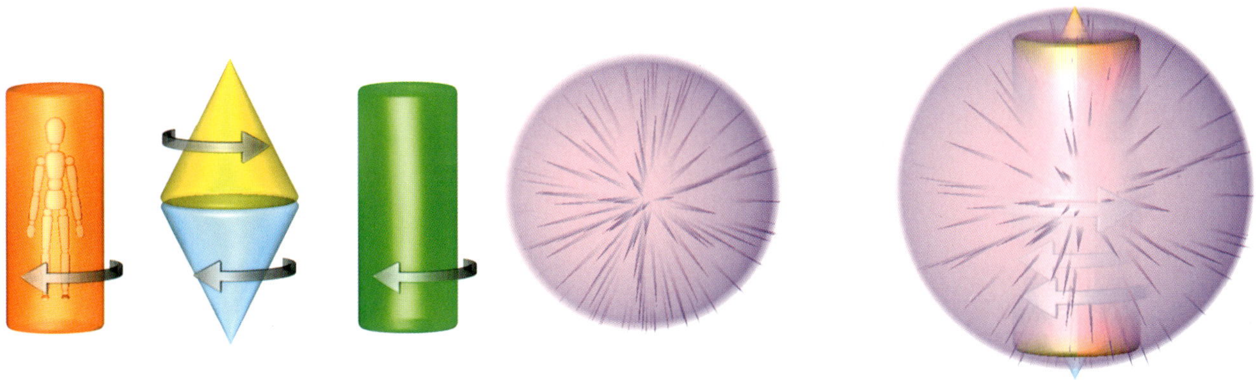

Geometrien: orangefarbene Zylinder im Uhrzeigersinn, gelber Kegel gegen den Uhrzeigersinn, hellblauer Kegel im Uhrzeigersinn, grüner Zylinder im Uhrzeigersinn, hellviolette Sonne

REINIGUNG VON FREMDEMOTIONEN UND GEDANKEN

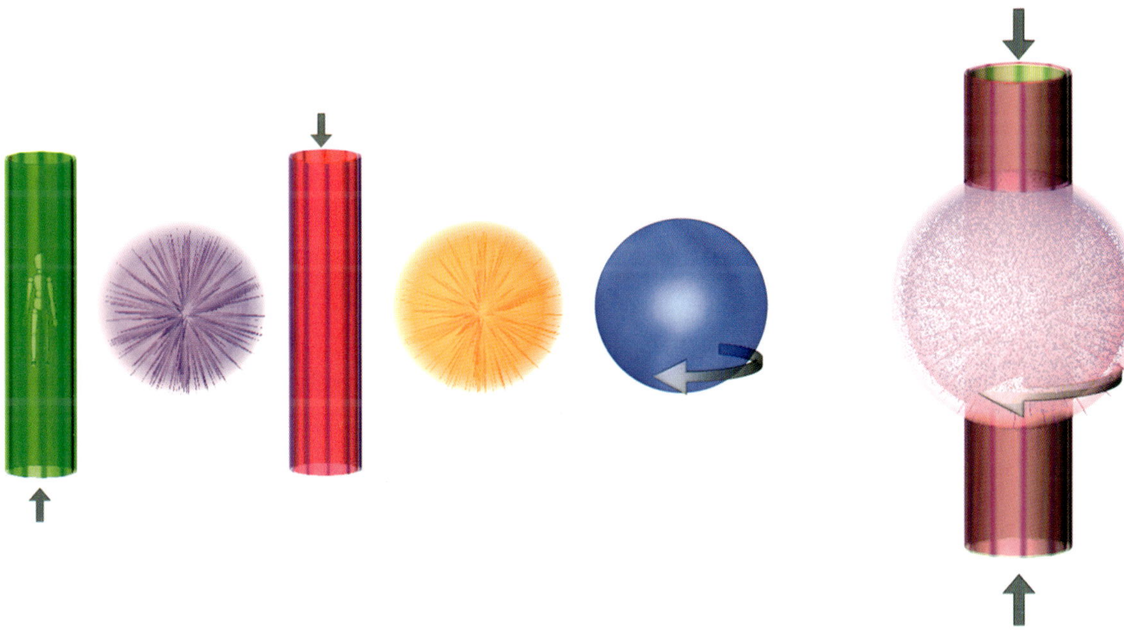

Geometrien: grüner Strahl von der Erdmitte bis in den Himmel, violette Sonne, rotvioletter Strahl vom Himmel bis in die Erdmitte, orangefarbene Sonne, blaue Kugel im Uhrzeigersinn

Sicherlich können Sie sich vorstellen, was es bedeutet, wenn jetzt in dieser kurzen Zeit all die vielen gespeicherten, niederen Emotionen und Gedanken (wie Angst, Leid, Hass, und andere Begrenzungen) von und in allen Lebewesen bearbeitet werden, indem die alten Muster ständig „hoch kommen“ und losgelassen werden. Alle Lebewesen, bewusst oder unbewusst, werden von den Emotionen und Gedanken ihrer Umgebung beeinflusst. Diese Beeinflussung spüren wir heftiger als je zuvor. Die Lage spitzt sich zu! Menschen mit „dünner Haut“ werden täglich immer mehr mit dem Schmerz und dem Leid ihrer Freunde und ihrer Familien zugeschüttet. Anstatt mitzufühlen, beginnen diese Menschen mitzuleiden, ihr Rucksack wird immer voller. Er wird so voll, dass sie nicht mehr im Stande sind, ihre Umgebung zu ertragen und von schweren Erschöpfungszuständen erfasst werden .

Diese Energien (Emotionen und Gedanken) werden durch den Solarplexus aufgenommen und trüben das Aurafeld. Es ist besonders erholsam, wenn man von diesen aufgenommenen Energien gereinigt und befreit wird. Man fühlt sich gleich wohler und frischer. „**REINIGUNG VON FREMDEMOTIONEN UND GEDANKEN**“.

Da der Ursprungsplan geändert wurde, begann sich die Erde ab 1987 radikal zu entdichten. Aus diesem Grund sind alle alten Prophezeiungen nur noch zum Teil aktuell. Zur gleichen Zeit wurde auf vielen Ebenen energetisch gearbeitet. Kryon z.B., eine Wesenheit aus dem Universum 4, unserem Partneruniversum, begann das magnetische Christusgitter, das beim Fall in die 3. Dimension, während des atlantischen Untergangs verzerrt und teils zerstört wurde, wieder neu aufzubauen. Eigentlich war das unser Job! Wir hätten das planetare Gitter durch unsere globale spirituelle Entwicklung wieder heilen sollen. Doch es waren zu wenige da, um es zu schaffen. Die Menschen haben sich mehr für die vielfältige Neuerschaffung der Materie und Vertiefung ihrer Egomacht interessiert, als für die Seelenverbindung.

Wir, die Inkarnierten, leben gerade deshalb in dieser besonderen Zeit des Neubeginns, damit wir die Transformation unserer Körper und unseres Bewusstseins erleben, aber auch, um die Erde während ihrer vierdimensionalen Erfahrungen zu unterstützen. Ja, wir sind mittlerweile auf der 9. Ebene der 4. Dimension!

Die Schwingungen der Erde messen wir in **„LICHTSCHWINGUNGEN“ (LS).**
LICHTARBEITER: *ein Seelenanteil im Dienst der Menschheit und der Erde.*

Genau 12.050.260 Lichtschwingungen (**LS**) auf der physischen Ebene braucht die Erde, um in die fünfte Dimension zu gelangen. Derzeit (Sommer 2003) schwingt sie mit einer Frequenz von ca. 2.500.000. (Pendeltafel 1) Durch die intensive Hilfe und Mitarbeit tausender **LICHTARBEITER,** wird das Schwingungsniveau laufend massiv angehoben. Zu Beginn des Jahres 2002 lag das Schwingungsniveau bei ca. 1.800.000 Lichtschwingungen.

Mindestens mit dieser schnellen Entwicklungsgeschwindigkeit müssen wir Menschen mithalten! Das bedeutet, alle Menschen die unter diesem Erdniveau schwingen, sind stark in physische und psychische Krankheiten involviert. In diesem niederen Schwingungsbereich sind Fremdenergien und tiefgreifende Eigenblockaden immer vertreten. Diese Vorstellung sollte nicht Grund zur Sorge sein, denn wir leben in einer Zeit, in der uns immer mehr neue Werkzeuge und Methoden der Heilung und Klärung geschenkt werden, um effizienter zu arbeiten. Als besonders wirksame Hilfsmittel, um Blockaden zu lösen und Schwingungen zu erhöhen, wurden uns die PIKTOGRAMME gegeben. Mit der Unterstützung dieser „Energiescheiben" wird der Bewusstseinsprozess wesentlich erleichtert. Allerdings ist es notwendig, konsequent, möglichst in gleichen Abständen, mit diesen Piktogrammen zu arbeiten, um eine rapide Anhebung der Lichtschwingung zu erreichen. Man kann sie verwenden um Heilung und Regeneration des Körpers, in schon vorhandener Krankheit oder Depression, zu erreichen oder aber als Unterstützung um nicht in einer niederen Schwingungsebene steckenzubleiben (Bezugsquelle mit Anleitung siehe Anhang). **(siehe Bild 5: PIKTOGRAMM – LEGEMUSTER)**

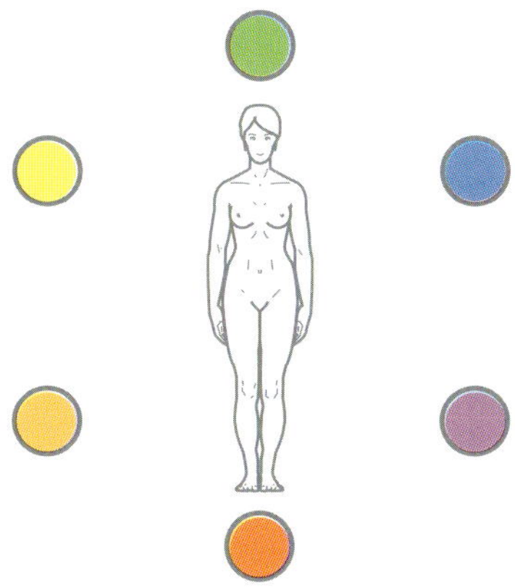

BILD 5:
PIKTOGRAMM – LEGEMUSTER

Außer der Erde gibt es weitere 36 Planeten in unserer Galaxie, die sich auch auf einen ähnlichen dimensionalen Entwicklungssprung vorbereiten. Galaxien sind wie „Organe" im Körper des Universums miteinander in einem System verbunden und verteilen und transformieren Energie, um Wachstum und Entwicklung des Ganzen zu ermöglichen. Sonnen und Planeten sind wie Zellen im Körper der Galaxien. Auch sie sind miteinander verbunden und ziehen, im Einklang mit dem Entwicklungsplan für das jeweilige Sonnensystem, die Bewusstseinsenergie in die eigenen planetaren Realitätsebenen.

Im Vergleich zu den anderen Planeten in unserer Galaxie ist die Erde etwas ganz Besonderes! Sie wurde erschaffen, um sich zur dichtesten 3. dimensionalen, bewussten Welt zu entwickeln. Die Erde ist wie ein kindliches, emotionales Wesen, ohne mentale Qualitäten, das im Begriff ist, den spirituellen Körper zu entwickeln. Gleichzeitig beherbergt sie die größte Vielfalt an Lebewesen, denn in dieser Galaxie gibt es auf keiner anderen materiellen Welt so viele verschiedene Seelenanteile in Bewusstwerdung wie hier. Trotz der eingeschränkten Wahrnehmung, sind wir uns des göttlichen Ursprungs bewusst geworden. Dieser Bewusstseinsgrad wurde bis jetzt auf keiner anderen materiellen (3. dimensionalen) Welt erreicht!

Eine weitere Besonderheit der Erde liegt darin, dass sie als „Genbank" genutzt wurde und wird. Aus der gesamten galaktischen Umgebung wurden zu allen Zeiten Gene auf die Erde gebracht und aktiviert, um sich frei entwickeln zu können. Viele Lebensformen sind daraus entstanden, die hier auf Dauer nicht lebensfähig waren, doch die Meisten haben sich prächtig entwickelt. Bei diesem Experiment ging es darum, die höchstmögliche Lichtschwingung/Bewusstsein mit der materiellen Dichte eines Körpers zu vereinen. Das Ziel war einerseits, eine lokale, eigene Bewusstseinsstufe zu erschaffen, welche die Hüterschaft über diesen Planeten und ihre Vielfalt übernehmen sollte und andererseits eine Art Genbank auf 3./4. dimensionaler Ebene, aus der sich alle Zivilisationen bedienen konnten. Gleichzeitig ist unser Planet eine Art Bibliothek in der alle materiellen Formen des Seins aus dieser Galaxie auf genetischer Ebene archiviert werden. Man kann uns regelrecht lesen!

Unsere humanoide Weiterentwicklung wurde u.A. mit Hilfe der Pflanzen ermöglicht, denn diese sind als Lebewesen ständig auf maximale Entwicklung ausgerichtet. Das Bestreben der Pflanzenwelt, permanent den ursprünglichen, göttlichen Plan schwingungsmäßig auf der Erde zu verankern, zu channeln, quasi das göttliche Ideal zu verwirklichen, erhöhte beständig unser Bewusstsein. Diese Symbiose hat eine enorme Bedeutung für das Erreichen unseres Entwicklungszieles – aus dieser Warte gesehen, ist die Zerstörung der Pflanzenwelt ein Angriff auf uns selbst und auf alle anderen Spezies.

Um diese wundervolle Erfahrung des „Aufstiegs" in die 5. Dimension erleben zu können, sind zu dieser Zeit nicht nur Menschenseelen inkarniert, sondern viele andere Seelenanteile in menschlichen Körpern, um Hilfe und Dienst zu schaffen, oder einfach nur, um ihre persönlichen Entwicklungsziele zu fördern. Wir haben hier immer die vielfältigsten Beseelungen gehabt, aber jetzt spitzt sich die Lage zu, denn je näher wir zum Zeitpunkt des Aufstiegs kommen, desto mehr **FREMDBESEELUNGEN** manifestieren sich in menschlichen Körpern. Denn, es ist Showtime! Eine derartige Entwicklung ist einzigartig in der gesamten Milchstrasse.

FREMDBESEELUNG: *Die Seele ist nicht identisch mit dem Körperholon.(Holon: Physischer Körper inklusive allen Aurafeldern.)*

Die ersten Verdichtungen, oder Inkarnationen von menschlichen Formen auf der Erde gab es, während der oberen vierten Dimension vor 1.200.000 Jahren, in Lemurien. Diese ersten menschlichen Seeleninkarnationen nennen wir in weiterer Folge **MENSCH-MENSCHEN**.

MENSCH-MENSCHEN: *menschliche Seelenenergie in einem eigenen Holonkörper.*

Sie haben sich über viele Verkörperungen hindurch mit der Erde bis in die tiefste Ebene der dritten Dimension verdichtet. Mit anderen Worten, die lemurische Zivilisation fiel schwingungsmäßig bis in die untere vierte Dimension der atlantischen Zeit. Nach dem endgültigen Untergang von Atlantis, vor 12.500 Jahren, fiel die Erde mit all ihren Lebewesen rapide in die Kalijuga, eine Zeitperiode der totalen Finsternis und Dichte. Bis zum tiefsten Punkt der dritten Dimension, 30.03.3003 vor Christus, der gleichzeitig der Wendepunkt war, erschwerten sich immer mehr unsere Bewusstseinsumstände. Ab der Geburt Jesu begann die Erde wiederaktiv durch Entdichtung die **ZWÖLF EBENEN** der dritten Dimension hinauf zu steigen, denn auch damals war wieder die Menschheit entwicklungsmäßig steckengeblieben, wie schon so oft. Jetzt befindet sich die Masse der schon bewussten Menschen auf der 8. bis Anfang der 9. Ebene der 4. Dimension.

ZWÖLF EBENEN: *Jede Dimension in diesem Universum besteht aus einer 12-fachen Skala von Schwingungsebenen.*

Die Erde dagegen ist erst auf der fünften der zwölf Stufen der 4. Dimension. Während sie sich beim Aufstieg physisch entdichtet, bilden sich gleichzeitig auf einer „horizontalen Ebene", weitere Parallelerden „parallele Realitäten (**siehe Bild 6: PARALLELERDEN**). Folgendes Beispiel zur Erklärung: Jeder Gedanke, oder jede Entscheidung, die nicht im Einklang mit unserer Seele steht, erschafft eine Parallelrealität. Auf energetischer Ebene teilt sich diese Realität von unserem Seelenweg und darf entsprechend gelebt werden. Im Einklang mit unserem freien Willen ist es uns

BILD 6: PARALLELERDEN

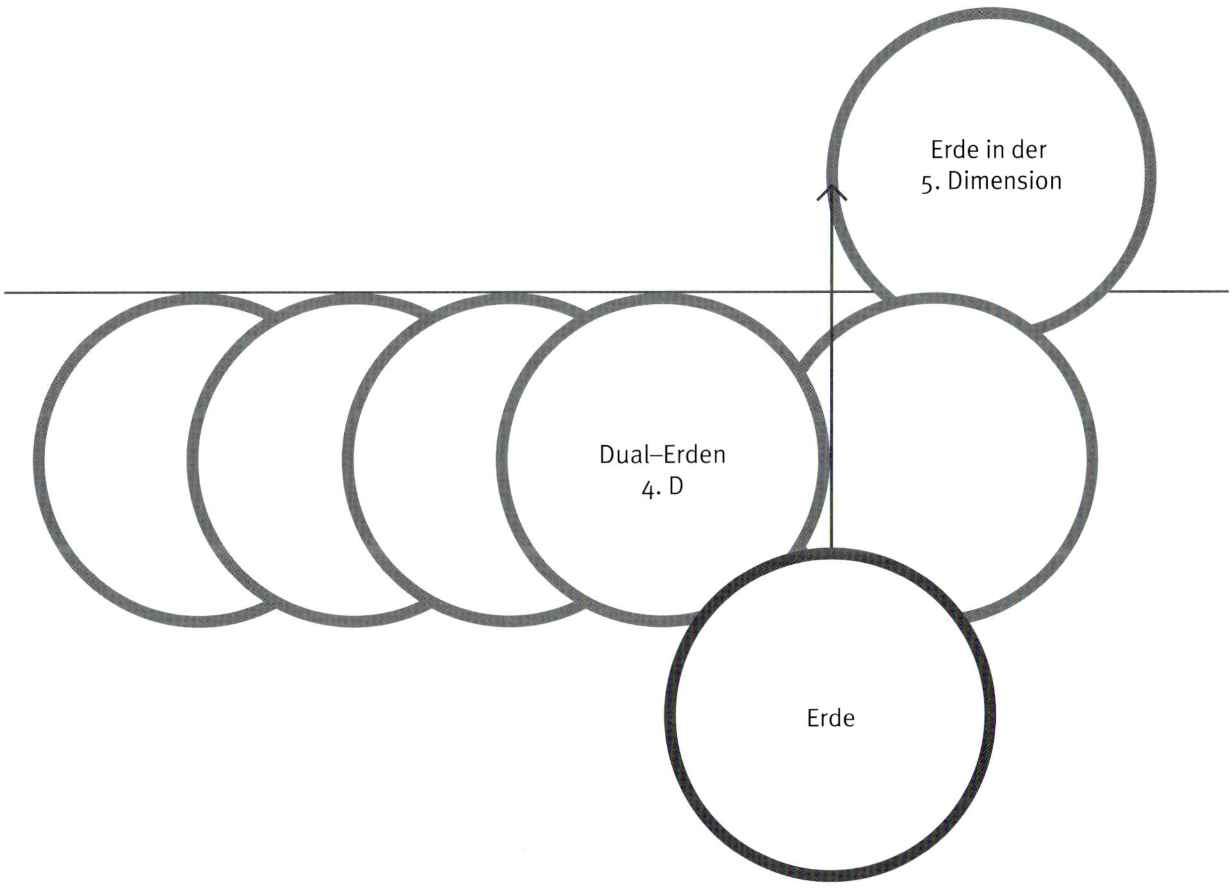

AUFSTIEG = *Erleuchtung, schwingungsmäßig = bewusstseinsmäßig alle Körper, auch den physischen, in die 5. dimensionale Frequenz zu bringen.*

erlaubt, auch Dunkles, Begrenztes und Illusorisches zu leben. Um den Menschen zu dienen, erschafft die Erde beim Dimensionssprung Parallelwelten, welche den vielen Wesen, die den **AUFSTIEG** nicht gewählt haben und die Dualität weiter, intensiver leben wollen, bis 30.03.3003 zur Verfügung steht.

Wie prophezeit, wird die Apokalypse nur auf den Parallelerden stattfinden, in Form von Krieg, Verwüstung durch Gesetzlosigkeit, Umweltkatastrophen und Hungersnöten, die sich bis zur Vernichtung allen Lebens verbreiten. Auch die Erde selbst muss sich in ihrer Transformation soweit wandeln, dass sich ihr noch physischer Körper wieder zum Licht, das heißt zur Sonne, zu Alcione und zum galaktischen Zentrum hin ausrichten muss. Jetzt steht sie sozusagen auf dem Kopf, auch das ist eine notwendige Maßnahme, um so wenig wie möglich bewusst zu sein. In der nächsten Zeit muss sich ihr Kronenchakra (Südpol) wieder oben befinden und das Wurzelchakra (Nordpol) unten. Dies bedeutet, dass eine Umpolung der Erde nur auf den Parallelerden erfahrbar sein wird, denn diese sind für jene Seelen konzipiert, die ihren Lernprozess weiter auf dieser dualen Ebene machen wollen – das heißt durch Schmerz, Leid, Angst, Wut, usw.. Eine Seele kennt weder Gut noch Böse! Sie bevorzugt nicht das Schöne oder Angenehme! Sie urteilt nicht! Entwicklung zu ihrer göttlichen Wahrheit ist ihr oberstes Ziel! Vor allem junge Seelen warten auf diese Chance. Sie sind noch nicht bereit, Ihre Lernphase in der 3./4. Dimension abzuschließen. Sie können sich noch entscheiden, ob sie auf anderen dichten Planeten neuerlich inkarnieren, oder in die Parallelwelten der Erde eingehen wollen. Aber sie beobachten diesen wunderbaren Aufstiegsprozess genauso, wie unsere Schüler mit Andacht diejenigen betrachten, die schon in die Prüfungen der Matura eingehen dürfen, wissend, dass auch sie einmal so weit sein werden.

Die „reale“ Erde, die Erde im Einklang mit ihrem Seelenweg, wandert, unbeirrt durch die Menschen und ihren Bewusstseinsprozess, in die fünfte Dimension. Am Anfang der fünften Dimension werden gewaltige Veränderungen stattfinden. Die Erde wird von allen Schadstoffen gereinigt, das ätherische Wasser wird sauber und klar sein, künstliche – durch den menschlichen Willen erschaffene Materie wird verschwunden sein – keine Autos, keine technischen Geräte, keine Chemikalien, nichts, was nicht aus natürlichen Materialien besteht, wird existieren. Es wird keine materielle Ebene, keine lineare Zeit, sowie keinen begrenzten Raum mehr geben. Die Dualität wird viel weniger ausgeprägt sein. Der menschliche Körper wird ein Lichtkörper sein – jung und perfekt, wie ursprünglich vorgesehen. Er wird weder eine Behausung, noch ein Auto, Essen, Trinken, Schlafen und auch keinen Atem mehr brauchen. Die Vermehrung wird wieder so geschehen, wie vor langer Zeit auf Tiamat/Hyperborea, durch Energieverschmelzung und Teilung. Der Körper wird von allen Begrenzungen und Mustern frei sein und wird ausschließlich durch das göttliche Licht (Lichtnahrung und Lichtatmung) erhalten.

Sie werden sich jetzt fragen, wie dieser Aufstieg erlebt wird? Das wissen wir leider nicht genau! Doch die Informationen weisen immer deutlicher darauf, dass die Veränderungen in einem traumähnlichen Zustand geschehen werden, etwa so: die Menschen, die den Aufstieg vollziehen, erwachen in Ihrem Lichtkörper auf der wirklichen, klaren, lichten Erde. Jene, die beschlossen haben, auf der parallelen Erde weiter zu leben, werden wahrscheinlich keinen Unterschied erkennen. Die lichten Wesen sind auf einmal aus ihrer Realität verschwunden und sie erinnern sich nur wage an die liebevollen Menschen, wie an einen Traum, der immer mehr verblasst. Die aufgestiegenen Menschen werden die dichte Realität wahrnehmen können, wenn sie wollen, die 3./4. dimensionalen Menschen jedoch werden die Lichtwelt nicht sehen können – so wie es jetzt auch ist.

Die Aufspaltung der Erdrealitäten ist für manche schon jetzt spürbar. Jeder erlebt eine ganz andere, individuelle Welt. Die erwachenden Menschen, diejenigen, dessen Bewusstsein sich immer mehr steigert, nehmen die Welt schon als feinstofflich wahr und unterstützen die Erde in ihren Klärungsprozessen. Dadurch, dass sie selbst immer reiner und hochschwingender werden, sind sie fähiger kosmische Lichtenergie durch den eigenen Körper in die Erde zu führen, um dieser bei ihrer Entwicklung und Heilung zu helfen. Der Zustand des Channelns ist dafür ausschlaggebend, deswegen sind auch schon so viele Menschen potentiell fähig, auf Channelebene zu kommunizieren. Nun wird der eigene Körper als Transformator zur Verfügung gestellt, um die globale und kosmische Kommunikation mit allem was ist aufzunehmen. Diese Menschen verstehen, dass wir alle in Symbiose mit dem Planeten und allen Mitlebewesen verbunden sind. Das sind diejenigen, die umweltfördernd leben, sich für ökologische Strukturen genauso einsetzen, wie für den Schutz der Mitmenschen, der Tiere und der Pflanzen. Für andere ändert sich nichts! Sie sind diejenigen, die sich entschieden haben weiterhin in Begrenzung und Illusion zu leben. Es sind die Menschen, die ihr Umfeld willkürlich ausbeuten und schädigen, um sich im nachhinein zu beschweren, dass ihre Umwelt immer schlechter und kränker wird. Sie verstehen noch nicht die Zusammenhänge allen Seins auf diesem Planeten. Dadurch verstricken sie sich in Ängste, verankern sich immer tiefer im morphogenetischen Feld der Begrenzungen und die einzigen Änderungen, die sie wahrnehmen, sind die, dass alles teuerer wird, dass ihre Pensionen gekürzt werden und, dass die Welt, so wie sie sie wahrnehmen, immer unsicherer wird. Auch die Qualität ihres Lebens reduziert sich im selben Ausmaß, wie ihre Freiheit durch die Machtstrukturen, die sie selbst gewählt haben, beschnitten wird. Die Realitäten trennen sich drastisch! Für die einen ist es natürlich, sich mit Licht zu ernähren und alles was sie benötigen zu manifestieren, für andere herrscht bitterste Hungersnot und Armut. Wenn man diese Beispiele konsequent weiterdenkt, kann man sich ein lebhaftes Bild der bevorstehenden Veränderungen ausmalen.

Ob Sie sich für diesen Aufstieg zu dieser Zeit entschieden haben, oder nicht, spielt keine Rolle. Uns alle verbindet die Sehnsucht nach Ganzheit und nach der Entdeckung unseres wahren Selbst. Unser aller Thema ist die Steigerung des Bewusstseins! Auf diese Weise erhalten wir die Chance ganz zu sein und somit zur persönlichen Heilung zu gelangen. Welche Wege und Mittel der Erfahrung wir wählen, ob wir den freudvollen oder leidvollen Weg nehmen, ist unerheblich. Wir alle werden zu gegebener Zeit, früher oder später, die nächste Bewusstseinsstufe erreichen.

An dieser Stelle möchten wir Ihnen ein paar wertvolle Metahologramme vorstellen, die uns in Zukunft reinigen helfen, um die lichte Realität schneller erzeugen zu können.

Das MH „**TOR: WASSER**“ reinigt und klärt den Emotionalkörper. Es wirkt auf Menschen, die überemotional sind klärend und auf diejenigen, die vorwiegend mental sind, ausgleichend. Zu diesem Zweck stellt man sich diese Geometrien (goldenes Rechteck, goldgrüner Kreis und blaues Dreieck) um den ganzen Körper herum vor. Man visualisiert, wie in diesem Raum alle Geometrien ruhen, nur das goldene längliche Viereck dreht sich horizontal, wie auf einer Mittelachse von unten nach oben (wie ein Wasserrad), um sich selbst.

Um das 2. Chakra vollständig von angesammelten negativen Emotionen aus diesem Leben zu entprogrammieren, installieren Sie diese Geometrie im Kleinformat auf Nabelhöhe mitten im Körper. Sie bringt die Menschen, die vorwiegend mental sind, zum Fließen, macht sie wärmer, sensibler, öffnet die Panzerung um das Herzchakra, die aus Furcht vor Gefühlen gewachsen ist. Auch hier wird durch die Bewegung des länglichen Rechtecks Verhärtetes und Verkrustetes auf emotionaler Ebene gelöst, wie z.B. Hysterie, depressive Zustände, Todessehnsucht, Hoffnungslosigkeit und emotionales Chaos. Es ist vorteilhaft, die Geometrie zu installieren, bis das 2. Chakra vollständig geklärt ist. Sie kann im Nabel verankert werden, indem man sich vorstellt, dass ein Raum entsteht in dem das blaue Dreiecktor, dann das goldgrüne Kreistor und schließlich das goldene längliche Rechtecktor, das sich auf einer Mittelachse von unten nach oben horizontal um sich selbst dreht.

Die 3. Möglichkeit mit diesem MH zu arbeiten, ist eine Meditationsform. Stellen Sie sich vor, wie Sie durch das erste goldene Rechtecktor (Tor in der Form eines Rechtecks) gehen und so einen großen kristallinen Raum betreten. Von diesem Raum aus nehmen Sie am anderen Ende schon

TOR: WASSER

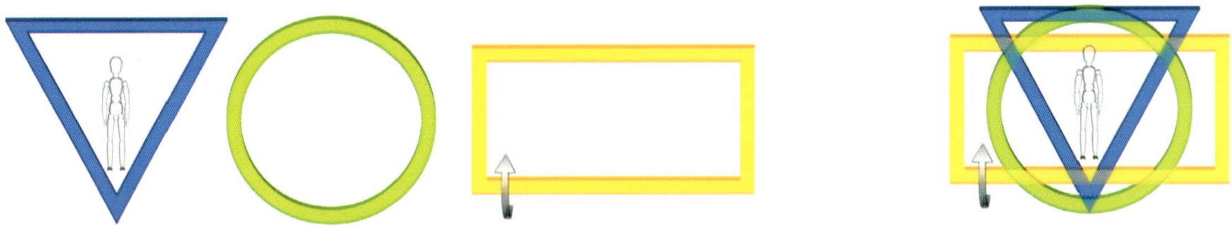

Geometrien: blaues Tor in Dreiecksform, goldgrünes Tor in Kreisform, goldenes Tor in Rechteckform

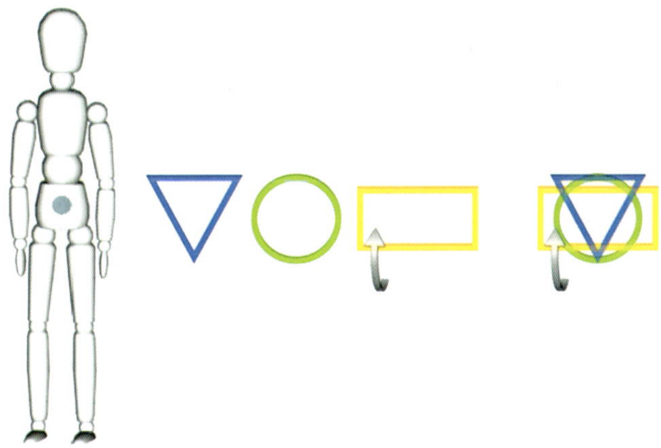

Geometrien: blaues Tor in Dreiecksform, goldgrünes Tor in Kreisform, goldenes Tor in Rechteckform von unten nach oben

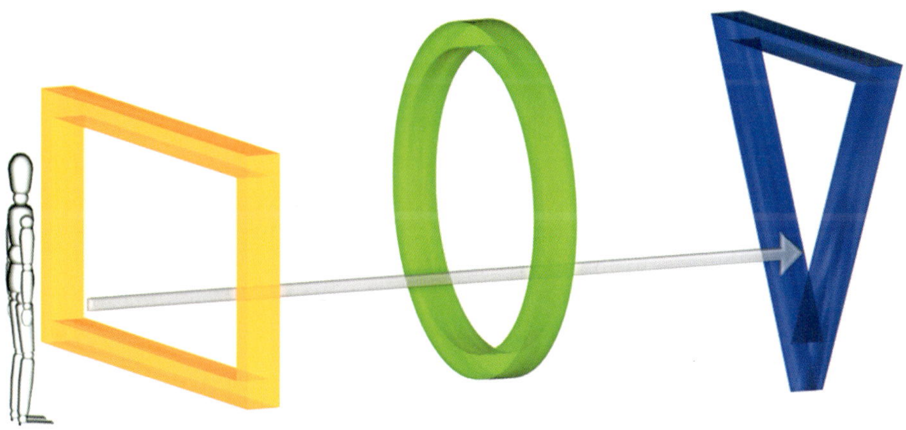

Geometrien: goldenes Tor in Rechteckform, goldgrünes Tor in Kreisform, blaues Tor in Dreiecksform von unten nach oben

das goldgrüne Kreistor wahr. Sie wandern auch durch dieses Tor, um den nächsten kristallinen Raum zu erreichen. Hier finden Sie das blaue Dreieckstor, durch welches Sie schließlich den letzten kristallinen Raum betreten. In diesem Raum können Sie Blockaden, die durch Erziehung oder Schockzustände in ihrem Emotionalkörper entstanden sind lösen, oder den Emotionalkörper neu programmieren. Vor allem Menschen, die noch nicht stark genug sind, um Programmierungen anzuwenden, erkennen, dass in diesem geometrischen Raum jede Programmierung elementar verstärkt und somit jede Form von Manifestation im Emotionalkörper erfolgreich wird.

Wenn Sie durch Geburt und planetare Konstellation zum Element Wasser gehören (durch Geburt gehört man zu zwei Elementen gleichzeitig), können Sie hier dem entsprechenden Elementarwesen begegnen, um persönliche Informationen oder Botschaften zu erhalten. Gehören sie nicht zu den Wassergeborenen, ergibt sich in diesem Raum eine wunderbare Erfahrung, die das Elementarwesen Ihnen schenkt, damit Sie die Qualität des Elementes intensiver wahrnehmen.

DAS MH **„TOR: LUFT“** klärt und reinigt den Mentalkörper, damit ganz klare Gedankenstrukturen entstehen können. In dieser Geometrie werden Sie vertikal zur göttlichen Quelle ausgerichtet und sie gibt Ihnen die Möglichkeit, fixe Ideen und Anschauungen zu verändern. Sie schafft einen energetisch-kristallinen Raum, in welchem die Schwingung des Mentalkörpers stark erhöht wird. Sie ist eine wichtige Geometrie für Menschen, die zu sehr materiell ausgerichtet sind, aber auch für Menschen die überemotional reagieren, schwer beladen sind mit dunklen Gefühlen, oder denen es schwer fällt, Klarheit in ihre Gedankenwelt zu bringen. Wenn Sie sich das MH um den Körper herum vorstellen, heilt es vor allem den Mentalkörper. Zu diesem Zweck stellen Sie sich dieses MH um den ganzen Körper herum vor und visualisieren, wie sich das violette Dreieck im Uhrzeigersinn um den Körper und die 2 anderen Geometrien, gegen den Uhrzeigersinn drehen.

Um eine Gehirnheilung zu bewirken, bei Schwierigkeiten neue Gedankenstrukturen aufzunehmen, bei schwachen mentalen und intellektuellen Fähigkeiten und vor allem bei Konzentrationsschwäche während mentaler Arbeit (Schule, Seminare, Lehre, u.s.w.) muss man dieses MH anders verwenden. In diesem Falle visualisiert man das gesamte MH in Kleinformat mitten im Kopf, um den Hypothalamus herum (auch hier drehen sich die Geometrien wie schon angegeben.).

Die 3. Möglichkeit mit diesem MH zu arbeiten, ist eine Meditationsform. Stellen Sie sich vor, wie Sie durch das erste große violette Dreieckstor gehen und einen großen kristallinen Raum betreten, in

TOR: LUFT

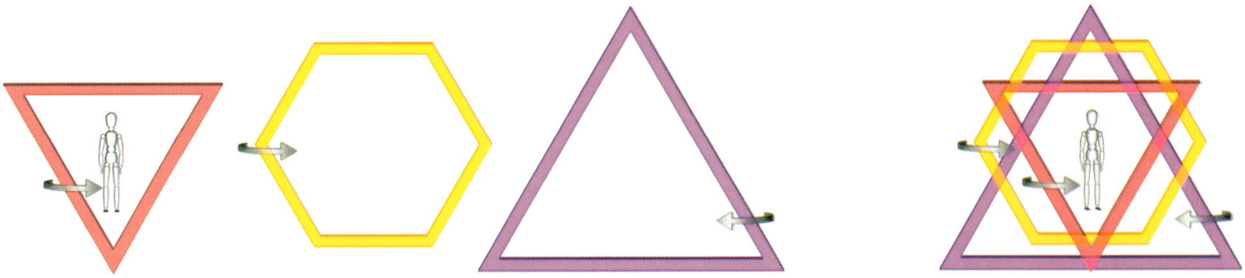

Geometrien: rubinrotes Tor in Dreiecksform gegen den Uhrzeigersinn, goldenes 6-seitiges Tor gegen den Uhrzeigersinn, violettes Tor in Dreiecksform im Uhrzeigersinn

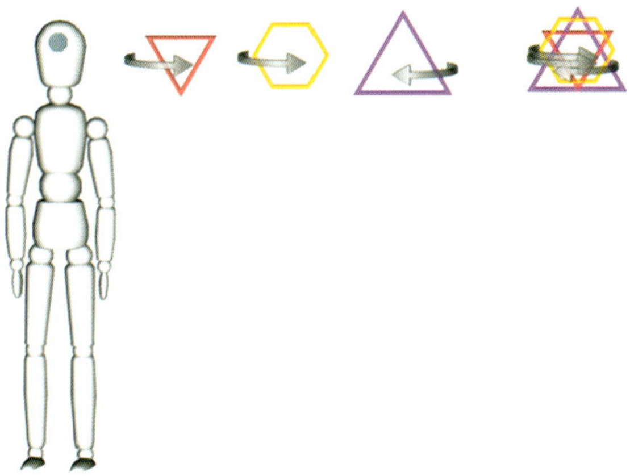

Geometrien: rubinrotes Tor in Dreiecksform gegen den uhrzeigersinn, goldenes 6-seitiges Tor gegen den Uhzeigersinn, violettes Tor in Dreiecksform im Uhrzeigersinn

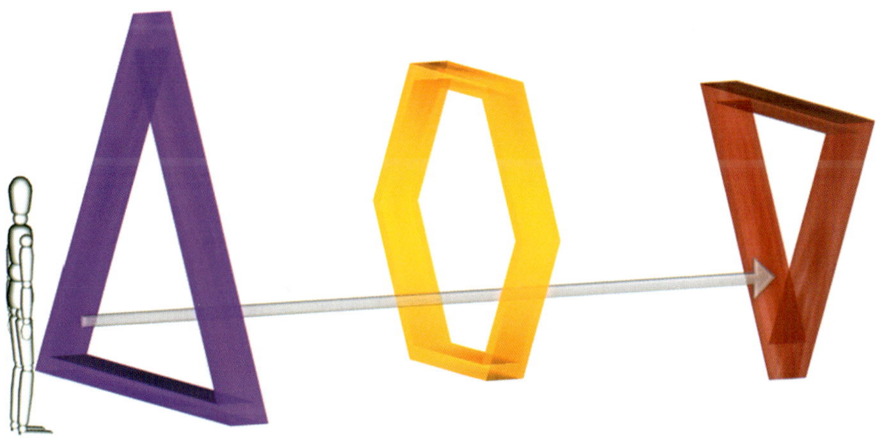

Geometrien: violettes Tor in Dreiecksform, goldenes 6-seitiges Tor, rubinrotes Tor in Dreiecksform

welchem Sie am anderen Ende schon das goldgelbe sechsseitige Tor wahrnehmen. Sie wandern auch durch dieses Tor, um den nächsten kristallinen Raum zu erreichen. Hier finden Sie das rubinrote Dreieckstor, durch das Sie schließlich den letzten kristallinen Raum betreten. In diesem Raum können Sie Blockaden, die durch Erziehung oder Schockzustände in ihrem Mentalkörper entstanden sind, lösen oder den Mentalkörper neu programmieren. Vor allem Menschen, die noch nicht stark genug sind um mentale Programmierungen anzuwenden, erkennen, dass in diesem geometrischen Raum jede Programmierung elementar verstärkt und somit jede Form von Manifestation erfolgreich wird. Wenn Sie durch Geburt und planetare Konstellation zum Element Luft gehören (siehe Pendeltafel, durch Geburt gehört man zu zwei Elementen gleichzeitig), können Sie hier dem entsprechenden Elementarwesen begegnen, um persönliche Informationen oder Botschaften zu erhalten. Gehören sie nicht zu den im Element Luft geborenen, ergibt sich in diesem Raum eine wunderbare Erfahrung, die das Elementarwesen Ihnen schenkt, damit Sie die Qualität des Elementes intensiver wahrnehmen. Diese Möglichkeit der Anwendung des Tores dient dazu, das Element Luft kennen zu lernen und mit diesem zu kommunizieren.

Das MH „**TOR: FEUER**“ hilft allen Menschen, die extrem materiell orientiert sind und auch den Menschen, die schwere Muster mit religiösen Inhalten und karmischen Erfahrungen in ihrem spirituellen Körper tragen. Der spirituelle Körper wird gereinigt und in Verbindung mit dem spirituellen Körper der Erde ausgerichtet. Dieses MH ist nur für den Astralkörper, die 1. Schicht des Spiritualkörpers, wirksam.

Die Anwendung dieses Tores erfolgt auf besondere Art (anders als bei den anderen Toren): Als Erstes durchschreiten Sie hintereinander alle 3 Tore. Zuerst schreiten Sie durch den Kreis, der sich diagonal (von rechts unten nach links oben, von Ihre Warte aus gesehen wenn Sie drinnen stehen) um die eigene Achse dreht, dann visualisieren Sie das Durchgehen des Vierecks, welches sich gegen den Uhrzeigersinn dreht und zuletzt schreiten Sie durch das bewegungslose Dreieck, bis Sie sich vorstellen können, wie alle 3 Geometrien den Körper umgeben. Richten Sie Ihre Aufmerksamkeit auf Ihr Herz und nehmen bewusst wahr, wie sich durch diese Geometrien Ihre Herzebene öffnet und die Selbstliebe zu fließen beginnt. Durch Verwendung dieser Geometrien können Ihre Selbstheilungskräfte so aktiviert werden, dass die Krankheiten (meist am Herzen), welche durch Mangel an Selbstliebe entstehen oder entstanden sind, von selbst heilen.

Wenn Sie diese 3 Tore im Kleinformat, im Herzen installieren und aktivieren, werden sie mit den höheren Astralebenen verbunden, d.h. Sie stehen dann in direkter Verbindung zum Höheren Selbst und können Rat, Beleh-

TOR: FEUER

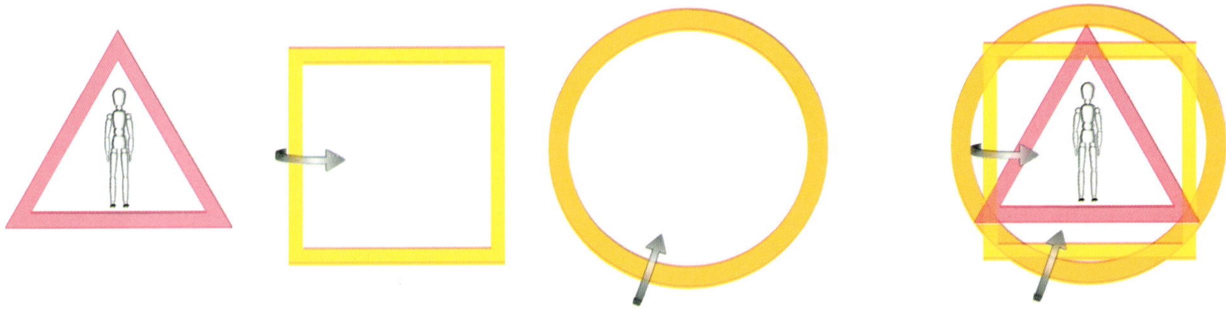

Geometrien: magentafarbenes Tor in Dreiecksform, goldenes Tor in Quadratform gegen den Uhrzeigersinn, gold-/orangefarbenes Tor in Kreisform diagonal von unten nach oben

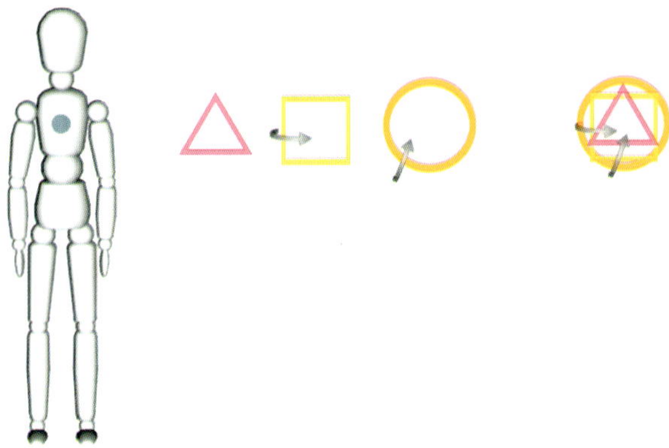

Geometrien: magentafarbenes Tor in Dreiecksform, goldenes Tor in Quadratform gegen den Uhrzeigersinn, gold-/orangefarbenes Tor in Kreisform diagonal von unten nach oben

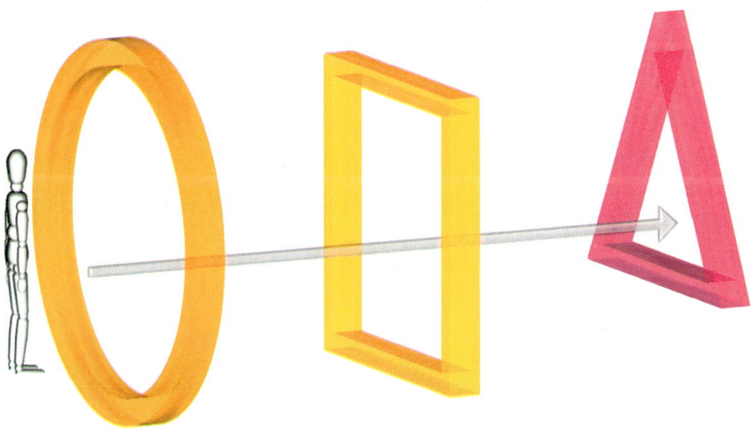

Geometrien: gold-/orangefarbener Tor in Kreisform, goldenes Tor in Quadratform , magentafarbenes Tor in Dreiecksform

rung und Liebe wahrnehmen. Sie können selbstverständlich auch in Meditation gehen, Ihrem Höheren Selbst begegnen und über Ihre momentane Situation Fragen stellen.

Die 3. Möglichkeit mit diesem MH zu arbeiten, ist eine Meditationsform. Stellen Sie sich vor, wie sie durch den Kreis schreiten und wie Sie einen großen kristallinen Raum betreten, in welchem Sie am anderen Ende schon das gold-/orangefarbene Vierecktor wahrnehmen. Sie wandern auch durch dieses Tor, um den nächsten kristallinen Raum zu erreichen. Hier finden sie das magentafarbene Dreieckstor, durch das Sie schließlich den letzten kristallinen Raum betreten. In diesem Raum können Sie Blockaden, die durch Erziehung oder Schockzustände in Ihrem Emotionalkörper entstanden sind lösen, oder den Emotionalkörper neu programmieren. Vor allem Menschen, die noch nicht stark genug sind, um emotionale Programmierungen anzuwenden, erkennen, dass in diesem geometrischen Raum jede Programmierung elementar verstärkt und somit jede Form von Manifestation erfolgreich wird. Wenn sie durch Geburt und planetare Konstellation zum Element Feuer gehören (durch Geburt gehört man zu zwei Elementen gleichzeitig), können sie hier dem entsprechenden Elementarwesen begegen, um persönliche Informationen oder Botschaften zu erhalten. Gehören Sie nicht zu den Feuergeborenen, ergibt sich in diesem Raum eine wunderbare Erfahrung, die das Elementarwesen Ihnen schenkt, damit Sie die Qualität des Elementes intensiver wahrnehmen. Diese Möglichkeit der Anwendung des Tores dient dazu, das Element Feuer kennen zu lernen und mit ihm zu kommunizieren. In beiden Fällen bauen Sie die Geometrien vor der Meditation auf und nach der Meditation wieder bewusst ab.

SEELENEINHEITEN *oder* **SEELENANTEILE** *nennen wir alle, die in einem Körper auf der Erde leben.*

In den weiteren Kapiteln werden die verschiedenen **SEELENEINHEITEN** mit ihren einzigartigen Merkmalen dargestellt, die hier auf der Erde vorwiegend ein menschliches Körperholon benutzen.

Wir werden folgende Seeleneinheiten beschreiben und mit Metahologrammen behandeln:

- Mensch-Menschen
- aufgestiegene Meisterenergien
- Außerplanetarische Wesenheiten verschiedener Herkunft
- Naturwesen, wie Elfen und Feen
- Devas, Engel und Erzengel der Diensthierarchien

Durch die Kenntnis der Besonderheiten des eigenen Wesens, können Sie sich besser verstehen und Ihren Heilungs- und Entwicklungsprozess optimal unterstützen. Heilung und Entwicklung ist abhängig und bestimmt durch die grundlegende Zusammensetzung einer Inkarnation. Das heißt, wer Sie sind, woher Sie kommen und was Sie hier zu tun haben, ist ausschlaggebend.

2. Dimensionen – Schwingungsebenen

Unter Dimensionen versteht man die Einteilung in Schwingungsebenen. Der jeweilige Schwingungszustand bzw. die Bewusstseinsebene eines Wesens ordnet es einer bestimmten Dimension zu. Jede Dimension teilen wir in 12 Stufen oder Schwingungsebenen. Das Bewusstsein jedes Lebewesens befindet sich, entsprechend seinem momentanen Entwicklungsstand, in einer der 12 Stufen. An dieser Stelle ist es wichtig zu erwähnen, dass der Körper, inklusive seiner Aurafelder, auf mehreren Ebenen simultan schwingt. Um die Heilung verschiedener Seeleneinheiten zu unterstützen, ist es notwendig, zuerst die Lichtschwingung im physischen Körper des Betroffenen festzustellen, denn die angewendete Therapieform – Bachblüten, Engelessenzen, Homöopathie, Magnetfeldresonanz, Kristallheilung... muss im Einklang mit der Schwingung des Patienten sein. Sowohl die Therapieform, wie auch der Heiler muss höher als der Patient schwingen, um wirkungsvoll zu sein.

Wie sind nun Ihre Schwingungen feststellbar? Mit den Pendeltafeln „Lichtschwingungen“ und „Schattenschwingungen“ können Sie Ihre momentanen Licht- und Schattenschwingungen bestimmen. Die unterste Messung betrifft die Schwingung des physischen Körpers – die höchste Messung betriff den Spiritualkörper. Alle Wesenheiten haben auch dunkle Schwingungen, wie Angst, Zweifel, Wut, Hass, Neid, sowie Egoismus. Auch diese sogenannte Dunkle oder Schattenschwingung ist messbar.

Wir haben gesagt, unser Universum hat 12 Dimensionen. Unsere Quelle, das heißt Gott, existiert außerhalb und innerhalb der zwölfdimensionalen Stufen. Diese göttliche Lichtkraft, die wir die 13. Dimension nennen, durchdringt alle Existenzebenen. Da in jeder der 12 Dimensionen 12 Stufen enthalten sind, trennen uns 144 Entwicklungsstufen von der göttlichen Quelle und gleichzeitig beinhalten wir all diese Stufen innerhalb unseres Zwölfchakrensystems in dem wir wachsen. **(siehe Bild 7: 12+1 CHAKRA)** Unsere zwölf Chakren beinhalten jeweils zwölf Entwicklungsstufen, die wir von Inkarnation zu Inkarnation durchleben. In der Zeit der Dunkelheit und der Dichte der dritten Dimension war es uns nur möglich, 7 Chakren, mit ihren innewohnenden 7 Toren der Entwicklung, verbunden mit 7 Auraschichten zu durchleben. Dies haben nur die Wenigsten vollbracht. Die meisten Menschen sind in den unteren 3 Chakren und in den niederen 3 Körpern (Physis, Emotional- und Mentalkörper) steckengeblieben, wie auf einem sich ständig drehenden Karussell. In der 3. Dimension war unsere Welt auf der Zahl 7 aufgebaut. Ab 1987, in der 4. Dimension, öff-

BILD 7: 12+1 CHAKRA

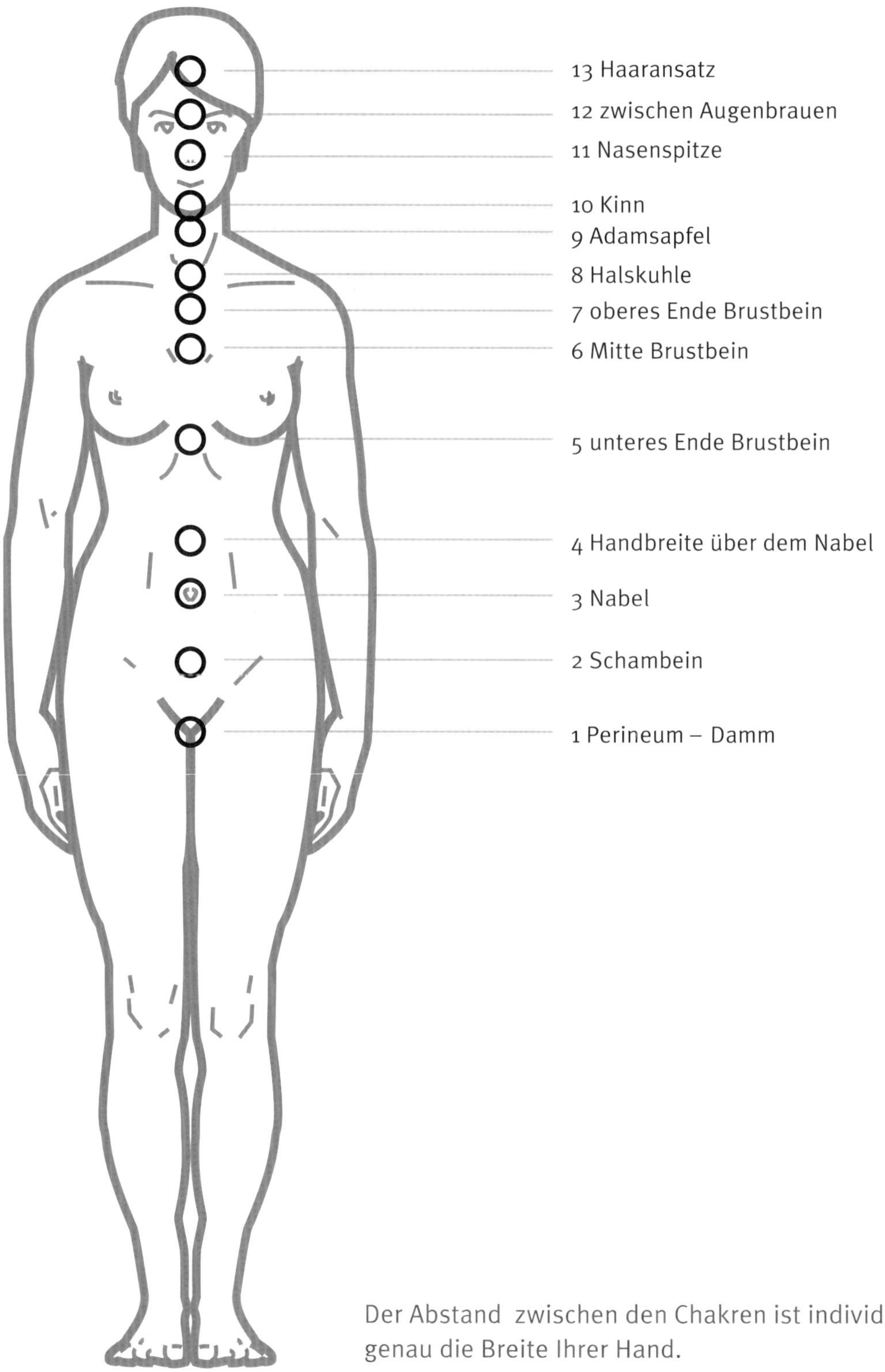

Der Abstand zwischen den Chakren ist individuell und beträgt genau die Breite Ihrer Hand.

neten sich die Salomonischen Siegel unserer Chakren – die Begrenzung der Evolution – und öffneten das Potenzial in die Zahl 12 (12 Chakren, mit jeweils 12 Toren, in 12 Auraschichten). Somit 12 x 12 = 144, die Bedeutung dieser Zahl ist vermutlich vielen bekannt. Alles in diesem Universum ist 12 und 1 z.B. 12 Dimensionen und die göttliche Quelle, 12 innerdimensionale Stufen und die Einweihung, 12 Apostel und Jesus, 12 Chakren und die persönliche Einheit... Zwischen der 4. und 5. Dimension befindet sich der „Schleier des Vergessens“. Es ist ein Ort in dem sich die Tore der Begrenzung befinden. Hier wurden alle Holons, die auf dem Weg zur irdischen Inkarnation waren, mit blockierenden ätherisch-kristallinen Implantaten, so z.B. den Salomonischen Siegeln, versehen. Die Wächter dieser Ebene, lichtvolle Dienstwesen, versehen diese Arbeit, um jedem durchreisenden Seelenanteil die vollen Möglichkeiten der Begrenzungen zu bieten. Klingt paradox, ist aber sehr klar in Wahrheit! Das ist es, worum es bis jetzt ging – um intensive Entwicklung durch prägnante Eingrenzungen des Bewusstseins. Diesen Schleier müssen wir durchbrechen, um in die 5. Dimension zu gelangen. Das ist die schwierigste Hürde des **LICHTKÖRPERPROZESSES**!

LICHTKÖRPERPROZESSE *sind Veränderungen im physischen, emotionalen und mentalen Körper, die geschehen, um in die 5. Dimension zu gelangen. Entdichtung des Körpers, um ihn in einen Lichtkörper zu transformieren.*

Jeder Seelenanteil wird andere Kriterien brauchen, um diese Hürden zu meistern und soweit unsere Informationen reichen, haben wir dazu nicht viel Zeit – der erste mögliche globale Durchbruch in die 5. Dimension ist für das Jahr 2012/13 prophezeit. Da es aber so viele Parallelrealitäten gibt, ist hier die elementare Frage, ob wir den Aufstieg simultan als Masse schaffen, oder jeder zu seiner Zeit? Vieles weist darauf hin, dass der globale Aufstieg ab 2013 möglich wird. Die Aufstiegsperiode für die planetaren Paralellwelten dauert solange wie wir hier im Photonengürtel verweilen, das heißt bis 30.03.3003. Zu der Zeit müssten dann allerdings auch alle dunklen Parallelerden transformiert werden. Das würde bedeuten, dass jegliche illusionären und 3. dimensionalen Ausformungen der Erde kollabieren und aufhören werden zu existieren.

„REINIGUNG DES HOLONKÖRPERS“ Dieses Metahologramm reinigt alle Holonkörper, beginnend mit dem spirituellen Körper. Hauptsächlich reinigt es die komplexen Schichten des Holons außerhalb des Mentalkörpers. Kosmische Transformationsprozesse finden statt. Alle Umstände, die nicht dem ursprünglichen Seelenplan entsprechen, alles, was Sie bearbeiten und aus den tiefsten Schichten des Emotional- und Mentalkörpers loslassen, wird transformiert. Selbstzweifel, Selbstverurteilung, der Glaube etwas nicht zu verdienen, Schuldgefühle, Werturteile, Lieblosigkeit, Unehrlichkeit, Missbrauch, emotionale Unterdrückung, Hass, Wut, u.s.w. werden aus dem Aurafeld gelöst. Ein geklärter Zustand ist die Voraussetzung, um die Mer*Ka*Ba-Struktur aktivieren zu können. Benutzen Sie dieses Metahologramm 1 mal pro Woche, oder alle 10 Tage (je nach Bedarf – am besten zuerst austesten), nicht länger als 20 Minuten.

REINIGUNG DES HOLONKÖRPERS

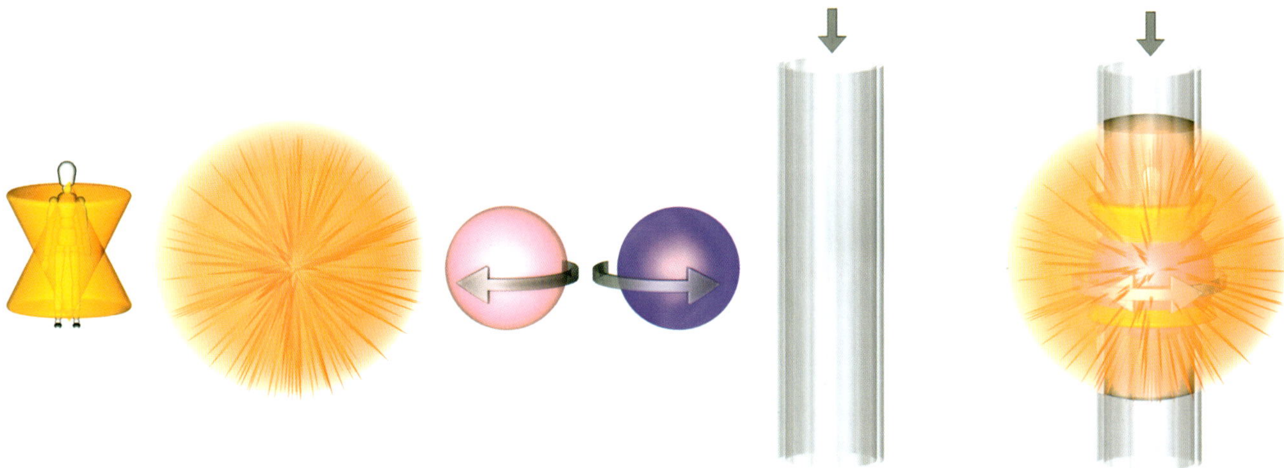

Geometrien: zwei goldene Kegel, orangefarbene Sonne, hellrosa-farbene Kugel im Uhrzeigersinn, violette Kugel gegen den Uhrzeigersinn, klarer Lichtstrahl vom Himmel bis in die Erdmitte

ABKOPPLUNG VOM MASSENBEWUSSTSEIN

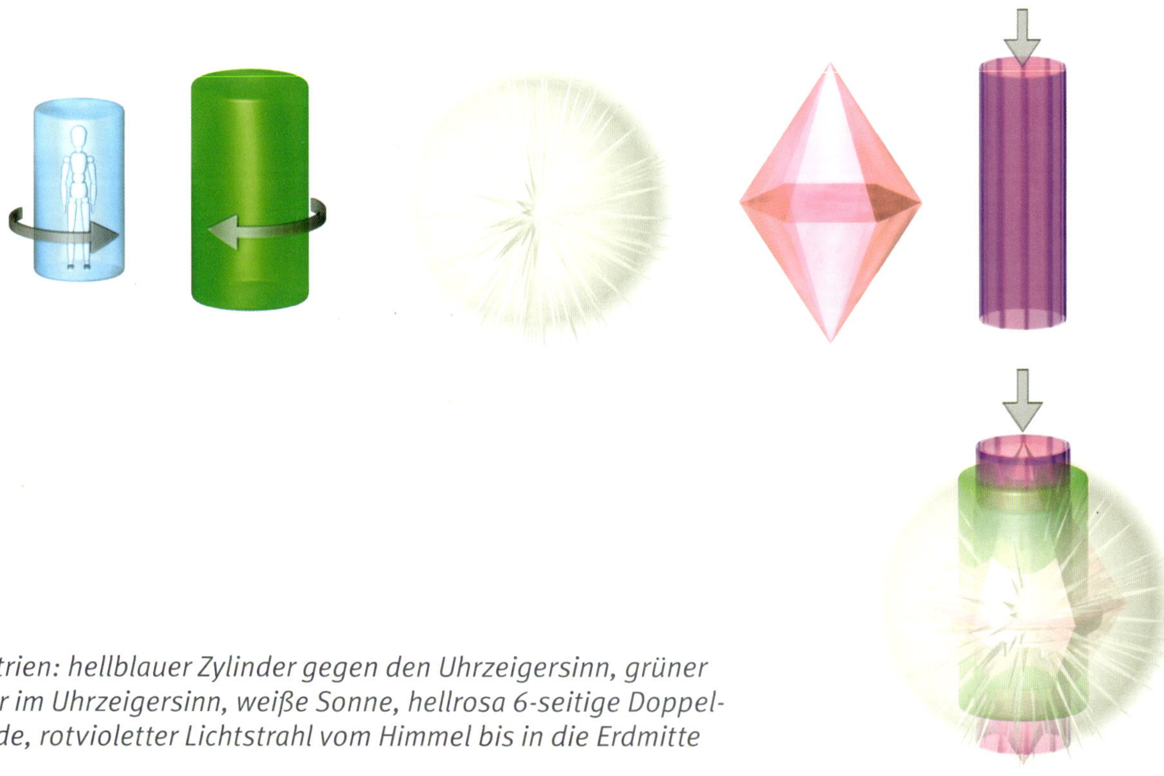

Geometrien: hellblauer Zylinder gegen den Uhrzeigersinn, grüner Zylinder im Uhrzeigersinn, weiße Sonne, hellrosa 6-seitige Doppel-pyramide, rotvioletter Lichtstrahl vom Himmel bis in die Erdmitte

Das Bewusstsein sollte für die gesamte Zeit auf diese Geometrien fokussiert sein. Dieses Muster ist für alle Seelenanteile, mit einer Mer*Ka*Ba-Struktur aus diesem Universum, wirksam.

Auf unserem Entwicklungsweg pendeln wir mit unseren Schwingungen hinauf und hinunter. Bis zu einer höheren Schwingung im physischen Körper – etwa 8 Millionen LS – wird man durch jeden niederen Gedanken und jede Emotion aus der **KOLLEKTIVEN MASSE** beeinflusst. Stabilität ist schwer zu erreichen! Wir sind stark anfällig auf niederschwingende Aktivitäten unseres Umfeldes und lassen uns durch die eigenen niederen Gedanken und Emotionen beeinflussen. Jegliche Energie, die in Wutanfälle, oder Depressionen investiert wird, vertieft diese Situation noch mehr – die Lichtschwingungen sinken und **ASTRALPARASITEN** ergreifen die Chance uns noch mehr auszulaugen. Sobald sie eingedrungen sind, halten sie auch die emotionalen Schwingungen niedrig. Es ist ein Kreislauf, in den man immer tiefer hinein gezogen, immer hilfloser wird und keine eigene Kraft mehr findet, um sich selbst zu helfen. Alle negativen und dunklen Schwingungen unterdrücken unsere Entwicklung und Ausstrahlung. Allein deswegen ist es äußerst wichtig, dass sie sich während dieser anfälligen Phase (bis ca. 8 Millionen LS) so weit, wie möglich, von negativen Einflüssen aus Ihrer Umgebung fernhalten!

KOLLEKTIVE MASSE: *Alle Menschen auf diesem Planeten, die bewusstseinsmäßig in den 3. dimensionalen illusionären Begrenzungen verhaftet sind.*
ASTRALPARASITEN: *niedere 4. dimensionale Energien, die sich vorwiegend aus dem negativen Emotionalfeld der Menschen ernähren.*

Ein hilfreiches Metahologramm, um leichter den kollektiven Einflüssen widerstehen zu können, ist das MH „**ABKOPPLUNG VOM MASSENBEWUSSTSEIN**". Dieses Metahologramm wirkt für jede Art von Holon (siehe Kapitel: „Ursprung der Mensch-Menschen"). Durch die Anwendung dieses MH, werden Sie aus der Verblendung herausgehoben, wie aus einem Nebel, der die Sinne verdeckt. Sie beginnen klarer zu sehen, klarer zu fühlen, klarer wahrzunehmen. Sie entlarven Illusionen und Ihre Intuition wird gesteigert. Statt die Anerkennung des Umfeldes als Geborgenheit anzusehen und danach zu streben, beginnen Sie, sich aus der „Normalität" heraus zu bewegen und bekommen Mut, ein Individuum zu sein.

Danach bauen Sie einen Schutz auf, um Emotionen aus dem Umfeld nicht so leicht wieder aufzunehmen: „**SCHUTZ VOR EMOTIONEN DER ANDEREN**". Dieser Schutz ist für alle Seelenanteile verwendbar.

Wenn Sie also Heilung anstreben, sollten Sie nicht nur den niederen Emotionen aus dem Weg gehen, wie z.B. streitsüchtigen Menschen, aggressiven Zusammenkünften (wie dies Pop-Konzerte oder Fußballveranstaltungen sein können), sondern auch negative Gedankenformen und pessimistische, oder depressive Menschen meiden, genauso, wie niedere Bewusstseinszustände in Form von Trieben, Abhängigkeiten, Begierden und Machtausübungen. Das bedeutet auch das Meiden von Plätzen, an denen Menschen sich kollektiv sammeln, um miteinander niedere Triebe

SCHUTZ VOR NEGATIVEN EMOTIONEN DER ANDEREN

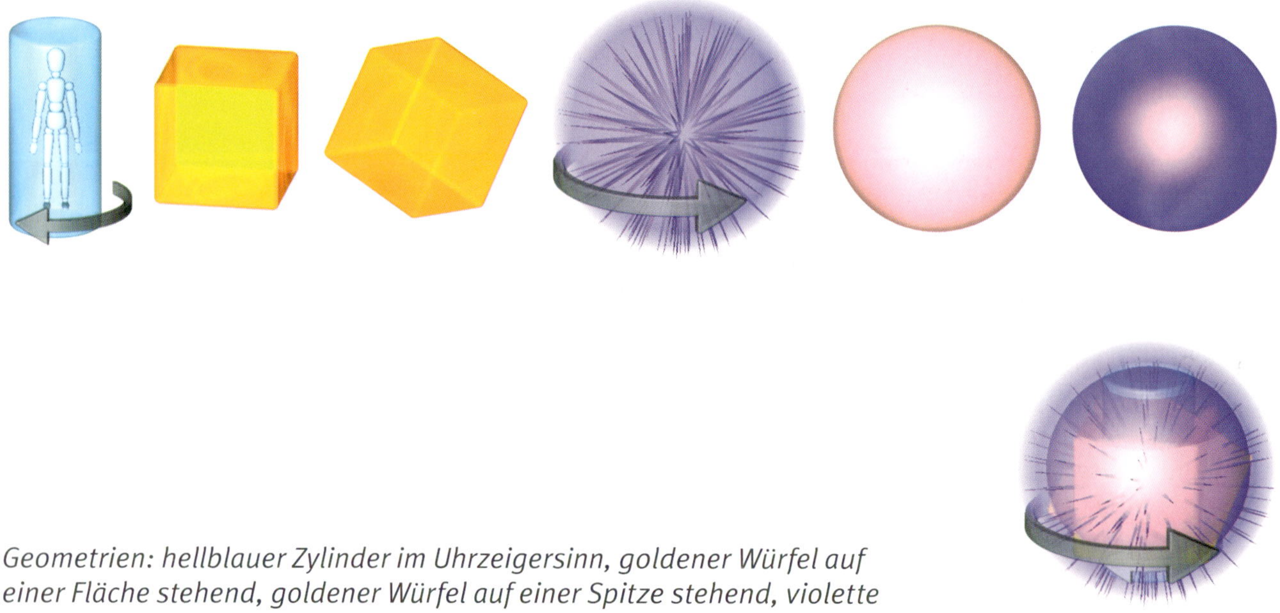

Geometrien: hellblauer Zylinder im Uhrzeigersinn, goldener Würfel auf einer Fläche stehend, goldener Würfel auf einer Spitze stehend, violette Sonne gegen den Uhrzeigersinn, hellrosa-farbene Kugel, violette Kugel

SCHUTZ FÜR MENSCH-MENSCHEN VOR MORPHOGENETISCHEN FELDERN

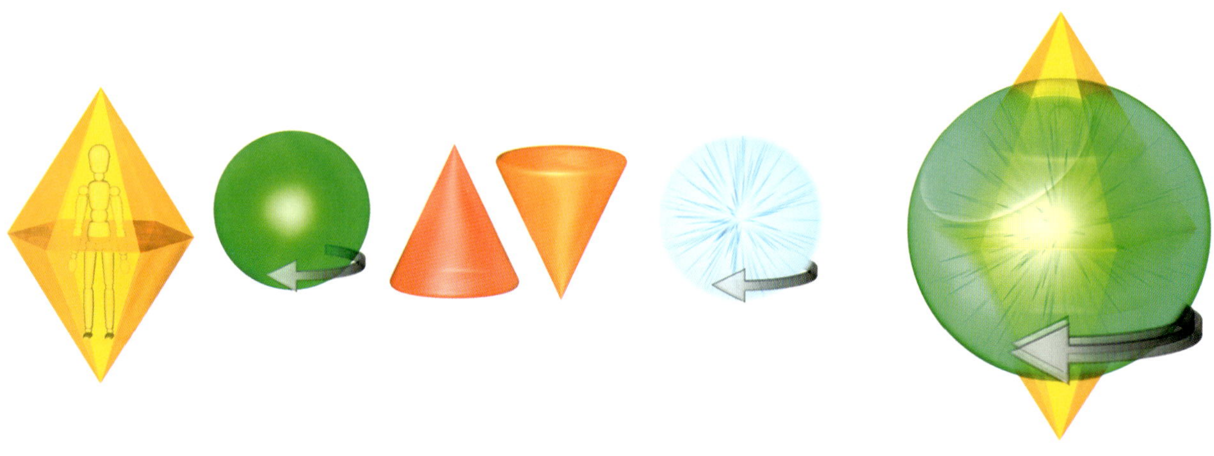

Geometrien: goldene 6-seitige Doppelpyramide, grüne Kugel im Uhrzeigersinn, kirschroter Kegel, orangefarbener Kegel, hellblaue Sonne im Uhrzeigersinn

auszuleben, wie Clubbings, Parties, Bordelle und Bars, und auch Plätze, wo Menschen versuchen, gemeinsam die Probleme ihres Lebens zu vergessen durch Alkohol, Drogenkonsum, und Spiel.

Aber genauso sind physikalische und chemische Belastung, wie Elektrosmog, Funkwellen, manipulierte Nahrung, schlechte Umweltbedingungen, Medikamente, totes Wasser, u.s.w. in dieser Zeit besonders fatal. Denn in dieser, wie wir es nennen „Biophase", ist jede Störung unserer sensiblen, zarten Entwicklungsschritte besonders schwerwiegend.

Der **„SCHUTZ FÜR MENSCH-MENSCHEN VOR MORPHOGENETISCHEN FELDERN"** bis 8 Millionen Lichtschwingung im physischen Körper, bewirkt einen Schutz vor negativ geladenen Feldern – niederfrequenten, emotionalen und mentalen Feldern, die aus Angst und Trauer bestehen – die sogenannten kollektiven Morphogenetischen Feldern. Menschen erschaffen diese schwebenden Felder, die über der Erde – wie eine Art Smog – hängen. Sie werden fortwährend durch Krieg, Aggression, Kriminalität, die Medien (insbesondere das Fernsehen), u.s.w. genährt und verstärkt.

Sie werden, geschützt durch das MH, aufhören die Spiegelenergie Ihres Umfeldes anzunehmen, so wie die Angst der anderen Menschen, die Ängste der Gesellschaft, der Politik und der Wirtschaft, aus den Medien, u.s.w., aber auch Ängste Ihrer Familie und Freunde. Dieses MH ist auch für kranke Menschen besonders wichtig, die während des Heilungsprozesses frei von Ängsten sein sollten, um die ganze (Heil-) Kraft für ihre Genesung verwenden zu können, aber auch für Menschen die sich entwickeln wollen. Das MH erlaubt ihnen, sich leichter und schneller aus dem kollektiven Bewusstsein auszuklinken.

Die Geometrien werden so programmiert, dass sie für die optimale Zeit bestehen bleiben, und zwar so lange, bis der Mensch-Mensch fähig ist, sich aus eigener Kraft gegen das morphogenetische Feld zu behaupten. Schutz-MH vor morphogenetischen Feldern für Engelwesen und Naturwesen im menschlichen Körper finden Sie in den jeweiligen Kapiteln.

Das Metahologramm **„SCHUTZ VOR ELEKTROSMOG"** transformiert elektromagnetische Wellen, wie Mikrowellen, Radar, Starkstrom, Funkwellen, Satellit, Radiowellen, Elfwellen bzw. jegliche Formen von Strahlen physikalischen Ursprungs. Innerhalb des jeweiligen Raumes entsteht neutrale Energie. Die Geometrien können um das Haus (Wohnung, Garten) oder aber auch um einzelne Lebewesen gestellt werden, um sie vor den Folgen der elektromagnetischen Wellen zu schützen.

Die „Bio-Phase" ist ungefähr zwischen 4 Mio. und 8 Mio. Lichtschwingung im physischen Körper. In dieser Phase sind Sie wie ein zarter Keim-

SCHUTZ VOR ELEKTROSMOG

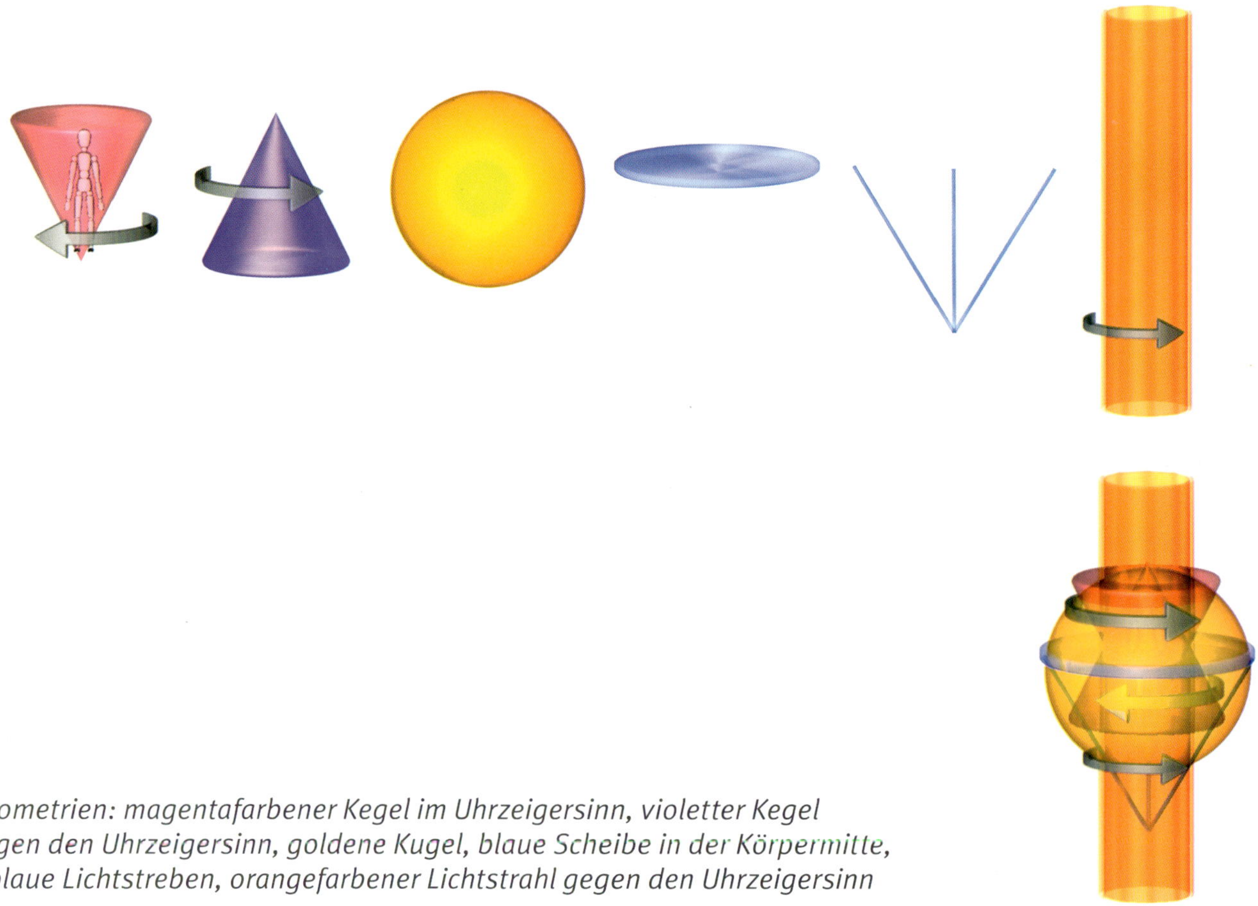

Geometrien: magentafarbener Kegel im Uhrzeigersinn, violetter Kegel gegen den Uhrzeigersinn, goldene Kugel, blaue Scheibe in der Körpermitte, 3 blaue Lichtstreben, orangefarbener Lichtstrahl gegen den Uhrzeigersinn

SCHUTZ VOR NEGATIVEN GEDANKENSTRUKTUREN

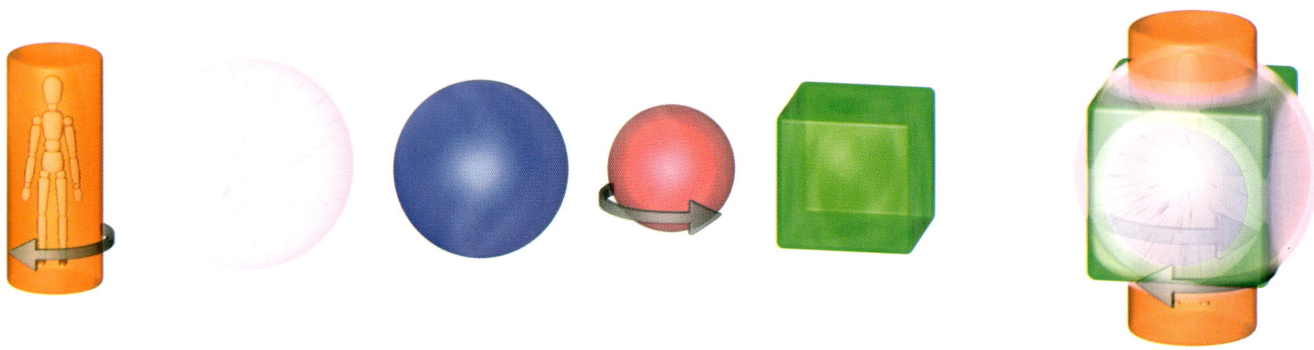

Geometrien: orangefarbener Zylinder im Uhrzeigersinn, hellrosa-farbene Sonne, blaue Kugel, magentafarbene Kugel gegen den Uhrzeigersinn, grüner Würfel

ling, der weder einem kaltem Windzug, noch einem krassen Ortswechsel, und schon gar nicht zu wenig, oder zu viel Wasser und zu wenig, oder zu viel Sonnenlicht ausgesetzt werden darf. Nur wenn wir in dieser Zeit mit uns liebevoll, nachsichtig, und bedachtsam umgehen, wird aus dem zarten Keimling eine wunderschöne starke Blume. In dieser „Bio-Phase" sollten Sie nicht mit Elektrosmog belastet schlafen und arbeiten. Sie sollten sich möglichst vegetarisch, biologisch rein ernähren, Medikamente und Chemikalien aber auch Fernseher und Computer meiden. Nur natürliche Stoffe, in Form von Kleidung und Kosmetik sollten ihre Haut berühren. Reinhaltung der Gedanken und Gefühle mittels Meditation wird in der Zeit immer wichtiger. Aber vor allem die Erkenntnis, ob Ihre Arbeit für Sie förderlich ist und, ob die Menschen, mit denen sie zu tun haben, für Sie unterstützend sind, ist elementar wichtig. Jetzt ist die Zeit auszusortieren und loszulassen! Alles, wirklich alles, was Sie in Ihrer Entfaltung zum Lichtwesen hindert, muss aus Ihrem Leben weichen. Der Weg zum Licht geht nur ohne Ballast!

Das MH „**SCHUTZ VOR GEDANKENSTRUKTUREN**" erschafft einen Raum auf der Ebene des Mentalkörpers und schützt hauptsächlich vor Gedankenstrukturen des Massenbewusstseins, so wie vor gesellschaftlich-mentalen Strukturen der Manipulation, vor illusionären Bewusstseinsstrukturen und vor gesellschaftlichen und religiösen Begrenzungen. Auf einer weiteren Ebene bewirkt das MH eine Isolierung der eigenen Egostrukturen in sich. Es beginnt die Auseinandersetzung mit den eigenen Gedanken und den eigenen egozentrischen Mustern, ohne Intervention von Außen. Es ist ein intensiver Lernprozess über eigene begrenzende Gedankenkonstruktionen. Das MH ist für alle Seelenanteile, die sich intensiv in Gedankenfeldern der Gesellschaft verstricken, die sich in subtilen mentalen Manipulationen verlieren, aber auch für diejenigen, die in den eigenen illusionären Vorstellungen und begrenzten Überzeugungen leben. Es kreiert einen Raum, in welchem Sie den eigenen begrenzenden Mentalmustern ständig begegnen und diese „durchkauen", um sie vollständig, in Ruhe und ohne Einfluss von äußeren Welten und Menschen, aufzulösen.

Es ist ein Schutz und gleichzeitig eine Heilung des Mentalkörpers, für alle Wesen, die in ihrem Entwicklungsstand auf der Ebene des 3. Chakras tief verwurzelt und verankert sind. Diese Seelenanteile haben Muster, die sie daran hindern, den Astralkörper oder das Herzchakra zu leben und somit die Mer*Ka*Ba-Struktur zu aktivieren. Sobald ein Seelenanteil, egal welchen Ursprungs, auf der Stufe des Solarplexus stecken bleibt, ist dieses MH sehr wichtig. In diesem geschlossenen Raum begegnen Sie Ihren eigenen Begrenzungen solange, bis Sie diese selbst auflösen. Erst dann wird ein Durchbruch ins Herzchakra möglich.

II. DIE MENSCHLICHE INKARNATION UND IHRE ENTSTEHUNG

1. Ursprung der Mensch-Menschen:

HOLON: *Holon ist die energetisch-geometrische Struktur in der nicht nur der Körper wächst, sondern in der auch die gesamte Aura und bestimmte Teile der Mer*Ka*Ba-Struktur inbegriffen sind.*

Der Mensch-Mensch ist zur Zeit auf der Erde noch die häufigste Beseelungsform im menschlichen Körper. Sowohl der **HOLON**, als auch die Seele ist in diesem Falle menschlich. Die menschliche intergalaktische Rasse teilt sich auf viele planetare Welten in unterschiedlichen Sternensystemen auf. Die Beseelung ist in dem Fall immer menschlich und der Holonkörper ist stets an die planetare Welt gebunden, in der die jeweilige menschliche Seele begonnen hat zu inkarnieren. Somit ist hier der Mensch-Mensch ausgestattet mit einem Holon, der mit dieser Erde verbunden ist. Die menschliche Seele ist eine sogenannte Seele in Entwicklung, sowie Milliarden anderer Seelen in diesem Universum, da ausschließlich lernend durch Erfahrung. Ein Teil der menschlichen Seelen haben hier die Erde als Lebensschule gewählt, sowie andere Seelen ihre Lernprozesse, sowohl auf anderen Planeten, wie auch in anderen Dimensionen gewählt haben. Der Lernprozess in der 3. und 4. Dimension (Materie) erfordert das Erlangen der Meisterschaft über die Materie bzw. die Dualität. Als evolutionäre Seeleneinheiten haben die Menschen hier den kürzesten, aber auch den drastischsten Wachstumsweg gewählt. Jeder menschliche Seelenanteil hat sich einverstanden erklärt, die Inkarnation im völligen Vergessen ihres eigentlichen Ursprungs zu beginnen, denn nur in diesem kosmischen Amnesiezustand ist es für die Persönlichkeit (Ego) möglich, alle Facetten der dualen und begrenzten Materie zu erfahren. In diesem Prozess speichert die Seele sämtliche Erfahrungen der inkarnierten Persönlichkeit durch alle Leben hindurch und diese Speicherung, persönliche Akasha, zeigt sich im menschlichen Holon.

Durch diese Speicherung gehen keine Erfahrungen verloren und der Mensch kann immer wieder aus diesen Erinnerungen handeln. Das System hat sowohl Vor- als auch Nachteile. Einerseits fallen wir immer wieder in das gleiche Verhaltensmuster, weil eine bestimmte, z.B. schockierende Erinnerung, sehr stark ins Bewusstsein tritt – das hindert uns daran eine ähnliche Situation auf eine neue Art zu bewältigen. Durch das entstandene, wiederholte Leid wird uns der Lernprozess besser bewusst und der Schmerz zwingt uns dazu, einen anderen Weg einzuschlagen. Andererseits hat das System den großen Vorteil, dass wir durch Jahrtausende jedwede Möglichkeit der 3. und 4. Realitätsebene durchlaufen. Mit anderen Worten, wir spielen die Spielchen der Illusion in allen Facetten. Diese Holoninformationen sind übrigens in unserem Zeitalter durch die Technik der Rückführung zugänglich gemacht worden. Verständlicherweise ist dieses Wissen auch Seeleninformation, aber nur für menschmenschliche Wesen – also nur für menschliche Holons, die auch einen menschlichen Seelenanteil beinhalten. Alle anderen Beseelungen, die menschliche Holons ausborgen, um hier zu inkarnieren, beinhalten eine Doppelspeicherung. Einerseits sind die Informationen des menschlichen Holons gespeichert, also für eine nichtmenschliche Beseelung, die den Körper ausborgt, fremde Informationen und andererseits sind die Informationen der fremden Seeleneinheit auch vorhanden. Daraus resultiert, dass jedes Wesen, dessen Seele fremd (nichtmenschlichen Ursprungs) ist, in Rückführungen nur die Inhalte des geliehenen Körperholons erfahren kann, also menschliche Geschichten, die nicht seine sind. Das Seelenprogramm von z.B. außerirdischen Seeleneinheiten kann man nur mittels eines Seelenchannelings, aber nicht durch Rückführung, erfahren. Es gibt eine Ausnahme. Wenn der Holon fremd (außerirdisch) ist, kann man die Speicherung der Seele auch durch Rückführung abrufen.

Viele Mensch-Menschen, die heute inkarniert sind, haben den Aufstieg für dieses Leben gewählt. Sie haben beschlossen, zusammen mit der Erde ganzkörperlich, also ohne den Körper durch physischen Tod zu verlieren, in die 5. Dimension aufzusteigen. Es gibt zwei Wege um das zu erreichen. Der primäre Weg ist, jede Zelle des eigenen physischen Körpers und des Holons durch Bewusstseinsanhebung so hoch schwingen zu lassen, dass die 5. dimensionale Realität wahrgenommen wird. Dies ist der Weg der aktiven Erleuchtung. Falls Ihre Seele beschlossen hat, diesen Weg zu gehen, sind metatronische Heilungshologramme besonders hilfreich, denn wir haben zahlreiche Techniken gechannelt um den Lichtkörperprozess zu unterstützen.

Eine Erdverbindung mit der fiktiven Mitte der Erde ist ausgesprochen wichtig für alle, die aktiv an ihren Lichtkörperprozessen arbeiten wollen. Jede Entdichtung, sprich jeder Bewusstseinsschritt, hat oft die Wirkung, dass der Körper enterdet wird. Viele Menschen, die sich intensiv mit Meditationstechniken und Heilungsprozessen beschäftigen, verwenden ihre ganze Energie darauf, sich spirituell zu entwickeln und die Schwingung des spirituellen Körpers zu erhöhen. Je größer der Lichtschwingungsunterschied zwischen dem physischen und dem spirituellen Körper wird, desto mehr tendieren Sie dazu, sich geistig aus dem Körper hinauszubewegen. Es entsteht eine diskrepante Situation. Der physische Körper verliert an Stabilität und Ausgeglichenheit, was sich durch kalte Füße und Hände, blasse Hautfarbe, Unkonzentriertheit, Unachtsamkeit zeigt – Sie stoßen sich oft an Möbelkanten, stolpern oder laufen gegen Laternenpfähle – und vor allem schwindet bei vielen Menschen das Interesse an ihren praktischen, materiellen Lebensumständen. In solch einem instabilen Körperzustand kann man keine gleichmäßigen Entwicklungsschritte machen. Dadurch haben viele spirituelle Menschen Schwierigkeiten, ihre Projekte auf der Erdebene umzusetzen und sie zu verwirklichen. Die logische Folge ist Geldmangel bzw. Probleme materiellen Reichtum zu erlangen. Zusätzlich entstehen physische Beschwerden, je größer der Schwingungsunterschied zwischen physischem und spirituellem Körper wird. Die Übernahme fremder Schmerzen, Emotionen und Gedankenstrukturen von Klienten durch ihre Heiler entsteht hauptsächlich durch das „Nichtgeerdetsein". Darum ist die Erdverbindung grundlegend wichtig. Um zu eruieren, welche Erdverbindung Sie im Moment brauchen, ist selbstverständlich wieder eine Austestung Ihrer Lichtschwingung notwendig. Übrigens haben wir festgestellt, je höher die Schwingung im physischen Körper ist, desto weniger funktionieren die üblich bekannten „Erdungsübungen" (außer Atemübungen).

Drei dieser MH möchten wir hier präsentieren. Es sind 3 Erdverbindungshologramme für Mensch-Menschen, jeweils für einen anderen Schwingungszustand im physischen Körper.

„ERDVERBINDUNG 1 FÜR MENSCH-MENSCHEN 4–6 MIO. LS IM PHYSISCHEN KÖRPER": Hier stellen Sie sich eine goldene Lichtkugel um den gesamten Körper vor, dann eine violette, größere Lichtkugel darüber und zuletzt eine dunkelblaue, noch größere Lichtkugel darüber. Um das Ganze visualisieren Sie eine doppelpyramidale Gitterstruktur, mit welcher Sie sich in die Erde, bis über die Erdmitte hineinversenken. Auch hier wird mit einem Lichtriegel die Struktur verankert.

„ERDVERBINDUNG 2 FÜR MENSCH-MENSCHEN 6–8 MIO. LS IM PHYSISCHEN KÖRPER": Stellen Sie sich eine hellblaue 6-seitige Pyramide ab dem Nabel und um den Unterkörper - mit der Spitze nach unten - vor, mit welcher Sie sich bis über die Mitte der Erde so versenken und verriegeln, dass in Ihrer Vorstellung der Unterkörper bis zum Nabel in der Erde steckt. Dann senkt sich von oben ein weinroter Lichtkegel, mit der Spitze nach oben, über Ihren Oberkörper, bis er auf der Erdoberfläche einrastet. Zum Schluss sehen Sie goldene Lichtstrahlen, die vom Himmel durch den Kegel und durch den ganzen Körper bis in die Mitte der Erde fließen.

„ERDVERBINDUNG 3 FÜR MENSCH-MENSCHEN 8–10 MIO. LS IM PHYSISCHEN KÖRPER": Stellen Sie sich einen weinroten Kegel um den ganzen Körper herum vor, so dass die Spitze sich über Ihrem Kopf befindet. Als nächstes stellen Sie sich einen hellblauen Kegel mit der Spitze nach unten, bis zur Erdmitte, vor. Die Flächen der zwei Kegel berühren einander. Lassen Sie eine violette Scheibe mit 3 Lichtstreben, die bis zur Erdmitte durchfließen, entstehen. Um diese Konstruktion zu fixieren, schieben Sie einen Lichtbalken durch die Spitze. Als letzten Schritt umringen Sie die Erde mit einem goldenen Gürtel. So wird die Erdung stabilisiert.

ERDVERBINDUNG 1 FÜR MENSCH-MENSCHEN 4–6 MIO. LS IM PHYSISCHEN KÖRPER

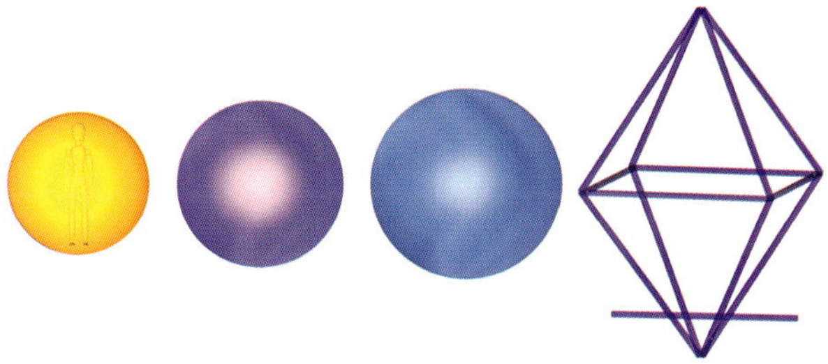

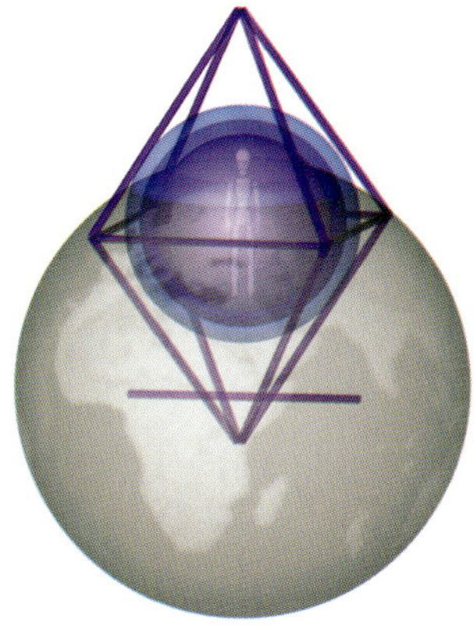

Geometrien: goldene Kugel, violette Kugel, blaue Kugel, 4-seitige Doppelpyramide aus violetten Lichtstreben, violetter Lichtriegel

ERDVERBINDUNG 2 FÜR MENSCH-MENSCHEN 6–8 MIO. LS IM PHYSISCHEN KÖRPER

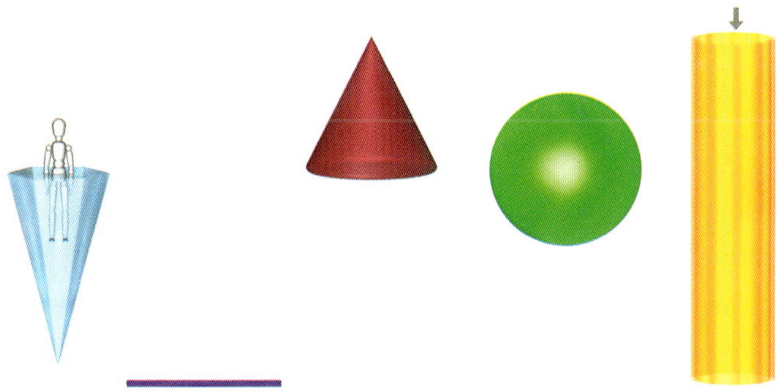

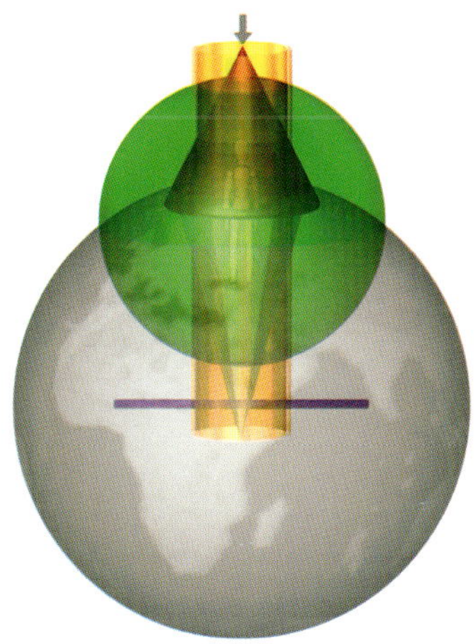

Geometrien: hellblaue 6-seitige Pyramide, violetter Lichtriegel, weinroter Kegel, grüne Kugel, goldener Lichtstrahl

ERDVERBINDUNG 3 FÜR MENSCH-MENSCHEN 8–10 MIO. LS IM PHYSISCHEN KÖRPER

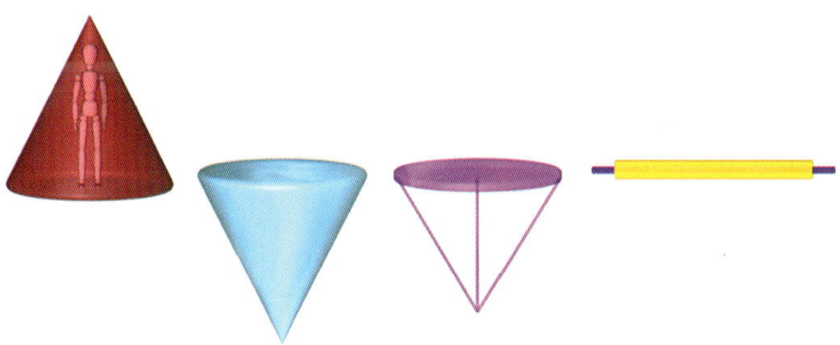

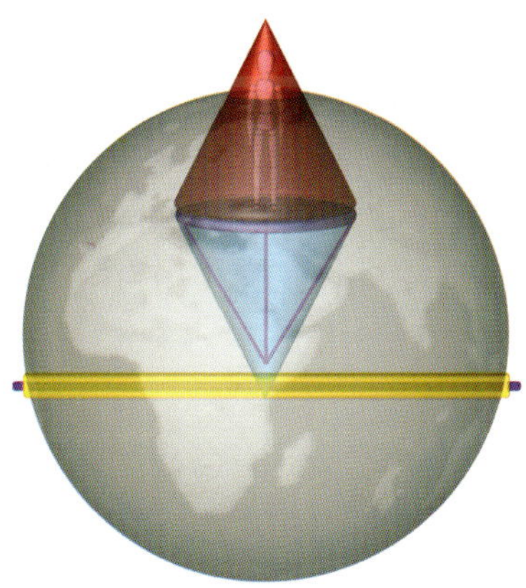

Geometrien: weinroter Kegel, hellblauer Kegel, violette Scheibe und 3 Lichtstreben, Lichtbalken mit goldenem Gürtel

Der 2. Weg des Aufstiegs wird wahrscheinlich der Weg der meisten sein. All jene, die sich zutiefst nach Frieden und Harmonie sehnen, haben die Chance, mit einer hochschwingenden Seele mitgenommen zu werden, also einem Menschen, der selbst seine Erleuchtung herbeiführt. Im allgemeinen wird behauptet, dass jedes erleuchtete Wesen 144.000 friedvolle Menschen mit in den Aufstieg nehmen kann. Von unserem Stand der Information sind es 144 Menschen, die Meisterwesen mitnehmen können. Damit ein Massenaufstieg geschehen kann, braucht es ein gewisses Bewusstseinspotential auf der Erde, die sogenannte „kritische Masse", die minimal 144.000 Menschen beinhaltet, die fähig sind, durch die eigene Schwingungsanhebung alleine aufzusteigen. Diese sogenannte kritische Masse an lichtvollen Entwicklungen haben wir im Jahr 2000 weit überschritten. Das bedeutet – nichts steht einem Massenaufstieg im Wege!

Um eine hohe Lichtschwingung zu erreichen, entdichtet sich der Körper automatisch mit jeder Bewusstseinsanhebung. Dort, wo Blockaden sind, entsteht Schmerz. Damit mehr Licht in jede Zelle einfließen kann, müssen aber die Verursacher der Blockaden, alte emotionale, oder mentale Muster, gelöst werden. Sobald wir die blockierenden Muster im Körper bearbeiten, um ihn zu entdichten, folgt im Zuge das Bewusstsein mit Entwicklungsschritten. Aber es geschieht auch umgekehrt. Mit jeder Bewusstwerdung der eigenen Problematik entstehen Entwicklungsschritte, durch die der Körper und die Auraschichten automatisch Blockaden loslassen und sich schwingungsmäßig erhöhen.

Eigene und Sippenmuster lösen: Zu diesem Zweck haben wir 4 Metahologramme gechannelt, je 2 für Männer und für Frauen. **Wichtig:** Sie sind ausschließlich für Seelenanteile aus diesem Universum mit der entsprechenden universellen Mer*Ka*Ba-Struktur, geeignet.

„EIGENE UND SIPPENMUSTER LÖSEN: SONNENTETRAEDER MÄNNLICH": Hier geht es um den männlichen Anteil im Mann. Bearbeitet werden Vaterthemen, die eigene Männlichkeit, eigene Väterlichkeit und männliche Sippenmuster, die genetisch vom Vater an den Sohn, an den Enkelsohn, usw., weitergegeben werden. Losgelassen werden Muster der Starre und jegliche Form von Kontrollmustern, die sich im Körper durch steife Muskeln, starre Gelenke und Wirbelsäule, sowie Unbeweglichkeit jeglicher Art, zeigen. Alle, Männer die ihr Sonnentetraeder verzerrt (kleiner oder größer) haben, können durch dieses MH die Geometrie harmonisieren. Dies ist unbedingt notwendig, bevor man die Mer*Ka*Ba-Struktur aktivieren kann.

EIGENE UND SIPPENMUSTER LÖSEN: SONNENTETRAEDER MÄNNLICH

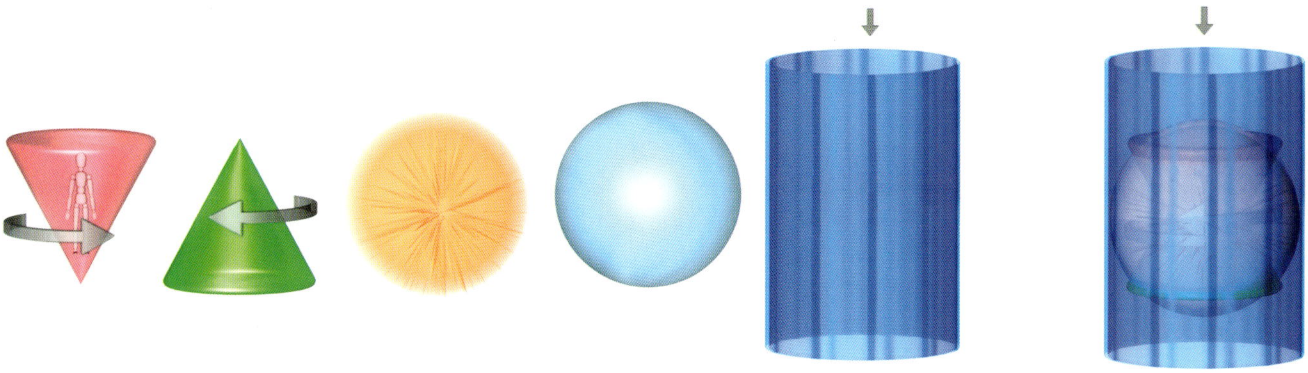

Geometrien: magentafarbener Kegel gegen den Uhrzeigersinn, grüner Kegel im Uhrzeigersinn, orangefarbene Sonne, hellblaue Kugel, blauer Lichtstrahl

EIGENE UND SIPPENMUSTER LÖSEN: ERDTETRAEDER MÄNNLICH

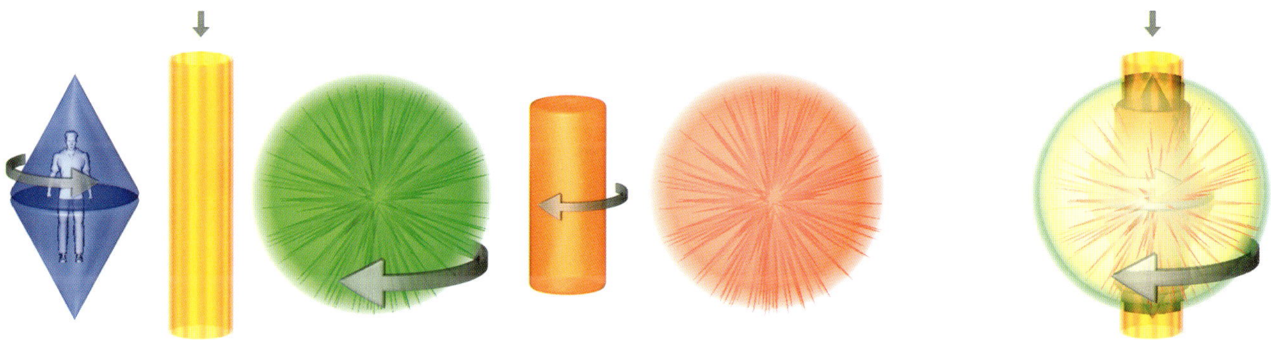

Geometrien: blauer Doppelkegel gegen den Uhrzeigersinn, goldener Lichtstrahl, grüne Sonne im Uhrzeigersinn, orangefarbener Zylinder im Uhrzeigersinn, rubinrote Sonne

Das MH kann alle 3 Tage angewendet werden, vor allem bei schweren Verkalkungszuständen im Venensystem oder der Wirbelsäule. Programmieren Sie die Visualisierung für die Zeit von 20 Minuten. Wenn keine schwerwiegenden physischen Blockaden vorhanden sind, wird dieses MH einmalig installiert und für maximal 2 Stunden programmiert.

„EIGENE UND SIPPENMUSTER LÖSEN: ERDTETRAEDER MÄNNLICH“: Hier geht es um den weiblichen Anteil im Mann. Bearbeitet werden Mutterthemen, eigene Weiblichkeit, eigene Mutter, usw.. Losgelassen werden Muster der Schwäche, der Kontrolllosigkeit und des Opfertums, die sich im Körper durch Gewebeschwäche, Hypermobilität, Depression, Drehschwindel-, Ohnmachtsanfälle und physische Schwächezustände, zeigen. Alle Männer die das Erdtetraeder verzerrt (kleiner oder größer) haben, können durch dieses MH die Geometrie harmonisieren. Dies ist unbedingt notwendig, bevor man die Mer*Ka*Ba-Struktur aktivieren kann.

Wenn keine schwerwiegenden physischen Blockaden vorhanden sind, wird dieses MH einmalig installiert und für maximal 2 Stunden programmiert. Andernfalls gilt wieder eine 20- minütige Programmierung alle 3 Tage.

„EIGENE UND SIPPENMUSTER LÖSEN: SONNENTETRAEDER WEIBLICH“: Hier geht es um den männlichen Anteil in der Frau. Bearbeitet werden Vaterthemen, eigene Männlichkeit, eigener Vater, usw.. Losgelassen werden Muster der Starre und jegliche Form von Kontrollmustern, die sich im Körper durch steife Muskeln, starre Gelenke und Wirbelsäule, sowie Unbeweglichkeit jeglicher Art, zeigen. Alle Frauen, die das Sonnentetraeder verzerrt (kleiner oder größer) haben, können durch dieses MH die Geometrie harmonisieren. Dies ist unbedingt notwendig, bevor man die Mer*Ka*Ba-Struktur aktivieren kann.

Das MH kann alle 3 Tage angewendet werden, vor allem bei schweren Verkalkungszuständen im Venensystem oder der Wirbelsäule. Programmieren Sie die Visualisierung für die Zeit von 20 Minuten. Wenn keine schwerwiegenden physischen Blockaden vorhanden sind, wird dieses MH einmalig installiert und für maximal 2 Stunden programmiert.

„EIGENE UND SIPPENMUSTER LÖSEN: ERDTETRAEDER WEIBLICH“: Hier geht es um den weiblichen Anteil in der Frau. Bearbeitet werden Mutterthemen, eigene Weiblichkeit, eigene Mutter, und auch weibliche Sippenmuster, die genetisch von der Mutter an die Tochter, an die Enkeltochter, usw., weitergegeben werden. Losgelassen werden Muster der Schwäche, der Kontrolllosigkeit und des Opfertums, die sich im Körper durch Gewebeschwäche, Hypermobilität, Depression, Drehschwindel, Ohnmachtsanfälle und physische Schwächezustände, zeigen. Alle Frauen,

EIGENE UND SIPPENMUSTER LÖSEN: SONNENTETRAEDER WEIBLICH

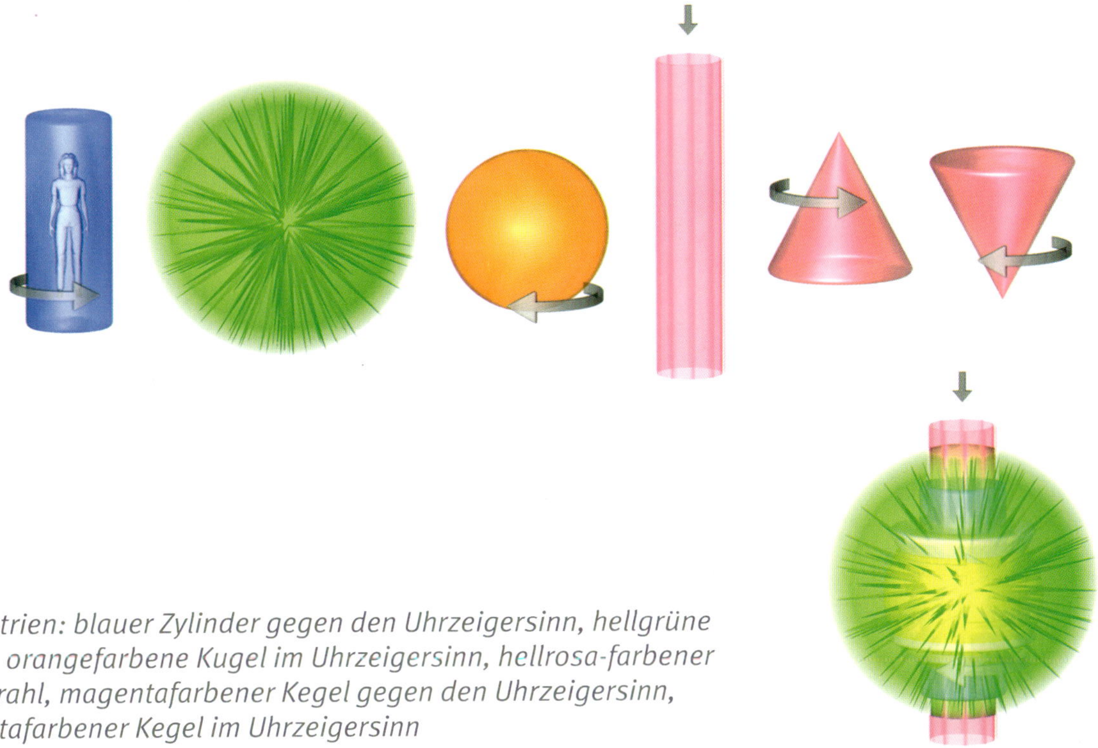

Geometrien: blauer Zylinder gegen den Uhrzeigersinn, hellgrüne Sonne, orangefarbene Kugel im Uhrzeigersinn, hellrosa-farbener Lichtstrahl, magentafarbener Kegel gegen den Uhrzeigersinn, magentafarbener Kegel im Uhrzeigersinn

EIGENE UND SIPPENMUSTER LÖSEN: ERDTETRAEDER WEIBLICH

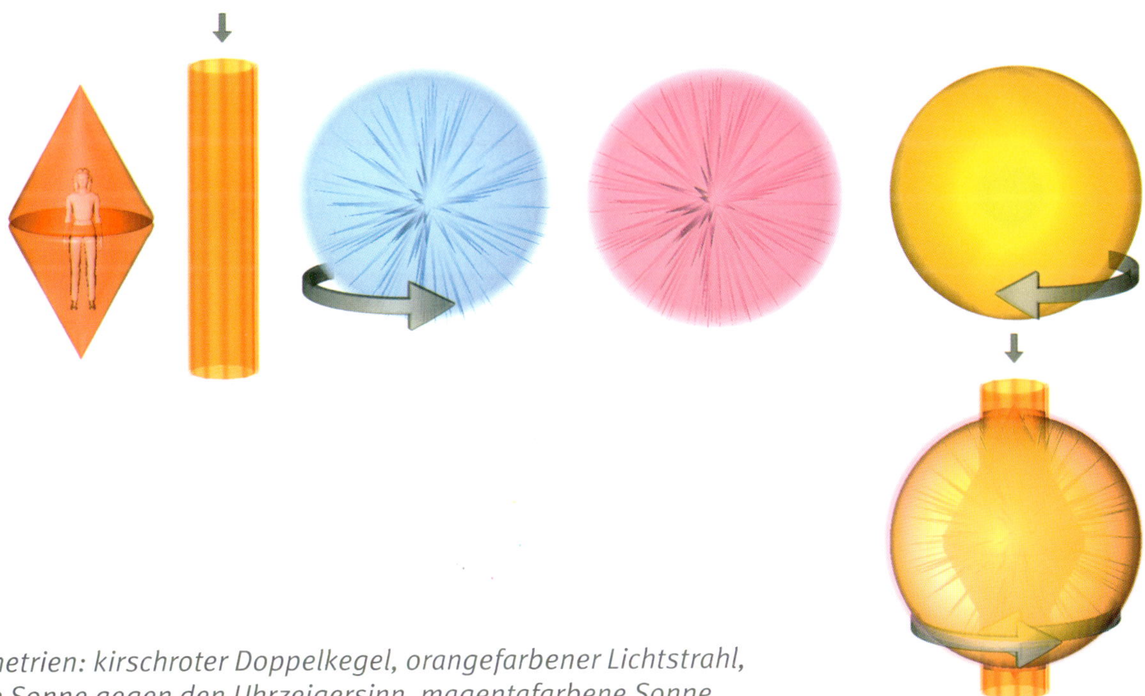

Geometrien: kirschroter Doppelkegel, orangefarbener Lichtstrahl, blaue Sonne gegen den Uhrzeigersinn, magentafarbene Sonne, goldene Kugel im Uhrzeigersinn

die das Erdtraeder verzerrt (kleiner oder größer) haben, können durch dieses MH die Geometrie harmonisieren. Dies ist unbedingt notwendig, bevor man die Mer*Ka*Ba-Struktur aktivieren kann.

Wenn keine schwerwiegenden physischen Blockaden vorhanden sind, wird dieses MH einmalig installiert und für maximal 2 Stunden programmiert. Andernfalls gilt wieder eine 20- minütige Programmierung alle 3 Tage.

Auf diesem Aufstiegsweg sind uns viele Lichtmeister vorangegangen. Diese aufgestiegenen MeisterInnen sind vorwiegend alte mensch-menschliche Seelen, die nicht nur diesen Weg schon gegangen sind, sondern die uns jetzt hilfreich zur Seite stehen. Sie sind die aufgestiegenen Meisterwesen, denen wir nachstreben und die uns bei allen menschlichen Problemen in dieser schwierigen Zeit behilflich sind. Es sind dies z.B.: Meister Kuthumi, Lady Nada, Meister Djwal Khul, Lady Portia, El Morya, Mutter Maria, Mohammed, Jesus, Quan Yin und viele andere.

Während des Umbruchs gibt es viele mensch-menschliche Wesen, die auf jeden Fall auf der Seelenebene beschlossen haben, den gesamten Aufstiegsprozess nur zu beobachten. Sie sind die sogenannten „Jungen Seelen“, welche jetzt passiv die Transformation wahrnehmen, die viel später auch die ihre sein wird. Sie sind diejenigen, die in der Dualität bleiben und die nach ihrem physischen Tod auf der 3./4. dimensionalen Paralellerde, oder auf anderen passenden Planeten wieder inkarnieren werden, um weiter ihre Meisterschaft der Dualität zu verfeinern. Nachdem die Erde in die 5. Dimension, nach globalen Informationen im Jahr 2012/13 aufsteigt, wird es keine Möglichkeit mehr geben, die 3./4. dimensionale Ebene auf der realen, im göttlichen Einklang sich entwickelnden Erde zu erleben. Die Irdischen Parallelrealitäten werden weiterhin illusionär, holographisch sein und den Weg der Erde repräsentieren, der nicht im Einklang mit ihrem Seelenweg ist. Dies tut Gaia im Dienst für die menschliche Rasse und für alle fremden Seeleneinheiten in Lernprozessen, die noch immer die Dualität in krasser Form brauchen. Der eindeutige Lernprozess in den Parallelwelten ist die Erkenntnis, dass unsere Gedanken und Emotionen vollständig unsere Realität erschaffen.

Es ist das erste Mal in der Geschichte dieser Galaxie, dass ein derartiger planetarer Massenaufstieg in physischen Körpern stattfinden kann. Sowohl der materielle Körper der Erde als auch alle aufstiegsfähigen Bewusstseinseinheiten werden in der Lage sein, augenblicklich den Schleier des Vergessens zu durchbrechen und die Dimensionen zu wechseln. Warum ist diese Entwicklung erst jetzt möglich? Die Antwort ist einfach. Bis jetzt wurden, wie schon gesagt, alle Körper mit kristallinen Implantaten geboren, die sozusagen das volle Entwicklungspotential des Holons begrenzten. Es waren Blockaden, wie die Salomonischen Siegel, die uns z.B. nur erlaubt haben, einen Bruchteil unserer Chakrenkapazität zu leben aber auch solche, die unsere 12-strangige DNA daran hinderten, sich vollständig zu entfalten und zu aktivieren. Somit waren wir gefangen in der begrenzten Wahrnehmung der physischen Sinne, denn die vorhandenen 2 DNA Stränge, welche die minimale Ausstattung für ein bewusstes Wesen sind, waren nur zu 7% für uns nutzbar, der Rest war inaktiv. Eine andere Form von ätherischen Implantaten im Kopf erlaubten nur maximal 10–14% unseres Gehirnes zu benutzen. Wir waren nur fähig abwechselnd die linke oder rechte Gehirnhälfte einzuschalten. Auch in der Epiphyse und Hypophyse befanden sich Implantate, die nur einen Bruchteil ihrer Fähigkeiten erlaubten und sie dazu anregten zu degenerieren. Ein besonderes ätherisches Implantat, das sehr prägnant wahrnehmbar ist, war in unserer Thymusdrüse verankert, um sie nach der Pubertät größtenteils zu deaktivieren. Jedes Wesen musste vor der Inkarnation durch die Tore der Auraversiegelungen schreiten, die zufolge hatten, dass kein Wesen sich mehr seiner Seelenidentität bewusst war. Somit passte sich jede Inkarnation in die hermetische Situation eines Versuchslabors ein – das Projekt Erde. Dieses Experiment wurde durch eine undurchdringliche Barriere zwischen der 4. und 5. Dimension abgeschottet, um die höheren Dimensionen vor den Auswirkungen unserer emotionalen und mentalen Taten zu schützen. Somit konnten, ohne größere Konsequenzen für den Rest des Universums, unsere Spiele von Krieg, Hunger, Leid, Angst, Macht und Wut vollkommen ausgelebt werden.

Die Erde wurde in lemurischer Zeit auf der unteren 5. Dimension von menschlichen Seelen besiedelt. Hier begann das Experiment der göttlichen Quelle ihr Lichtbewusstsein, am weitesten von sich selbst entfernt, in die dichtesten Existenzformen zu bringen. Durch die Lemurische Zeit, 1.200.000 bis 900.000 v.Ch., verdichteten sich die Erde und die Menschen immer weiter bis in die atlantische Zeit, um schließlich bei der Zerstörung Atlantis vor 12.000 Jahren in die obere 3. Dimension zu fallen. Der Mensch war sich in Lemurien noch größtenteils seines göttlichen Ursprungs bewusst. Er hatte gelernt mit seinem physischen Körper gut umzugehen und seine Empfindungen zu verfeinern. In der atlantischen Zeit wurde die Entwicklung des Mentalkörpers extrem gefördert, aber die des spirituellen Körpers immer weiter vernachlässigt. Menschen und Nichtmenschen wurden damals immer mehr von Gier und Macht besessen, sie fühlten sich nicht nur gottgleich sondern agierten auch dementsprechend durch schwarzmagische Manipulationen. Dies verursachte den Untergang von Atlantis und die Erde fiel unaufhaltsam in die dunkle Kalijuga (Zeit der dunklen Göttin Kali) der 3. Dimension. Und doch war genau das der göttliche Plan für die Erde!

In atlantischer und lemurischer Zeit konnten die Menschen mit ihren hoch entwickelten Kristalltechnologien viel Macht ausüben. Als Atlantis regelrecht explodierte, wurden manipulative, gewaltsame Energien in die Erde eingeschleust, denn die spätatlantische Mental- und Emotionalstruktur war vorwiegend schwarzmagisch. Alle Holons, die spätatlantische oder spätlemurische Zeiten durchlebt haben, sind mit schwarzmagischen Bändern verbunden. Diese Bänder sind auf der inneren 5. Ebene der Erde, als schwarzmagisches Feld, verankert. Atlantis war nicht nur ein Ort, sondern auch eine Energie mit intensivem Einfluss auf den gesamten Planeten. In der heutigen Zeit lösen sich auch diese Felder aus der Erde und hängen, wie Nebel, auf der Erdoberfläche. Sie werden magnetisch zu allen Lebewesen, die diese Emotionen vermehrt in sich tragen, hingezogen, denn Gleiches zieht Gleiches an. Diese Felder verstärken die negativen Emotionen, wie Hoffnungslosigkeit, Angst, Depression, usw..

Um diese Felder zu reinigen, benutzen Sie bitte die Geometrien (im Kapitel „Die Entstehung der Erde“) „REINIGUNG VON EMOTIONALFELDERN AUS ATLANTIS“. Als Schutz, um diese Energien nicht so leicht anzuziehen, empfehlen wir: „**SCHUTZ VOR BELASTENDEN EMOTIONALFELDERN FÜR ALLE HOLONS**“ und „**RAUMSCHUTZ VOR MORPHOGENETISCHEN EMOTIONALFELDERN**“.

In der vergangenen dunklen Zeit der Erde waren es immer wieder die Propheten und Heiligen, die Aufgestiegenen MeisterInnen, die uns beständig an unseren vergessenen Ursprung erinnerten. Auch sie konnten die Dichte nicht vollkommen überwinden und erreichten ihre Erleuchtung während sie den Körper sterben ließen. Nur sehr wenige, vor allem Jesus, konnten uns praktisch den Aufstieg des physischen Körpers durch Bewusstsein zeigen. Jesus war derjenige, der ohne kristalline Implantate geboren wurde, genauso wie unsere heutigen neuen Kinder – somit vollständig bewusst und verbunden mit der göttlichen Quelle. Erst 1987, wurde uns allen die Möglichkeit gegeben sich ohne Implantate der eigenen Göttlichkeit zu erinnern. Erst jetzt ist es allen möglich das gleiche Bewusstsein wie Jesus zu entwickeln, ohne Abhängigkeit von Meistern und Gurus, ausschließlich durch die Führung der eigenen Seele. Jesus hat schon damals gesagt „Alles was ich kann und mehr werdet ihr auch tun“. Jetzt ist die Zeit, das „Neue Zeitalter“ – ohne Implantate, wie Jesus, unsere eigene Meisterschaft, unser göttliches Potential zu entdecken und zu leben.

Jede menschliche Seele erschafft bis zu maximal 12 gleichzeitige Inkarnationen von Seelenanteilen. Jede Inkarnation verkörpert ein gesondertes Stadium der Seelenentwicklung. Infolgedessen ist jeder Mensch nur ein Aspekt, ein Zwölftel, seiner Seele. Wenn ein derartiger Seelenanteil vollständig bewusste Verbindung zur gemeinsamen Seele erschafft, wird

SCHUTZ VOR BELASTENDEN EMOTIONALFELDERN FÜR ALLE HOLONS

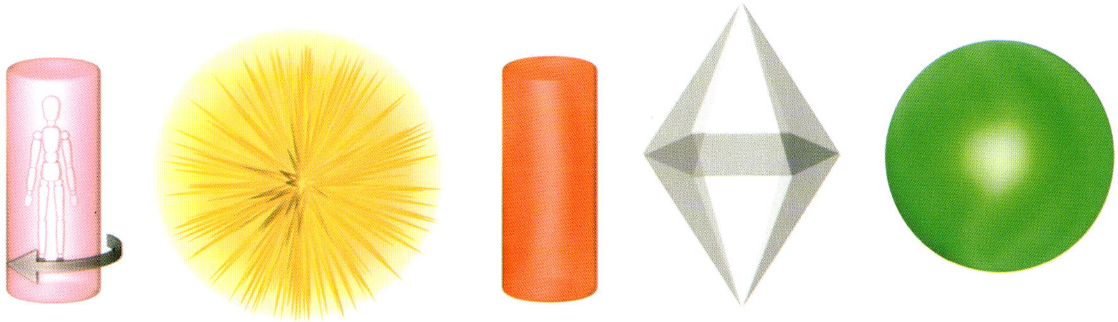

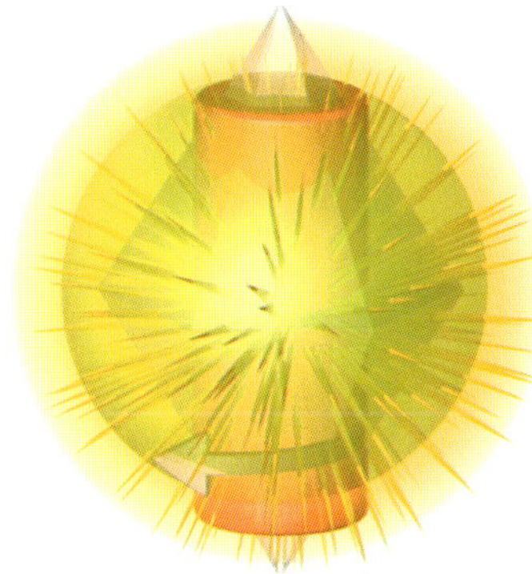

Geometrien: hellrosa-farbener Zylinder im Uhrzeigersinn, goldene Sonne, roter Zylinder gegen den Uhrzeigersinn, 6-seitiger Doppelkristall, grüne Kugel

RAUMSCHUTZ VOR MORPHOGENETISCHEN EMOTIONALFELDERN

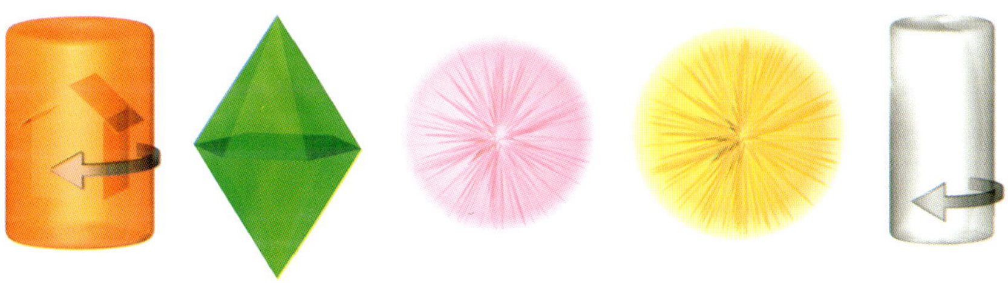

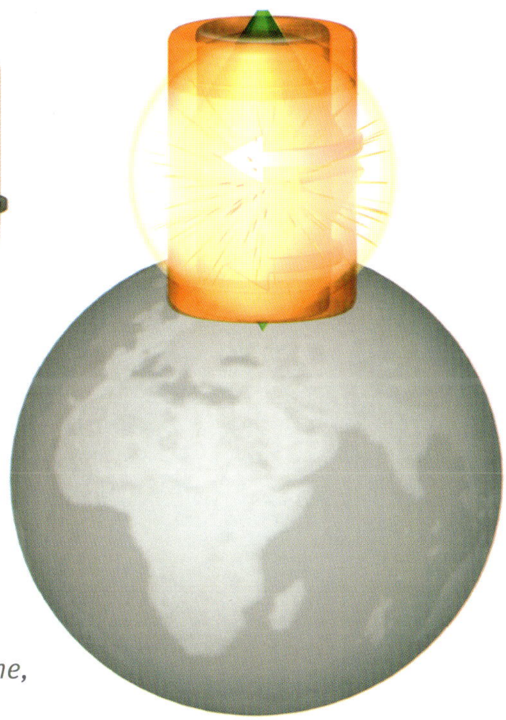

Geometrien: orangefarbener Zylinder im Uhrzeigersinn, grüne 6-seitige Doppelpyramide, hellrosafarbene Sonne, goldene Sonne, kristallener Zylinder im Uhrzeigersinn

der Mensch ganz. Man fühlt sich ausgeglichen, harmonisch und vollkommen geführt durch die innere Stimme der Seele. Die Suche nach dem idealen PartnerIn in unserem Leben hört auf, denn sie ist in Wahrheit nur die Suche nach der Ganzheit in uns selbst. Jede Frau und jeder Mann sucht im anderen Geschlecht die Verbindung zum eigenen Höheren Selbst. Sobald wir mit dem Höheren Selbst verschmelzen, wird kein Partner mehr als Krücke in unserem Leben gebraucht. Wir erleben nur noch Partnerschaften in Freiheit, Gleichheit und bedingungsloser Liebe mit ganzheitlichen Wesen, die uns ihrerseits ausschließlich als Bereicherung erleben.

In der 3. Dimension haben die Menschen die Aufgabe aus der Materie zu erschaffen und ihre Kreativität frei zu entfalten. Das ist die Phase, in der mittels des physischen Körpers nämlich durch Bauen, Handwerken, Kochen, Malen, Tanzen, Schreiben, u.s.w. aber auch durch Gebären, physisches Heilen, Formung des Körpers durch Sport, Training und durch das vollbringen körperlicher Höchstleistungen, kreiert wird. Alles in der Materie ist dazu erschaffen, dass der Mensch durch seine Erfahrungen alle Möglichkeiten vollkommen ausschöpft. Wir trainieren auf materieller Ebene unsere göttliche Kreativität. Die obere 3. und untere 4. Dimension beinhaltet die Kreativität unserer Gefühle – durch Gefühle erschaffen und zerstören – aber auch die Aufgabe, Gefühle letztendlich in die Liebe zu transformieren. Unsere Emotionen sind nur der niedrigste Ausdruck der göttlichen Liebe! In der oberen 4. Dimension beginnt der Lernprozess nicht nur durch Gedanken zu erschaffen – Lichtes wie Dunkles – sondern vor allem Gedanken zu kontrollieren. Den mentalen Körper mit seiner innigen Verbindung zum Ego soweit zu kontrollieren, dass wir nicht mehr unseren Willen sondern den göttlichen Willen leben. Dies ist der letzte Lernprozess in der Dichte.

Hier eine Übersicht der Schaffensbereiche im Vierkörpersystem:

- Physischer Körper: Schaffen durch die Materie
- Emotionaler Körper: Schaffen durch Gefühle
- Mentaler Körper: Schaffen durch Gedanken
- Spiritueller Körper: Schaffen durch Geist

Die Dichte der Materie beeinflusst jedes mensch-menschliche Wesen tiefgreifend, insofern dass es sogar fähig ist, Krankheiten im menschlichen Feld zu erschaffen. Die geopathogenen Störfelder der Erde sind u.A. Schwierigkeiten mit denen sich die menschliche Bevölkerung immer wieder auseinander setzen muss. In letzter Zeit hat man im allgemeinen begonnen sich auch mit diesen Feldern wie Wasseradern, Hartmann Gitter, Erdverwerfungen, u.s.w. im Zuge der Geomantie und des Feng Shui Wissens in unserer Gesellschaft intensiv zu beschäftigen. Der Mensch-Mensch reagiert sehr empfindlich auf das Energieumfeld der Erde und wie wir wissen, sofern das Feld nicht verlassen oder transformiert wird, kann eine Heilung nicht erfolgreich sein. Die meisten Menschen sind derzeit noch nicht in der Lage diese Einflüsse ohne Messgeräte zu fühlen, werden aber trotzdem geschädigt. Der Mensch-Mensch hat noch einen unzureichenden magnetischen Körper. Ein magnetisches Wesen zieht bestimmte Energien an und stößt andere ab, genau wie ein Magnet. Durch diese Eigenschaft ist ein magnetisches Wesen von vornherein weniger empfindlich gegenüber Störfeldern der Erde. Der magnetische Körper des Mensch-Menschen wird jetzt, da die allgemeine Schwingung höher wird, langsam aktiviert. Je höher die Schwingungsebene ist, auf der sich der Mensch befindet, umso weniger wird er von Strahlen, Giftstoffen, Starkstrom,... geschädigt. Das ist der Grund warum in der Phase der niedrigen Körperschwingung das Umfeld mit seinen Störfeldern unbedingt berücksichtigt und entsprechend entstört werden muss, bevor man eine passende Heilungstherapie für die Menschen wählt.

Nun zeigen wir eine Liste, auf der optimale Therapieformen für die Heilung einzelner Chakreninhalte und Bewusstseinzustände gezeigt werden. Im Allgemeinen setzen wir voraus, dass jede physische Krankheit eine geistig-spirituelle Ursache hat. Es sind unsere Gedanken, Gefühle, Überzeugungen und die daraus resultierenden Verhaltensweisen, die uns krank machen. Darum beginnen wir jeden Heilungsprozess von außen nach innen folgerichtig in den Aurakörpern und Chakren. Ein Mensch der sich noch mit der Materie, mit seinen physischen Sinnen und Emotionen identifiziert, lebt vorwiegend auf der Ebene der unteren drei Chakren und erschafft auch hier die Gründe für seine physischen und psychischen Krankheiten. Somit sind alle Therapien, die in dieser Chakrenanordnung vorkommen, so aufgelistet, dass Sie genau sehen können welche Therapieformen und Heilungstechniken für die Öffnung der entsprechenden Chakren, aber auch für die Aktivierung der noch nicht gelebten Ebenen wirksam sind.

CHAKRENANORDNUNG

CHAKRA 1:
Kontakt und Beschäftigung mit Huftieren wie Pferden, aber auch Schafen, Ziegen, u.s.w. fördern die Erdung.
Medizin, Chemie
physische Bewegung, Massage, Shiatsu
Magnetfeldtherapie und Akupunktur
Fasten
Farbtherapie, Atemtherapie
Klangschalen, Trommeln
Tao, Tantra
Pflanzen, Kräuter

Homöopathie, Aromatherapie
Blütenessenzen wie Bachblüten, Alpenblüten, kalifornische Blüten, Samoa Blüten, australische Blüten, Orchideen-Blüten,...
Mentale Programme, Affirmationen, NLP
Meditation
Reiki, Prana Healing
Liebe zu sich selbst
Kristallheilung, Edelsteintherapie
Spirituelle Heilung, geistige Programmierung
Heilige Geometrie, Metahologramme
Channeln (selbst dazu fähig sein)
Lichtnahrung praktizieren

CHAKRA 2:
Kontakt und Beschäftigung mit Hunden, aber auch Kaninchen, Meerschweinchen, Mäusen, Ratten heilen und stabilisieren Emotionen
physische Bewegung, Massage, Shiatsu, Berührungstherapie
physische Bewegung wie Bauchtanz, intuitives Tanzen (jede Form von Tanzen)
Magnetfeldtherapie und Akupunktur
Fasten
Farbtherapie, Atemtherapie
Wassertherapie, Schwimm- und Berührungstherapie mit Delphinen
Klangschalen, Trommeln, Musiktherapie
Kunsttherapie, Schreibtherapie, Gedichte
Tao, Tantra
Homöopathie, Aromatherapie
Blütenessenzen wie Bachblüten, Alpenblüten, kalifornische Blüten, Samoa Blüten, australische Blüten, Orchideen-Blüten,...
Gechannelte Meisteressenzen
Mentale Programme, Affirmationen, NLP
Familienaufstellung
Meditation
Reiki, Prana Healing
Liebe zu sich selbst
Kristallheilung, Edelsteintherapie
Spirituelle Heilung, geistige Programme
Heilige Geometrie, Metahologramme
Channeln (selbst dazu fähig sein)
Lichtnahrung praktizieren

CHAKRA 3:
Kontakt und Beschäftigung mit Katzen, aber auch Tiger, Löwen, Geparden und Leoparden heilen übermäßiges Ego.
Feuerrituale, Feuerlauf

Fasten
Farbtherapie, Atemtherapie
Blütenessenzen wie Bachblüten, Alpenblüten, kalifornische Blüten, Samoa Blüten, australische Blüten, Orchideen-Blüten,...
Gechannelte Meisteressenzen
Schreibtherapie, Gedichte
Psychotherapie, Gesprächstherapie
Mentale Programme, Affirmationen, NLP
Familienaufstellung
Meditation
Reiki, Prana Healing
Liebe zu sich selbst
Kristallheilung, Edelsteintherapie
Spirituelle Heilung, geistige Programme
Heilige Geometrie, Metahologramme
Channeln (selbst dazu fähig sein)
Lichtnahrung praktizieren

CHAKRA 4:
Farbtherapie, Atemtherapie
Musiktherapie, Klangschalen, Singen, Tönen
Blütenessenzen wie Bachblüten, Alpenblüten, kalifornische Blüten, Samoa Blüten, australische Blüten, Orchideen-Blüten,...
Gechannelten Meisteressenzen, Engelessenzen
Kunsttherapie
Meditation
Reiki, Prana Healing
Liebe zu sich selbst, Liebe zu Anderen
Kristallheilung, Edelsteintherapie
Spirituelle Heilung, geistige Programme
Heilige Geometrie, Metahologramme
Channeln (selbst dazu fähig sein)
Lichtnahrung praktizieren
Verbindung zum Höheren Selbst

CHAKRA 5:
Farbtherapie, Atemtherapie
Musiktherapie, Klangschalen, Singen, Tönen
Gechannelten Meisteressenzen, Engelessenzen
Meditation
Reiki, Prana Healing
Liebe zu sich selbst, Liebe zu Anderen
Kristallheilung, Edelsteintherapie
Spirituelle Heilung, geistige Programme
Heilige Geometrie, Metahologramme

Channeln (selbst dazu fähig sein)
Lichtnahrung praktizieren
Verbindung zum Höheren Selbst

CHAKRA 6:
Atemtherapie, kosmische Strahlentherapie
Musiktherapie, Klangschalen, Singen, Tönen
Gechannelten Meisteressenzen, Engelessenzen
Meditation
Selbstliebe, Liebe zu Anderen
Reiki, Prana Healing
Kristallheilung, Edelsteintherapie
Spirituelle Heilung, geistige Programme
Heilige Geometrie, Metahologramme
Channeln (selbst dazu fähig sein)
Lichtnahrung praktizieren
Verbindung zum Höheren Selbst

CHAKRA 7:
Atemtherapie, kosmische Strahlentherapie
Musiktherapie, Klangschalen, Singen, Tönen
Gechannelten Meisteressenzen, Engelessenzen
Meditation
Reiki, Prana Healing
Liebe zu Allem was ist
Kristallheilung, Edelsteintherapie
Spirituelle Heilung, geistige Programme
Heilige Geometrie, Metahologramme
Channeln (selbst dazu fähig sein)
Lichtnahrung praktizieren
Verbindung zum Höheren Selbst

CHAKRA 8:
Atemtherapie, kosmische Strahlentherapie
Musiktherapie, Klangschalen, Singen, Tönen
Gechannelten Meisteressenzen, Engelessenzen
Meditation
Bedingungslose Liebe zu allem Sein
Kristallheilung, Edelsteintherapie
Spirituelle Heilung, geistige Programme
Heilige Geometrie, Metahologramme
Channeln (selbst dazu fähig sein)
Lichtnahrung praktizieren
Verbindung zur Seele

CHAKRA 9:
Kosmische Strahlentherapie
Gechannelte Engelessenzen
Meditation
Bedingungslose Liebe zu allem Sein
Spirituelle Heilung, geistige Programme
Heilige Geometrie, Metahologramme
Channeln (selbst dazu fähig sein)
Lichtnahrung praktizieren
Verbindung zur Überseele 1

CHAKRA 10, 11 UND 12:
Kosmische Strahlentherapie
Meditation
Bedingungslose Liebe zu allem Sein
Spirituelle Heilung, geistige Programme
Heilige Geometrie, Metahologramme
Channeln (selbst dazu fähig sein)
Lichtnahrung praktizieren
Verbindung zur Überseele 2
Verbindung zur Monade

Es ist wichtig, das der Therapeut bzw. Heiler, höher als der Klient schwingt, um wirkungsvoll behandeln zu können, denn die spirituelle Energie fließt bei der Behandlung in den zu Behandelnden hinein. Es ist nicht der Heiler, der heilt, sondern die göttliche Energie, die durch diesen fließt – der Heiler wirkt hier nur als Werkzeug und Katalysator. Je klarer und höherschwingender der Heiler ist, desto reinere und höherschwingendere Energien können fließen. Letztendlich heilt nicht nur die göttliche Energie, sondern sie wird dem kranken Körper auch zur Verfügung gestellt, so dass sie vom Bewusstsein des Menschen zur Selbstheilung verwendet werden kann. Fazit: jeder ist sein eigener Heiler – aber auch die eigene krankmachende Kraft!

Die „Bio-Phase", die Zeit wo sich die Bewusstseins- oder Lichtschwingung in den Zellen anhebt, ist allgemein für jeden schwierig. In dieser Zeit steigert sich die Empfindlichkeit extrem gegenüber allen Störungen, angefangen beim grellen Licht, lauter Musik, Aggressionen, emotionale Kälte, Nahrungsmittelzusätze, aber auch Funkwellen, Elektrosmog, Umweltgifte und natürlich geopathogene Störfelder u.s.w. Es ist eine Umbruchzeit des Lichtkörperprozesses, in der auch Medikamente, Impfungen und Bestrahlungen die Physis immens belasten. Deswegen ist es in der Bio-Phase sehr wichtig nicht nur entsprechende sanfte Therapien und Heilungsmethoden zu verwenden, sondern auch ein gesundes Lebensumfeld zu errichten.

RAUMSCHUTZ VOR NEGATIVEN, FREMDEN GEDANKEN

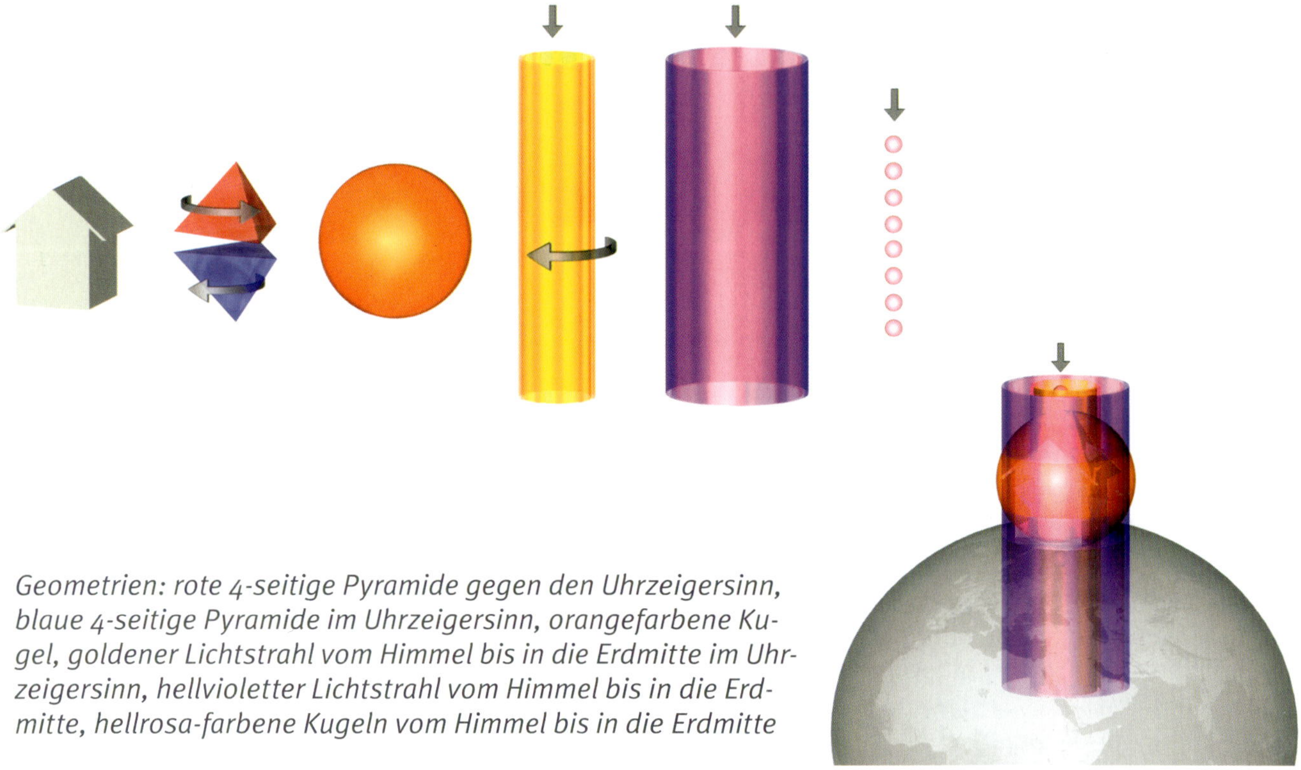

Geometrien: rote 4-seitige Pyramide gegen den Uhrzeigersinn, blaue 4-seitige Pyramide im Uhrzeigersinn, orangefarbene Kugel, goldener Lichtstrahl vom Himmel bis in die Erdmitte im Uhrzeigersinn, hellvioletter Lichtstrahl vom Himmel bis in die Erdmitte, hellrosa-farbene Kugeln vom Himmel bis in die Erdmitte

RAUMSCHUTZ VOR NEGATIVEN, FREMDEN EMOTIONEN

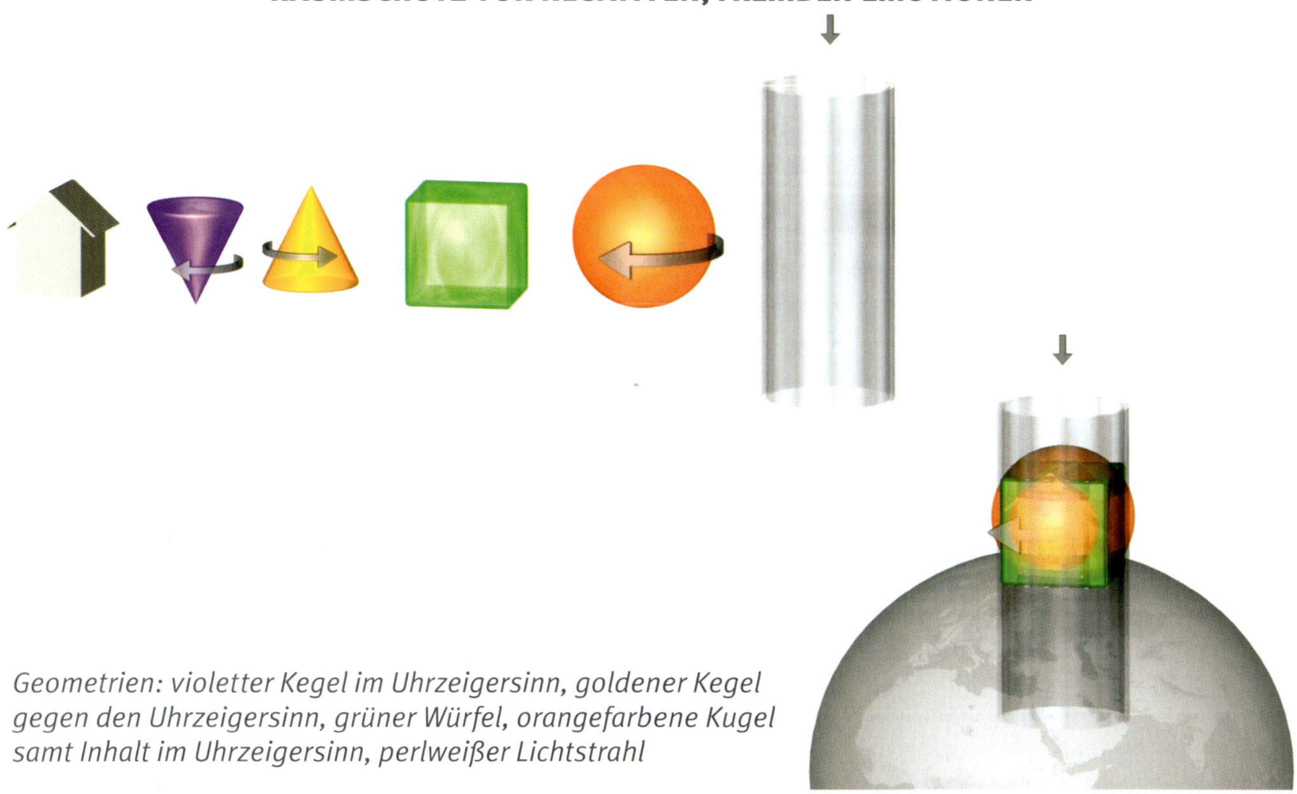

Geometrien: violetter Kegel im Uhrzeigersinn, goldener Kegel gegen den Uhrzeigersinn, grüner Würfel, orangefarbene Kugel samt Inhalt im Uhrzeigersinn, perlweißer Lichtstrahl

In der Biophase ist es besonders wichtig, in geschützten Räumen zu wohnen und zu arbeiten. Zu diesem Zweck folgen hier 3 MH für Raumschutz.

„RAUMSCHUTZ VOR NEGATIVEN, FREMDEN GEDANKEN“ hält negative Gedanken aus der 3. und 4. Dimension ab und erzeugt einen isolierten Raum, in welchem auch der physische Körper gut geschützt ist, während Sie sich auf Astralreise, während des Schlafes oder in Meditation, befinden. Dies ist auch ein geeigneter Schutz für jede Art von Seminarraum, Praxisraum und Räume in denen Gesprächstherapie ausgeübt wird.

„RAUMSCHUTZ VOR NEGATIVEN, FREMDEN EMOTIONEN“ bzw. **„WASSERENERGIE AUF ALLEN EBENEN“**: Dieser Schutz funktioniert auf gleiche Weise, aber diesmal schützt er vor störenden Einflüssen des Grundwassers, vor Wasseradern und unterirdischen Quellen. Weiters wirkt dieses MH stabilisierend auf alle Räume, in welchen es fremde Emotionen, wie Hass, Neid, Missgunst, u.s.w. gibt.

LICHTRAUM ERSCHAFFEN

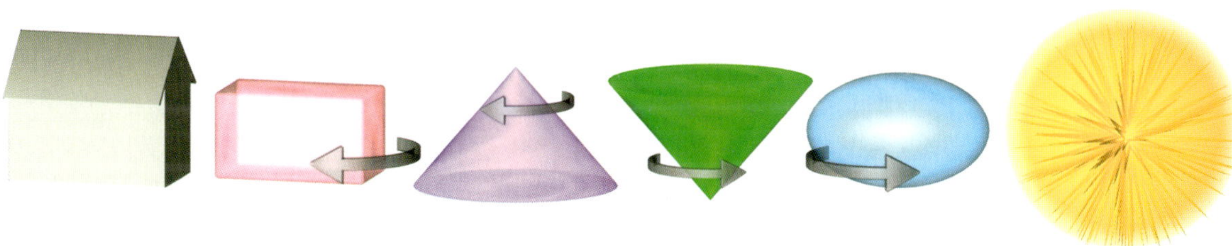

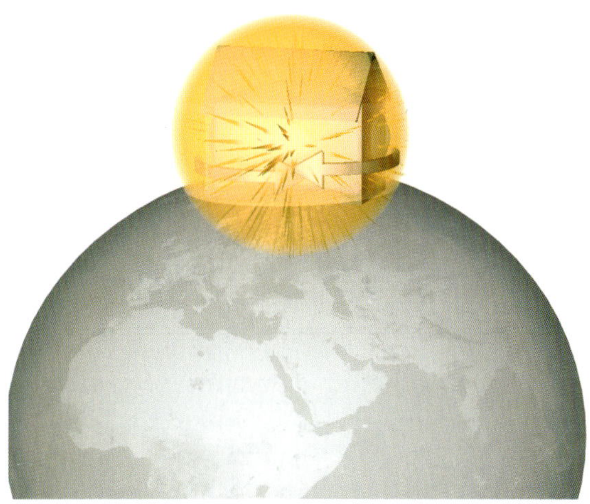

Geometrien: hellrosa-farbenes Rechteck auf einer Fläche stehend im Uhrzeigersinn, hellvioletter Kegel im Uhrzeigersinn, grüner Kegel gegen den Uhrzeigersinn, blaues Oval gegen den Uhrzeigersinn, goldene Sonne

„LICHTRAUM ERSCHAFFEN“ ist ein wichtiger Schutz, vor allem für Räume, die von 3., 4. und 5. dimensionalen dunklen Energien aus der Nachbarschaft umgeben sind. Hier entsteht ein Lichtfokus in der Raummitte, in dem sich das Licht von innen nach außen bewegt. Alles Dunkle und Schattenhafte wird durch die kugelförmige Energie nach außen gedrängt und vor dem Wiedereindringen gehindert. Ein wichtiger Schutz auch für Räume, die sich in der Nähe von Friedhöfen, alten Grabstätten und Schlachtfeldern, wo Todesenergien anhaften, befinden. Ohne spezielle Programmierung erschafft sich eine Reichweite von 15 Metern im Durchmesser. Für größere Räume müssen Sie die Programmierung entsprechend anpassen.

Erst ab einer Lichtschwingung von 8 Millionen in der Physis beginnt der Körper ein autonomes Lichtfeld zu erzeugen, das Störfelder abhält und das System gegen Chemie immunisiert. Praktisch gesehen wird der physische Körper ab 8 Millionen Lichtschwingung in den Zellen gegen materielle, physische und physikalische Einflüsse stark unempfindlich, aber genauso gegen negative Emotionen und Gedanken aus dem Umfeld. An diesem Punkt ernährt sich der Körper schon vorwiegend vom kosmischen Licht. Wie weit der Körper auf „Lichtnahrung“ ist, zeigt sich z.B. darin, dass der Mensch immer weniger essen muss, aber immer schneller zunimmt, obwohl er sich kaum ernährt oder eine schleichende Abneigung gegen die meisten Nahrungsmittel fühlt.

Mensch-menschliche Wesen haben oft die größten Probleme mit Lichtnahrung, da diese Erfahrung kaum in ihren Zellen gespeichert ist. Sie können selten auf schon vorhandene Informationen aus der Seelenebene zurückgreifen, und somit ist das oft der erste Erfahrungsprozess dieser Art seit Anbeginn der menschlichen Inkarnation. Diese Schwierigkeit teilen sie mit allen Seelenanteilen, die aus der 3. und 4. Dimension kommen. All jene Beseelungen, die in ihrer Seelenprogrammierung zurückgreifen und sich an die Ernährung durch Licht erinnern können, fällt es wesentlich leichter. Trotzdem ist die Macht des Genusses nicht zu unterschätzen, und manches inkarnierte Engelwesen tut sich sehr schwer die neuerworbenen Genusserfahrungen loszulassen.

Wie Sie sehen, ist die Lage hier auf der Erde absolut nicht rosig und trotzdem inkarnieren ausnahmslos alle Menschen freiwillig. Man könnte sagen, die Seelen stehen buchstäblich Schlange um hier eine Verkörperungsmöglichkeit zu bekommen. Kein Wunder, denn dieser Planet ist eine Ausnahme in der gesamten Galaxie. Nirgendwo ist die Entwicklungsgeschwindigkeit so hoch wie hier. Durch die extremen Lernprozesse der Dualität ist die Erde eine begehrte Schule. Viele fremde Seeleneinheiten warten lange, um endlich einen menschlichen Holon zu ergattern, denn in ihrer Welt ist die Wachstumsfähigkeit geringer und wesentlich langsamer.

Entwicklung ist für jede Seele das kostbarste Gut, dafür ist sie willig auch illusionäre Qualen und Schmerzen auf sich zu nehmen.

Alle Seelenanteile bringen in jede Inkarnation bestimmte Kräfte und Fähigkeiten, die sie brauchen um das jeweilige Lebensziel optimal zu erreichen. Unerheblich wie lange das Individuum braucht – Jahre, Jahrzehnte oder mehrere Leben – trachtet die Seele ständig danach noch perfektere Umstände zu erschaffen um erfolgreich zu sein. Erst nachdem das Inkarnationsziel erreicht wurde, wird ein neues konzipiert. In der vergangenen Zeit der planetaren Begrenzungen hat jeder sich nur ein Ziel für eine Lebensdauer gewählt. Sobald dieses errungen wurde, lebte die Persönlichkeit den Inhalt mit Freude, Erfüllung und Zufriedenheit um dann zu sterben. Nach dem Tod wurde auf Seelenebene ein neues Konzept, ein neues Ziel erstellt. Der Seelenanteil kam neuerlich auf die Erde mit neuen Parametern, in eine neue Inkarnation und das ganze Streben nach Sinnfindung fing wieder von vorne an. Jetzt, seit 1987, sind wir fähig, mehr als nur ein Ziel zu bewältigen. Die Möglichkeit der Inkarnation wird massiv erweitert, und wir müssen nicht mehr den physischen Körper sterben lassen um ein neues Inkarnationskonzept zu leben.

Diese Kräfte, Fähigkeiten und Talente, die wir bei der Geburt mitbringen, erscheinen in Form von kosmischen Strahlen, die den Seelenanteil in den Körper in der Fötuszeit hineinmagnetisieren. Das nennt man Zeitpunkt der Beseelung. Diese Strahlen zeigen sich in der Geburtsaura und können von Hellsichtigen wahrgenommen werden. Am Anfang sind sie ganz klar wahrnehmbar, werden aber mit zunehmendem Alter oft stärker blockiert. Vor der Inkarnation sucht sich die Seele spezifische Umstände, Familie, genetisches Potential, Geschlecht, Rassenzugehörigkeit und sozialen Status aus, um die Kräfte (Strahlen) bestmöglichst ausleben zu können und somit das Seelenziel zu erreichen. Die Logik der Seele (wenn es so eine gibt) ist eigenwillig; je mehr Widerstand vorhanden ist, desto mehr soll sich der Seelenanteil seiner Kräfte bewusst werden und versuchen sie auszuleben. Die Seele wählt dem Seelenanteil die karmische Familie aus (wenn es ein mensch - menschlicher Anteil ist). Bei Fremdbeseelung sucht sie eine Familie in der alle Wesen in Lernprozessen genau gegen die Inhalte der mitgebrachten Strahlen opponieren. Dies bedeutet, wenn Sie als Seelenanteil den Strahl der Liebe mitbringen, suchen Sie sich eine Familie aus die lieblos ist oder nicht lieben kann. Wenn sie den Strahl der Macht und Kraft bringen, suchen Sie sich eine Familie aus, die Sie womöglich misshandelt, missbraucht, physisch oder psychisch Ihre Kraft zu brechen versucht. Wenn Sie den Strahl der Freude und Kreativität mitbringen, finden Sie sich wieder in einer freudlosen und einfallslosen Umgebung, usw..

Man kann davon ausgehen, dass sich ein Mensch-Mensch primär durch die Kraft seiner eigenen Strahlen nicht nur entwickelt, sondern auch selbst heilen kann. Denn Heilung bedeutet, auf dem eigenen Seelenweg zu sein und das eigene Potential auf allen Ebenen zu leben. Jede Störung, Nichtbeachtung und jedes Nichtausleben der eigenen Bestimmung blockiert zunehmend alle Energiefelder. Je mehr sich der Mensch mit seinem Umfeld identifiziert und diesem seine Kräfte opfert, desto mehr fürchtet er sich vor der innewohenden eigenen Macht. Krankheit beginnt durch gestörte Energiefelder, die sich immer weiter bis in den physischen Körper hinein verdichten, um sich dort zuerst als psychosomatische Auswirkung bemerkbar zu machen. Wenn nichts weiter im Verhalten geändert wird, manifestiert sich eine physische Krankheit. Ein Mensch der physisch oder psychisch sehr krank ist (z.B. schizophren, depressiv, magersüchtig, krebskrank), schwingt körperlich niedriger als die Erde. Bevor hier eine Heilung stattfinden kann, müssen die Lichtschwingungen des physischen, mentalen, emotionalen und des spirituellen Körpers angehoben werden, um zusammen harmonieren zu können. In diesem niederen Bewusstseinszustand wird die Energie mit Therapien angehoben, die physische Zellen ansprechen. Das heißt: Zellreinigung, Hydrokolontherapie, Ernährungsveränderung, Fasten, jegliche Form von Energiemassage um Meridiane und Lymphe zu aktivieren, Akupunktur, Kristalltherapie, Kräuterelixiere, Bachblüten aber auch Homöopathie und Allopathie, usw.. Ein tiefschwingender physischer Körper kann mit hochschwingenden Heilmethoden nicht umgehen. Der Heiler muss fähig sein, die durch ihn fließende Energie an die Schwingungsumstände des Klienten anzupassen. Ein tiefschwingender Körper schottet sich in einer Abwehrreaktion ab, da er instinktiv fühlt, dass die einfließende Energie ihn überfordern würde. Dadurch ist ein Heilungsvorgang nicht mehr möglich. Natürlich bestimmt die Seele immer den Heilungsvorgang und wenn die schmerzhaften Lernprozesse noch notwendig sind, wird der Mensch nicht heil werden. Alle Veränderungen müssen im Einklang mit der Seele sein!

Menschen ohne gröbere Krankheiten, aber mit schwerwiegenden Problemen wie z.B. in der Partnerschaft oder finanzieller Art, sind die idealen Kandidaten für Feng Shui und andere raumverändernden Energien. Das Qi oder Prana = Lebensenergie der Erde, ist für sie ausschlaggebend. Tai Chi, Qi-Gong, Prana Healing, Reiki, Shiatsu,... sind wunderbare Methoden um Energie zu erhöhen und das Immunsystem zu unterstützen. Genauso wichtig aber ist die Heilung des emotionalen Körpers durch die Befreiung des inneren Kindes oder die Lösung des Geburtstraumas und die Abnabelung von manipulativen Verbindungen zu anderen Menschen. Nicht zuletzt beginnt hier der Weg Fremdenergien, Besetzungen, Astralparasiten, Gelübde aus vergangenen Zeiten, begrenzende Hologramme, steckengebliebene kristalline Implantate und karmische Muster, die für die jetzige

Inkarnation der Vervollkommnung und des Aufstieges nicht mehr von Nutzen sind, zu transformieren. Erschrecken Sie nicht, der Berg an Selbstentwicklungsarbeit der sich scheinbar vor Ihnen türmt, ist „Gott sei Dank“ mit den neuen Metahologrammen wesentlich leichter und in kürzerster Zeit zu bewältigen! An diesem Punkt heißen wir jeden Mensch-Menschen und Nichtmenschen in der Zeit der Lichtkörperprozesse willkommen!

2. Wie die Seele in einem Körperholon inkarniert und ihren Lebensplan befolgt.

Alle Seelen in diesem Universum werden aus unserer, lokalen göttlichen Quelle, dem lokalen Heimatuniversum geboren. Alles, was Seele heißt, ist in Entwicklung und wurde quasi aus einer Geburtsquelle geboren, die man das göttliche Gehirn nennen könnte – als göttlicher Gedanke. Schon in diesem Stadium, als reiner Lichtanteil – reiner Lichtgedanke, ist der Seelenenergie eine spezielle Aufgabe zugeteilt – oder besser gesagt, sie wird in eine bestimmte Ordnung hineingeboren. Obwohl unsere „Bestimmung“ schon gegeben ist, sind wir dennoch Wesen mit freiem Willen sobald wir die begrenzten Ebenen der Dichte erreichen. Wir haben die freie Wahl direkt durch die Seele unsere Bestimmung zu erfüllen, sofern wir uns durch diese leiten lassen, oder aber unendlich viele Umwege und somit auch Leid auf uns zu nehmen, wenn wir uns durch unser Ego – Ich Wille – führen lassen. Wie wir unsere göttliche Bestimmung erfüllen und unser Leben führen, ist die eigene Entscheidung – denn unsere Göttlichkeit (Seele) fällt keine Urteile – sie ist neutral und möchte alles über sich erfahren.

Das Bewusstsein der göttlichen Quelle expandiert durch die Erschaffung neuer Seelen ständig weiter in neue experimentelle Erfahrungen. Somit definiert die göttliche Quelle von vornherein den zukünftigen Entwicklungsweg jeder neugeborenen Seele (göttlichem Gedanken). Jede Seele materialisiert sich, je nachdem, wo ihr bestimmtes Entwicklungsgebiet liegen soll, als dichtester oder weniger dichter Körper in einer der unteren 8 Dimensionen. Die menschliche Seele z.B. weiß von Anfang an, dass sie sich in die dichteste Dichte, Materie, also in die 3. Dimension begeben soll, um hier eine intensive aber auch sehr schnelle Entwicklung zu durchlaufen. Eine andere Seelenform weiß von Geburt an, dass sie sich in der 5. dimensionalen Realität verkörpern soll, um die Erfahrung z.B. der begrenzenden, mentalen Welt der dinoiden Rasse zu durchlaufen. Als letztes Beispiel führen wir eine Seele an, die von Beginn an in die 6. dimensionale Ebene einfließen muss, um die Erfahrung des intensiven Dienens auf solarer Ebene zu durchleben – diese Seele wird niemals die Erfahrung der Physis machen.

Wenn sich die Seele entscheidet, einen dichten menschlichen Körper anzunehmen, dann braucht sie einen Holon. Auf ihrem Weg zur Verdichtung erschafft sich die Seele diese Holonstruktur als energetische Matrix. Die Holonmatrix birgt in sich jede Möglichkeit, die ein 3./4. dimensionaler Körper bieten kann. So ist z.B. in der Holonmatrix die Möglichkeit des weiblichen Körpers genauso, wie die des männlichen Körpers mit allen dazu passenden Sexualmerkmalen vorhanden. Es ist wie ein grundlegendes Programm, aus welchem die Seele bei jeder neuen Inkarnation neue Möglichkeiten der Erfahrung erschaffen kann. Das ist der Grund, warum Menschen bei jeder Inkarnation einen weiblichen oder männlichen Körper, je nach Erfahrungsbedarf, wählen können. In jeder menschlichen Inkarnation sammelt diese Holonmatrix neue Erfahrungsinformationen, die gespeichert werden. Sie sind in der physischen Zelle gespeichert, wie auch in den energetischen Zellen des spirituellen Körpers. Absolut alle Erfahrungen werden gespeichert, aber nur diejenigen Teile des vergangenen Programmes werden in die nächste Inkarnation übernommen, die wir karmische Muster nennen. Diese sind Muster, die solange durchlebt werden müssen, bis wir eine neue Entscheidung treffen, oder eine neue Möglichkeit und zwar im Einklang mit der Seele, leben. In jeder neuen Inkarnation bekommen wir noch einmal die Möglichkeit die richtige Entscheidung zu treffen. Eine Entscheidung nicht aus Angst, aus Wut, aus Rache, aus Machtstreben oder aus dem Ego, sondern aus Liebe im Einklang mit unserer Seele.

Um die Möglichkeit zu haben, in der jetzigen Inkarnation neue Entscheidungen im Einvernehmen mit unserer Seele zu treffen, brauchen wir einen isolierten, klaren Raum, in dem die innere Seelenstimme besser wahrgenommen wird. Zu diesem Zwecke können Sie, sofern ihr physischer Körper 6–8 Mio. LS hat, das folgende MH machen.

„HEILUNGSRAUM FÜR MENSCH-MENSCHEN 6–8 MIO. LS IM PHYSISCHEN KÖRPER“. Mit diesem MH entsteht ein hermetisch abgesonderter Raum, in welchem Schutz vor dem beeinflussenden Massenbewusstsein und auch Schutz vor Fremdenergien, wie Besetzungen, Astralparasiten und Todesenergien, besteht. Sie sollten dieses MH für eine begrenzte Zeit, nur solange Sie Erholung wünschen, installieren denn es entsteht ein isolierter Raum und Sie würden sich mit der Zeit wahrscheinlich einsam und von den Mitmenschen abgetrennt fühlen. Der Abbau eines MH geht in umgekehrter Reihenfolge wie der Aufbau, d.h. die letzte Schicht wird geistig aufgelöst, dann die vorletzte, usw..

Das nächste MH **„SCHUTZ VOR MENTALEN VERSTRICKUNGEN“** wird in jedem Fall nur kurzfristig angewendet. Hier entsteht ein Raumhologramm (von unten bis zum Halschakra), das eine höhere Warte und globalere Wahrnehmung der Zusammenhänge ermöglicht. Vollkommen abgekop-

HEILUNGSRAUM FÜR MENSCH-MENSCHEN 6–8 MIO. LS IM PHYSISCHEN KÖRPER

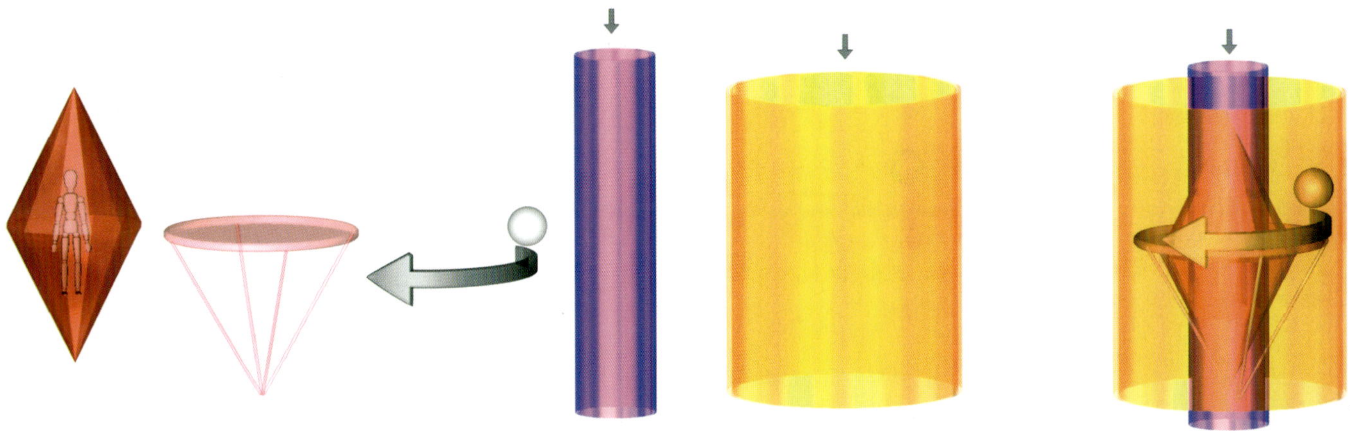

Geometrien: 12-seitige rubinrote Doppelpyramide, rosa Scheibe in Körpermitte, 4 rosa Lichtstreben bis in die Erdmitte, weiße Kugel im Uhrzeigersinn, violetter Strahl, goldener Strahl

SCHUTZ VOR MENTALEN VERSTRICKUNGEN

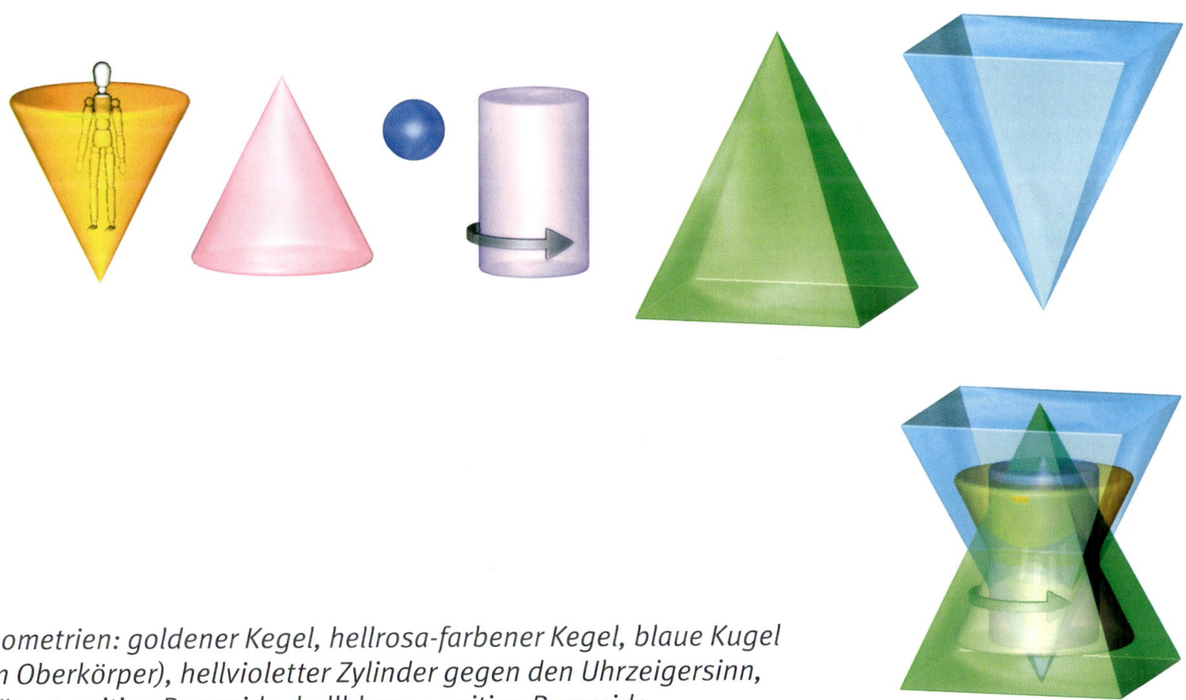

Geometrien: goldener Kegel, hellrosa-farbener Kegel, blaue Kugel (im Oberkörper), hellvioletter Zylinder gegen den Uhrzeigersinn, grüne 4-seitige Pyramide, hellblaue 4-seitige Pyramide

BILD 8: SEELENHIERARCHIE

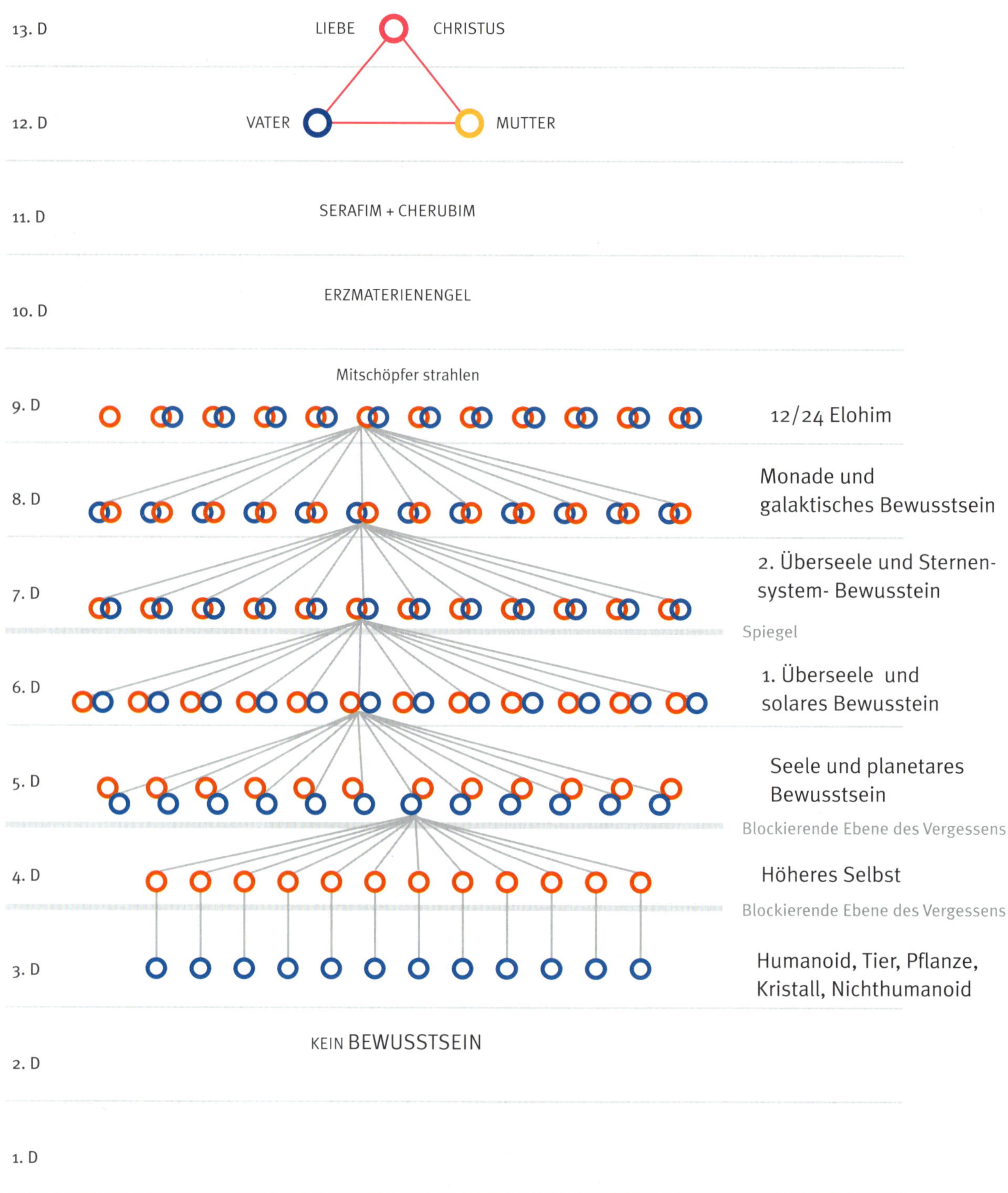

pelt von kollektiven mentalen Verstrickungen, bleibt der Kopf ganz klar und neue Entscheidungen, die aus der geistigen inneren Klarheit entstehen, können getroffen werden.

In der Monade (8. Dimension) trennt sich das Bewusstsein unserer Seele zum ersten Mal in wahrnehmbare duale Anteile, männlich und weiblich (**siehe Bild 8: SEELENHIERARCHIE**). Jeder dieser Teile beginnt seine eigene Entwicklung um spezifisch die Qualität der Männlichkeit oder Weiblichkeit in der Dualität zu erfahren. Schon im Stadium der 6. Dimension entwickelt man einen energetischen Bauplan, in welchem das Programm des zukünftigen Körpers in Dichte, enthalten ist. Damit beginnt hier die Erschaffung des Holons! Jede Seele, die in 3., oder 4. dimensionaler Ebene inkarnieren soll, braucht einen Holon – egal ob die materielle Ausformung ein Kristall-, ein Tier-, ein Pflanzen-, oder ein humanoider Körper sein soll. Dies bedeutet, alle Seelenanteile die eine 3. oder 4. dimensionale Seelenaufgabe haben, besitzen notgedrungen einen eigenen Holon (jede Tierseele, jede Kristallseele, jede Pflanzenseele und jede Menschenseele).

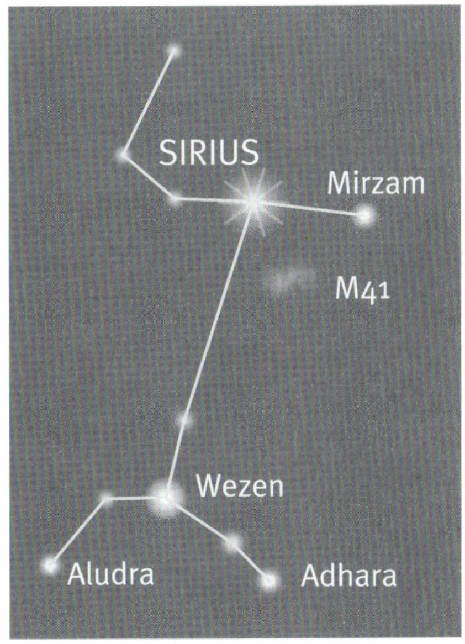

BILD 9: STERNENSYSTEM CANIS MAJOR: *Nahes Sternensystem mit Hauptstern Sirius A ist einer der erdnächsten Sterne, 8,8 Lichtjahre, von uns entfernt.*

Doch nun wollen wir zurückkehren zur Inkarnationsreise der menschlichen Seele. In der 6. Dimension begibt sich die Seeleneinheit in ein intensives Trainingsprogramm im Sternensystem **CANIS MAJOR** (Großer Hund) im Umfeld des Sterns Sirius. (**siehe Bild 9: STERNENSYSTEM CANIS MAJOR**) Im Sirianischen Sternensystem beginnt das Studium der Verdichtung, bzw. Materialisierung. Hier lernt die Seele die heilige Geometrie anzuwenden um sich immer weiter verdichten zu können. Es ist ein anstrengender Prozess! Die Schöpfungspläne für die 3. und 4. Dimension, auch Existenzblaupause genannt, werden hier, in der 6. Dimension erschaffen und stabilisiert. Dies bedeutet, die Wesen der 6. Dimension halten buchstäblich in ihrem Bewusstsein die Struktur unserer Realität. Von hier aus fließt die Seele direkt durch die Sonne um die 6. dimensionalen solaren Programme in sich zu verankern, die sie braucht um ihre irdischen Lernprozesse zu gestalten. Die Sonne prägt unsere Seele, aber auch jede andere Seele die auf die Erde kommt, mit den solaren und globalen irdischen Entwicklungsthemen. Dies geschieht deswegen, damit sich der Seelenanteil nach Durchfließen des Schleiers des „Vergessen", zwischen 5. und 4. Dimension, unterschwellig an das erinnert, was wir hier als globale Bewusstseinsmasse anstreben. Unsere gemeinsamen Themen sind die Entwicklung von Mitgefühl, Harmonie, Schönheit, Meisterschaft der Materie, usw.. Danach geht es weiter durch Reduktion der Schwingung in die 5. Dimension auf unseren Nachbarplaneten Venus. Diese Welt wird auch das Tor zur Erde genannt. Sie ist eine 5. dimensionale Welt, in der unsere Seele den letzten Schliff und die letzten Anweisungen sowie Belehrungen erhält, bevor sie den Schleier des Vergessens in Richtung Erde durchwandert.

SEELENANTEIL: *Ein Bruchteil der Seelenenergie. Menschliche Seelen teilen sich maximal auf 12 Anteile auf um sich zu inkarnieren.*

Nun beginnt der Ernst des materiellen Seins – jetzt geschieht die ultimative Trennung aus der Ganzheit der Seele. Die Seele als solche bleibt in der 5. Dimension, nicht ausschließlich auf Venus, sondern auch auf anderen Welten (Planeten). Zu diesem Zeitpunkt sondert sie einen ihrer maximal 12 Anteile ab, um ihn durch den Schleier des Vergessens, eine Energiemembrane zwischen der 4. und 5. Dimension, zu schicken. Dieser **SEELENANTEIL** fließt durch die Tore der Begrenzung, wird durch die Wächter des Bewusstseins mit begrenzenden, ätherischen Kristallimplantaten im Holon versehen und fließt in die 4. Dimension ein, wo die letzte Teilung stattfindet. Hier trennt sich das „Höhere Selbst" von unserer Persönlichkeit. Das Höhere Selbst ist stets wach, das heißt trotz Schleier des Vergessens mit der Seele wie mit einer Nabelschnur verbunden. Es ist der 4. dimensionale zu uns gehörende Teil, der ab diesem Moment jegliche Schritte der Verdichtung in den physischen Körper – das heißt Empfängnis und Geburt – leitet und überwacht. Die Egopersönlichkeit, unser schlafender Anteil, lebt und träumt in der Illusion. Anders ausgedrückt: die Persönlichkeit lebt die Illusionen eines Traumes und das Höhere Selbst ist in der illusorischen Welt der 3. Dimension die einzige Führung in diesem Traum, die einzige Verbindung zur 5. dimensionalen Seele. Das Höhere Selbst ist in jeder Inkarnation der Gegensatz zu unserer geschlechtlichen Ausrichtung in Physis – eine Frau hat ein männliches Höheres Selbst und umgekehrt. Das Höhere Selbst ist die einzige Verbindung zwischen der Egopersönlichkeit mit freiem Willen und der Seele, somit mit dem übergeordneten Inkarnationsziel, dem göttlichen Willen. Die Persönlichkeit sehnt sich ihr ganzes Leben nach der Wiedervereinigung mit dem Höheren Selbst, denn sie fühlt, dass sie nur halb ist und ihrer Ergänzung bedarf um wieder ganz zu werden. Wir suchen diese Ergänzung in jedem menschlichen Partner oder Partnerin. Unser Verlangen nach dem perfekten Lebenspartner ist in Wahrheit die Sehnsucht nach unserem getrennten Höheren Selbst. Sobald wir uns mit dem letzteren verbinden, eine Einheit unseres Selbst erschaffen und stets die innere Führung des Höheren Selbst fühlen und befolgen, hört die verzweifelte Suche nach einem physischen Partner auf und die Angst alleine zu sein schwindet. Jeder fühlt sich hier solange alleine bis es gelingt, sich inniglich mit dem Höheren Selbst zu vereinen. Ohne diesen Schritt hilft keine Heilungstherapie, denn jeder andere Mensch oder jedes Tier ist nur eine Krücke unserer Bedürftigkeit.

Schon in der 5. Dimension hat die Seele die passenden Eltern, die passende Familie, die notwendige Genetik, die gewollten physischen Merkmale des zukünftigen Körpers, das soziale Umfeld und sogar die schon vorhersehbaren Schicksalswege der zukünftigen Eltern gewählt. Schon lange vor der Befruchtung überlappt und durchdringt die Holonstruktur des zukünftigen Kindes, den Körper und das Aurafeld der gewählten Mutter. Manche Frauen fühlen schon die Seelenenergie des Kindes zu diesem Zeitpunkt. Dadurch entsteht eine starke Magnetik, welche den gewählten

Vater in das Umfeld der gewählten Mutter anzieht. Natürlich ist auch die karmische Verbindung zwischen Vater und Mutter geplant und in dieser Aktion berücksichtigt. Jede Befruchtung ist von der Seele des Kindes und der Seele der Mutter, mittels des jeweiligen Höheren Selbst, genauestens geleitet. Es existiert keine ungewollte Schwangerschaft, kein Zufall und keine ungewollte Kinderlosigkeit. Vertrauen Sie Ihrer Seele, denn alles läuft nach Plan! Die scheinbaren Ungereimtheiten in Ihrem Leben gehen ausschließlich gegen Ihren Egowillen, nicht gegen den Seelenwillen. Die Befruchtung des Eis ist ein rein physischer Vorgang und die physischen Zellen beginnen sich schnell in die Struktur des Energieplans des schon vorhandenen Kinderholons zu teilen. Das Holon zeigt im Ätherkörper eine exakte Blaupause des erwachsenen Körpers des zukünftigen Kindes (**siehe Bild 10: KÖRPERMATRIX**). Die Seele hat im voraus jegliches geplant und das beraubt uns jeglichen Grundes zu jammern und uns als Opfer der Umstände zu fühlen. Es ist nicht das Schicksal, sondern Sie selbst als Seele! Ihre Seelenebene organisiert alles für Ihr Hiersein perfekt im Einklang mit Ihren gewählten Lernprozessen. Der Holon bleibt während der gesamten Schwangerschaft in der Mutter verankert. Das Baby wächst vollständig in seinen Holon hinein, ist aber nicht von vorneherein beseelt. Es ist ein rein physischer Vorgang, ferngesteuert durch die Seele, mittels des Höheren Selbst. In einem vorbestimmten Moment fließt ein Prozentsatz des Seeleanteiles in den physischen Körper ein. Diese Teilbeseelung eines Fötus kann ab der 6. Woche jederzeit geschehen. Im allgemeinen gilt, je später die Beseelung desto gravierender die Behinderungen, doch auch hier gibt es immer mehr Ausnahmen. Die volle Beseelung eines Kindes dauert grundlegend bis zum 7. Lebensjahr. Mit anderen Worten, sobald sich das Kind im Unterbewusstsein entschließt auf der Erde zu bleiben und die Inkarnation anzunehmen, kann die volle Beseelung stattfinden. Bei der Geburt löst sich der Holon mit dem physischen Körper des neugeborenen Kindes aus dem Körper der Mutter nur teilweise, denn in den ersten paar Jahren bleibt es symbiotisch mit der Blaupause der Mutter verbunden. Das zeigt uns, wie wichtig die mütterliche Betreuung in den ersten Jahren der Kindheit ist. Schwere Belastungen und Störungen entstehen im Kind, wenn es in dieser symbiotischen Phase von anderen Menschen betreut, adoptiert oder sogar verlassen wird. Viele Erwachsene haben immer noch nicht ihre volle Beseelung und leben größtenteils getrennt von den Impulsen ihres Höheren Selbst. Sie haben sich bis jetzt nicht entschieden voll hier zu sein und hegen tiefe Ängste gegenüber dem Erdenleben. Die Folgen sind Unfähigkeit die Fülle in Materie zu manifestieren, Projekte und Vorstellungen auf der 3./4. dimensionalen Ebene zu verankern (Realisieren), einen kraftvollen Körper zu erschaffen und die volle Aufmerksamkeit dem Hier-sein zu widmen, aber auch die volle Aktivierung des Herzchakras und des innewohnenden Seelensterns ist unmöglich. Um diesen Missstand zu beheben, ist eine volle Beseelung notwendig, doch diese kann nur geschehen wenn der Mensch bereit ist,

BILD 10: KÖRPERMATRIX

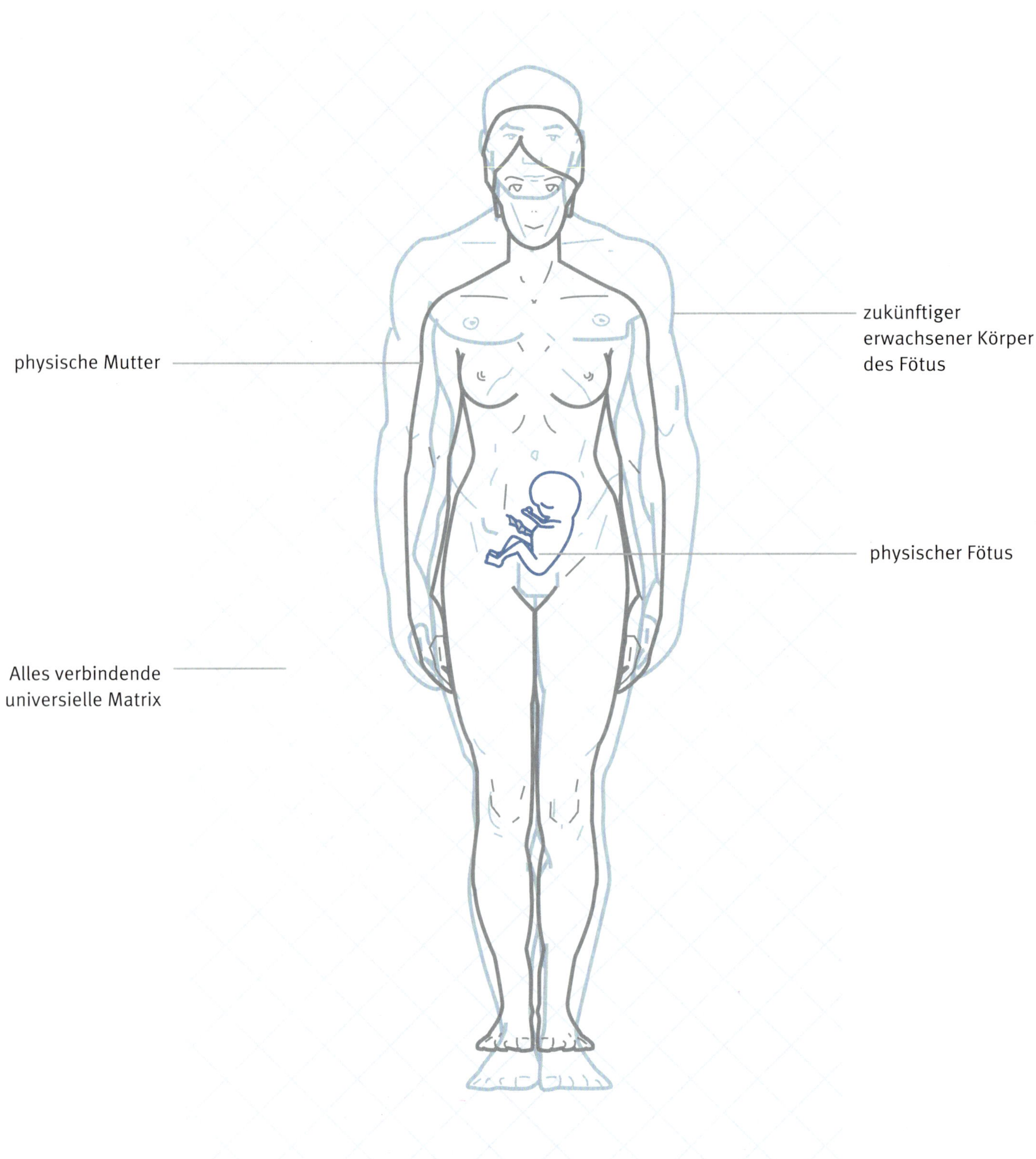

die Erde und das Leben hier zu lieben. Durch diesen komplexen Vorgang erreichen wir endlich die optimalen Bedingungen der 3. Dimension, in der wir die Dualität vollständig durchleben, aus unseren Emotionen handeln und unsere mentalen Entscheidungen treffen. Erst dann haben wir es geschafft den gewollten Zustand zu erreichen – den Zustand der Trennung von der göttlichen Quelle – hin, durch alle Seelenebenen trennen wir uns schließlich von uns Selbst. Nun kann das Spiel der Begrenzungen beginnen um erst wieder zu lernen, dass dieses Spiel illusionär ist und wir wieder die Verbindung zu unserer Göttlichkeit suchen.

Nur in der 3. und 4. Dimension brauchen wir einen physischen Partner um uns zu vermehren, doch grundlegend sind wir selbsterschaffend! In der 5. Dimension verbinden wir uns wieder vollkommen in allen Anteilen in der Seele, und da der Seelenkörper ein Lichtkörper ist, wird jede Reproduktion energetisch erschaffen. In der 5. Dimension kreieren wir durch unser Bewusstsein, es gibt dort keine 9 Monate Tragezeit, keine physischen Geburtsschmerzen und keine unmündigen Kinder. Die Nachkommen der 5. Dimension sind bewusst, licht und vollkommen unabhängig. Trotzdem existiert dort eine sehr harmonische Gemeinschaft, die eine gewisse Familienstruktur besitzt.

Auf dem Bild (BILD 8: Seelenhierarchie) ist zu sehen, wie sich eine Monade aus der 8. Dimension immer mehr teilt. Dort in der „Einheit“ der Monade beginnt die Teilung in die 7. Dimension, maximal 12 Mal. Jeder Einzelne Überseelenanteil 2 ist hier noch eng mit dem Höheren Selbst verbunden. Jede der Überseelenanteile ist wiederum fähig maximal 12 Anteile seiner Selbst in die 6. Dimension zu manifestieren, die wir unter dem Namen „Überseele 1“ kennen. Die Seele, in der 5. Dimension, ist die niederste Form eines Bewusstseins in Lernprozessen, wo noch die männlich-weiblichen Anteile nicht vollkommen getrennt sind, das Passive und das Aktive oder das Schlafende und das Wache ist noch miteinander verbunden. Erst ab dieser Ebene entsteht die letztendliche Teilung in die Materie, in der die Einheit der Seele wiederum maximal 12 ihrer Seelenanteile auf z.B. die Erde schicken kann. Dies bedeutet, dass jeder von uns, sofern man ein Mensch-Mensch ist, bis zu 12 Teilen seiner Seele auf der Erde antreffen kann. Die Seelenanteile können verschieden alt, verschiedenen Geschlechts, auf unterschiedlichen Kontinenten und in verschiedenen Gesellschaftsstrukturen sein. Angesichts dieser Tatsachen ist jede Form von Rassismus absolut widersprüchlich.

Menschen, kosmische Menschen, sind eine Zivilisation die weit verbreitet in dieser Galaxie ist. Menschliche Beseelungen inkarnieren nicht nur auf der Erde. Sie inkarnieren auf verschiedenen Planeten: Wega, Pleyaden, Orion, Sirius, aber auch Venus und Uranus, sowie auf vielen anderen Welten. Sie bewohnen unterschiedliche Dimensionen, die Uranische

Gesellschaft z.B. ist 5.-Dimensional. Nur die Menschen, die hier auf der Erde inkarnieren, nennen wir Mensch-Menschen und es sind auch diese die all ihre maximal 12 Seelenanteile gleichzeitig auf der Erde aktivieren. Eine außerirdische Beseelung im menschlichen Körper auf der Erde, kann all ihre anderen Seelenanteile auf fremden Welten inkarniert haben. Bei Gruppenseelen ist es noch komplexer. Diese Seelenformen können in viel mehr als 12 Anteilen inkarnieren und somit in verschiedenen Welten und Plätzen gleichzeitig zu vielen vorhanden sein.

Da sich die menschliche Seele für gewöhnlich bis zu ihrem 7. Lebensjahr entscheidet, ob sie hier wirklich bleiben will oder nicht, gilt dies auch für Fremdbeseelungen. Bis zum Alter von 35 Jahren hat bis jetzt der Mensch aus seinen Emotionen bzw. durch seinen Emotionalkörper lernen und entscheiden dürfen. Das geschieht deswegen weil bis zum 35. Lebensjahr das 6. und das 2. Chakra nicht in einer Linie mit den anderen Chakren sich befinden, sondern in einer Abseitsposition im linken Körper. Ab 35 beginnen sich diese Chakren linear mit den anderen Chakren auszurichten. Das ist der Beginn der Bewusstseinsöffnung durch Verbindung mit dem Höheren Selbst.

Kinder wurden bis jetzt im allgemeinen mit linear ausgerichteten Chakren geboren und dadurch gut mit ihrem Höheren Selbst verbunden. Mit der Zeit und dem Aufstieg der Kundalinienergie in der Pubertät, wurde meist die maximale Ausdriftung des 6. und 2. Chakras erreicht und somit das Ende der Verbindung zu sich selbst und der Beginn, den eigenen Emotionen ausgeliefert zu sein. Emotional zu entscheiden und zu leben war für unsere Entwicklung in den vergangenen 12.000 Jahren wichtig. Jetzt seit 1987 ist alles anders! Die neuen Lichtkinder, die wir später in diesem Buch beschreiben, gehen durch diese Blockade des 3. Auges und des 2. Chakras nicht mehr durch. Ihr Ziel ist nicht mehr durch Emotionen zu lernen, alle ihre Chakren bleiben linear ausgerichtet und sie verlieren die Verbindung zu ihrem Höheren Selbst im allgemeinen nicht. De facto, ist es nicht mehr unser aller Ziel in Begrenzungen zu leben und genauso wenig ist es für uns wichtig im täglichen Leben die karmischen Muster zu wiederholen. Die Zeit des Karmas auf der realen, lichten Erde im Aufstieg ist vorbei!

Nun bringen wir hier ein paar MH für die Seelenanteile, die sich noch nicht entschieden haben hier zu bleiben und für jene die ihre Erdflucht überwinden müssen: **„STABILITIÄT DES BASISCHAKRAS“**. Dieses MH wird auf die Zeitspanne programmiert, in welcher der Zustand „nicht hier sein zu wollen“, oder der innere Drang fliehen zu wollen, oder die irdische Realität nicht annehmen zu wollen, anhält. Die Aufmerksamkeit wird auf den Körper und auf die irdischen Umstände fokussiert und somit wird auch die Konzentration im täglichen Leben erhöht. Der Mensch wird stabil in seinem Körper und zentriert im Hier und Jetzt. Dieses MH betrifft Menschen, die neben sich stehen, Tagträumer, Tollpatschige und Unaufmerksame, Menschen, die sich nach der „Lichtheimat" sehnen, aber auch außerirdische Seelenanteile, die Schwierigkeiten haben sich hier zu verankern und anzupassen, genauso wie „neue Kinder", die sich noch nicht entschlossen haben, hier zu bleiben. Es hilft auch kranken und schwachen Menschen, depressiven Menschen, Menschen, die sich nach dem Tod sehnen und Menschen mit Selbstmordgedanken, die vor der Problematik der Erde und des eigenen Lebens flüchten wollen. Das MH öffnet das 1. und 2. Chakra weit. Blockaden in diesen Chakren, sowie in den Zellen und Organen des unteren Körpers bis zu den Füßen, werden langsam gelöst. Das MH hat heilende Wirkung auf Durchblutungsstörungen, Diskrepanzen zwischen Denken und Körper, Instabilität zwischen der linken und rechten Körperhälfte, Instabilität im Gehen und im Blutdruck, Krampfadern und Schiefstellung des Beckens. Es entsteht im Allgemeinen ein stabiler Punkt im Unterkörper. Dieses MH ist gut für alle, die mit ihrem Körper nicht in Harmonie sind, die ihren Körper nicht beachten, nicht mit der Aufmerksamkeit in ihrem Körper sind oder sein können und Menschen, die sich nicht zur Materie – zur Erde verbunden fühlen. Es ist ein wichtiges MH für

STABILITIÄT DES BASISCHAKRAS

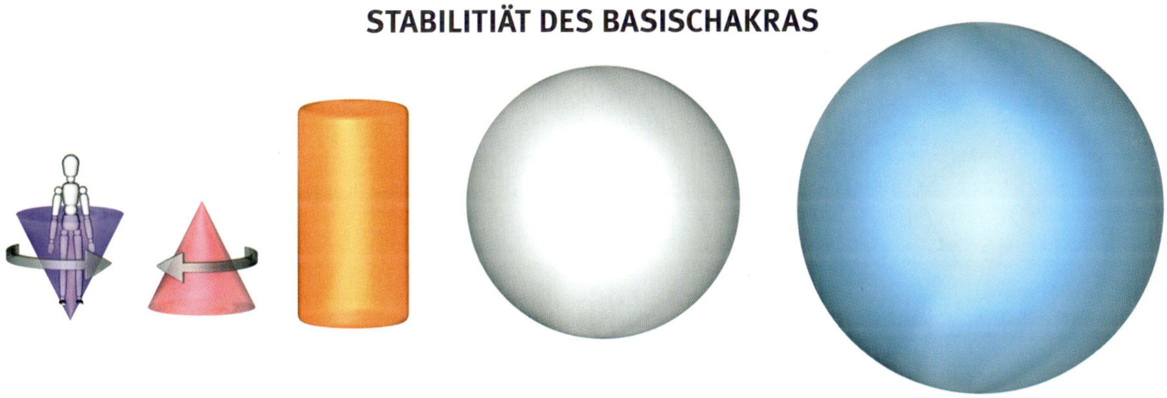

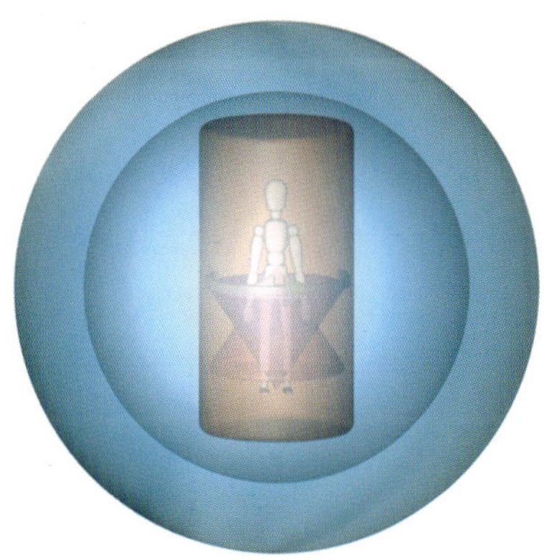

Geometrien: hellvioletter Kegel gegen den Uhrzeigersinn, magentafarbener Kegel im Uhrzeigersinn, orangefarbener Zylinder, weiße Kugel, hellblaue Kugel

Kinder in der Schule, neue Kinder, aber auch für alle Seelenanteile, die nicht gerne hier sind. Weiters ist es hilfreich für Körper, die Besetzungen in den unteren Extremitäten haben, da diese nur dann entstehen, wenn man mit der Erde nicht verbunden ist. Durch dieses MH werden manche Fremdenergien zum Verlassen des Körpers gezwungen.

Jetzt ist es an der Zeit, das MH „**TOR: ERDE**" vorzustellen. Dieses MH öffnet das Wurzelchakra, stabilisiert die Physis innerhalb des Aurakörpers und schafft eine starke Verbindung zur Erde. Es erdet mit dem Inhalt des Bewusstseins der Erde, nicht so sehr mit der Struktur der Materie, sondern mit dem Sinn der Materie. Dadurch entsteht Liebe zur Physis, zum Körper, zur Erde selbst und zu jeglicher Materie. Weiters stabilisiert das Tor auf finanzieller und materieller Ebene, hilft aber auch dem Körper Ballast, in Form von Schutz (Erdungsfett) abzuwerfen.

Wenn Sie sich das MH um den Körper herum vorstellen, heilt es vor allem den physischen Körper. Zu diesem Zweck stellen Sie sich dieses MH um den ganzen Körper herum vor. Zuerst visualisieren Sie, dass der gesamte Körper im goldenen Dreieck steht, dann visualisieren Sie, dass Sie im grünen Kreis stehen und schließlich in der stehenden Rechteckform. Alles bleibt unbewegt. Für Menschen, die in Meditation oder während Seelenreisen nicht zurückkehren wollen, ist es günstig, sich mit diesem MH zu umgeben. Es verhindert das Verlassen des Körpers. In dieser Geometrie ist eine Astralreise unmöglich, doch jede Art von Erdmeditation oder Körpermeditation, wie Organchanneling wird hier gefördert. In Ausnahmefällen, wie Schockzuständen nach einem Unfall, wenn also z.B. das Bewusstsein den Körper verlässt, kann die Installation dieses MH um den Körper des sich im Schock befindlichen, sein Bewusstsein wieder zu erwecken.

Um die Heilung des Wurzelchakras zu erreichen, wird dieses MH im Kleinformat im Perineum (Damm) verankert. Das ist wichtig für alle Seelenanteile, die sich noch nicht entschlossen haben, hier vollständig zu inkarnieren, wie alle neuen Lichtkinder, die hier vor allem seit dem Jahr 1992 Einzug halten und für alle Menschen und Wesen, die aus ihrem Körper aus Angst fliehen wollen. Dies sind vor allem Menschen, die aus Angst vor Schmerzen der Wiedergeburt aus ihren Körpern flüchten und ungeerdet sind, aber auch außerirdische Wesen und Engel, sowie Naturwesenheiten, die zu dieser Flucht tendieren . Man sollte die Geometrie in diesem Fall so lange im Perineum installieren, bis sich der Körper selbst stabilisiert. Bei den meisten neuen Kindern wird die Stabilität nicht von selbst eintreten. Dies bedeutet, sie brauchen entweder die Menschen in ihrem Umfeld, an welchen sie sich energetisch festhalten können, oder man kann diese Geometrie in ihrem Wurzelchakra für die Dauer ihrer momentanen Inkarnation installieren.

TOR: ERDE

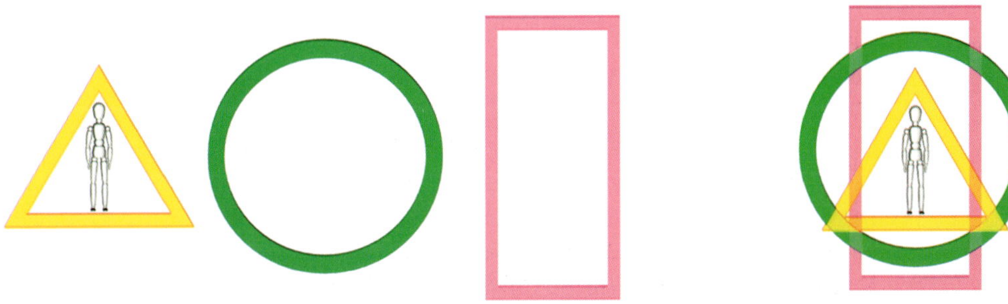

Geometrien: goldenes Tor in Dreiecksform, grünes Tor in Kreisform, magentafarbenes Tor in Rechteckform, stehend

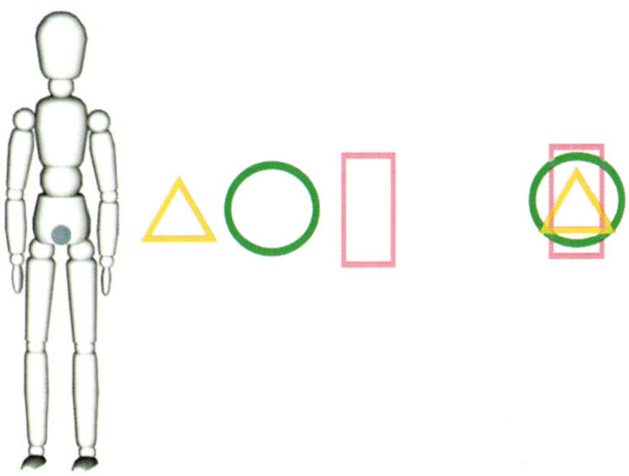

Geometrien: goldenes Tor in Dreiecksform, grünes Tor in Kreisform, magentafarbenes Tor in Rechteckform, stehend

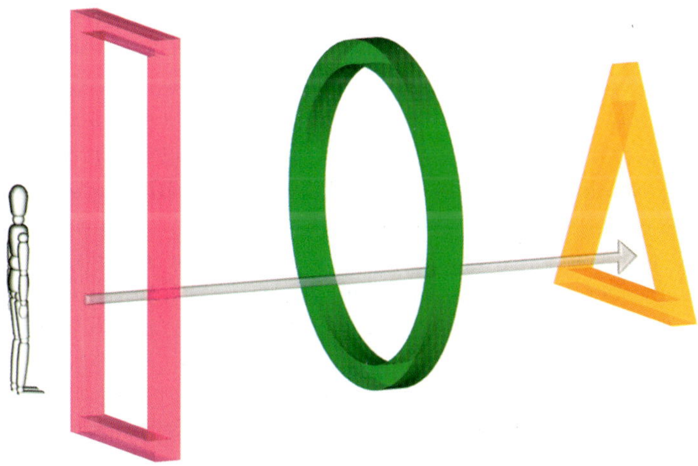

Geometrien: magentafarbenes Tor in Rechteckform stehend, grünes Tor in Kreisform, goldenes Tor in Dreiecksform

Die 3. Möglichkeit mit diesem MH zu arbeiten, ist eine Meditationsform. Stellen Sie sich vor, wie Sie durch das erste große magentafarbene Tor durchgehen und wie Sie einen großen kristallinen Raum betreten, in dem Sie am anderen Ende schon das grüne Tor wahrnehmen. Sie wandern auch durch dieses Tor, um den nächsten kristallinen Raum zu erreichen. Hier finden Sie das goldene Dreieckstor, durch welches Sie schließlich den letzten kristallinen Raum betreten. Vor allem Menschen, die noch nicht stark genug sind, um Programmierungen anzuwenden, erkennen, dass in diesem geometrischen Raum jede Programmierung elementar verstärkt und somit jede Form von Manifestation im physischen Körper erfolgreich wird. Wenn Sie durch Geburt und planetare Konstellation zum Element Erde gehören (durch Geburt gehört man zu zwei Elementen gleichzeitig), können Sie hier dem entsprechenden Elementarwesen begegnen um persönliche Informationen oder Botschaften zu erhalten. Gehören Sie nicht zu den Erdgeborenen, ergibt sich in diesem Raum eine wunderbare Kontaktmöglichkeit zu Natur- und zu Erdwesen. Sie begeben sich hier auf die Realitätsebene dieser Wesen und erleben eine besondere Reise, wie in ein fremdes Universum, mitten in den physischen Körper der Erde hinein.

3. 1987 – Der große Umbruch – Beginn des Lichtkörperprozesses

Bis jetzt, besser gesagt bis 1987, galten all die schon vorher genannten Kriterien für unsere Inkarnation in die 3. Dimension. Seit 1987 ist das alte System nicht mehr aktuell, aber wir möchten noch weiter zurückgreifen um verständlicher zu sein.

1973 wurde durch die hierarchischen Lichtwesenheiten unseres Planeten, der Schleier zwischen der 3. und 4. Dimension aufgelöst. Dadurch ist uns nicht nur die Gelegenheit gegeben worden endlich unser Höheres Selbst in die Persönlichkeit und den Körper zu integrieren, sondern auch den schnellsten dimensionalen Aufstieg aller Zeiten zu erleben. Von 1973 bis 1987 haben wir die letzten Stufen der 3. Dimension bewältigt und die 4. Dimension betreten. Die 4. Dimension bedeutete eine starke Anhebung unserer Schwingungsebene, denn alles ist Schwingung. Jede Dimension unterscheidet sich von der vorhergehenden ausschließlich durch ihre Schwingungsfrequenz. In der 4. Dimension, in der wir jetzt leben, ist es uns, durch die Verbindung zu unserem Höheren Selbst, immer mehr möglich die sogenannte Intuition und innere Führung zu fühlen. Damit eine vollkommene Verschmelzung zwischen Persönlichkeit und Höherem Selbst entsteht, muss sich der Mensch nach dieser sehnen. Menschen, die keine Sehnsucht nach der Verbindung zur eigenen Seele fühlen, verbleiben weiterhin in der 3. dimensionalen Wahrnehmung in einer paralellen Erdrealität.

Im August 1987 begann die Entprogrammierung aller Begrenzungen, das heißt die Auflösung der ätherisch-kristallinen Implantate, die wir als Bedingung für eine körperliche Inkarnation immer in Kauf nehmen mussten. 1987, während der „Harmonikalischen Konvergenz", begann unser Erwachen. Alle 12 Stufen des maximalen Entwicklungspotentials wurden global aktiviert. Dieser Zustand dauerte bis 1992 und erfasste jedes Lebewesen, inklusive den Planeten Erde. Die Lichtkörperprozesse, die wir hier beschreiben, nennt die Bibel Auferstehung. Es ist JETZT die Auferstehungszeit und JETZT das jüngste Gericht! Praktisch gesehen, bedeutet es, dass wir aufgerufen werden, alle noch vorhandenen emotionalen, mentalen und körperlichen Muster in uns selbst aufzulösen, die uns daran hindern in klarer Verbindung zur Seele – unserer Ganzheit zu sein. Bei dieser Auflösung geht es darum nichts zu überspringen, alles anzuschauen und letztlich auch wahrzunehmen, dass sich die persönlichen karmischen Muster gelöst haben. In Wirklichkeit sind wir jetzt (2003) persönlich vollkommen karmalos. Die Wirklichkeit, die wir meinen, ist die göttliche Wahrheit und nicht die parallelen Realitäten. Wesen, die sich mit parallelen Wirklichkeiten der Begrenzung identifizieren und unbewusst immer noch an nicht existenten karmischen Verhaltensmustern festhalten, leben reine Illusion! Diejenigen, die eine Göttliche Realität suchen, haben schon längst wahrgenommen, dass ein gewaltiger Ballast an karmischen Programmen in ihrem Holon aufgelöst wurde. Auch hier geht es nach dem Motto „Wer das Licht sehen will, wird es erkennen". Derjenige, der das Licht verleugnet, wird nur die Dunkelheit wahrnehmen.

Alle physischen Körper, menschliche und nichtmenschliche, werden durch das MH: **„REINIGUNG UND ENTSCHLACKUNG"** für alle Holons unter 8 Mio. LS, von physischen Umweltbelastungen auf Zellebene, von Medikamenten, Chemikalien, Impfstoffen, Nahrungsgiften, Quecksilber und Blei gereinigt. Dieses MH wird für die Zeit von mindestens einer dreiviertel Stunde bis zu maximal einer Stunde aktiviert (wie oft es benutzt wird, ist abhängig von den individuellen Reaktionen). Es zeigen sich dieselben Nebenwirkungen, die bei herkömmlichen Entschlackungskuren und Fastentherapien auftreten, sie werden aber mit jeder neuerlichen Anwendung schwächer. Während dieser Zeit ist es wichtig, viel lebendiges Wasser zu trinken, Tees mit reinigender Wirkung zu sich zu nehmen, z.B. Brennnesseltee, aber auch Darm- und Magen- reinigende Salze und jegliche biologischen Mittel, um Leber, Blut und Lymphe zu reinigen. Das MH ist nicht nur ideal als Grundlage einer Entschlackung und Darmsanierung, sondern vertieft und beschleunigt jegliche Klärung im Körper. Als Begleitmaßnahme ist Bewegung wichtig, z.B. in Form von Yoga, spazieren gehen, oder schwimmen.

REINIGUNG UND ENTSCHLACKUNG

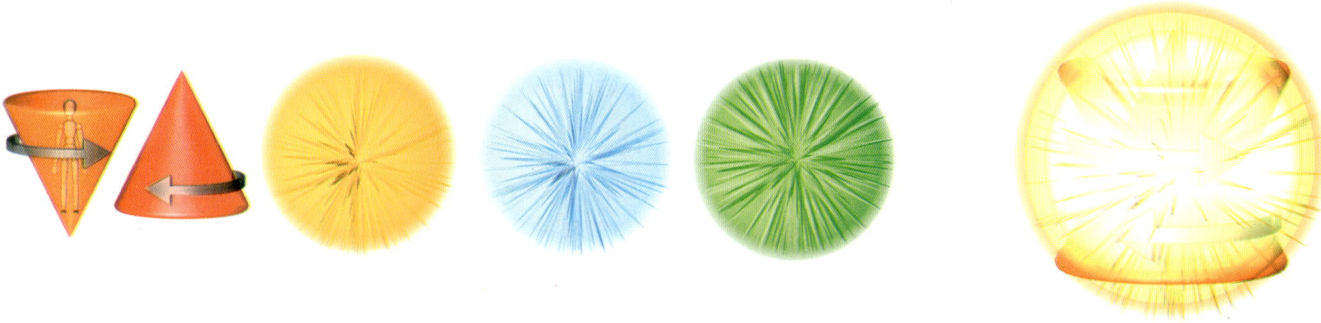

Geometrien: orangefarbener Kegel gegen den Uhrzeigersinn, roter Kegel im Uhrzeigersinn, goldene Sonne, hellblaue Sonne, grün und weisse Sonne

SCHUTZ FÜR 3. UND 4. DIMENSIONALE SEELENANTEILE

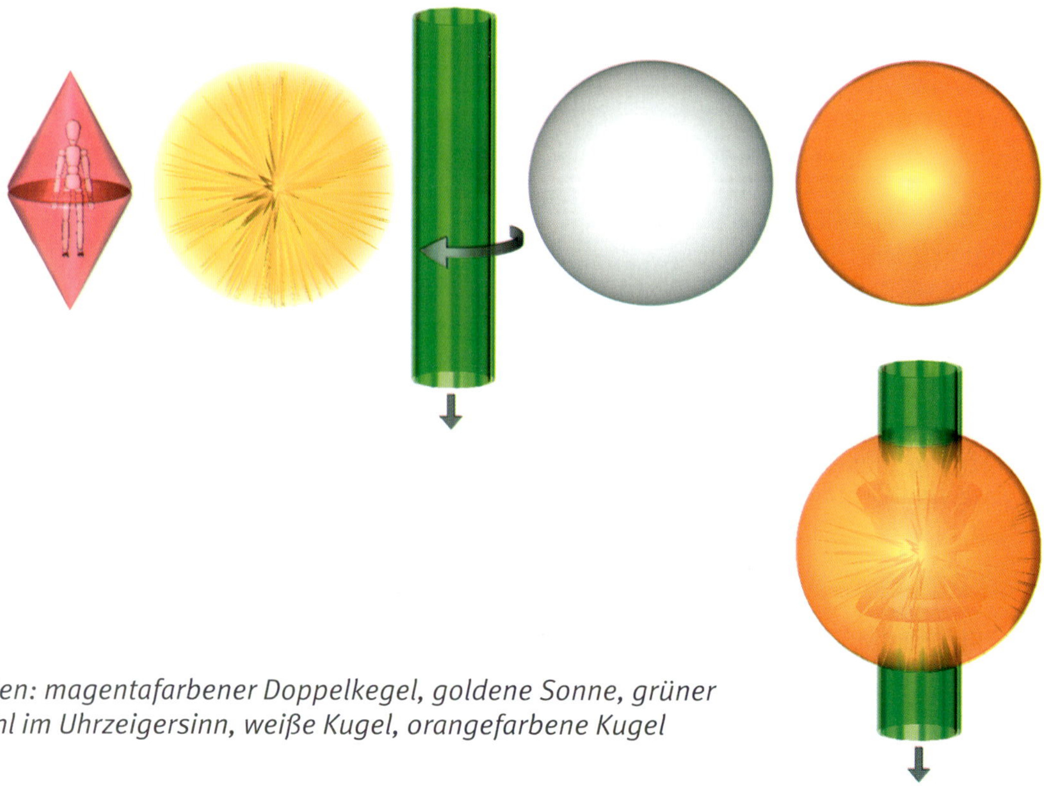

Geometrien: magentafarbener Doppelkegel, goldene Sonne, grüner Lichtstrahl im Uhrzeigersinn, weiße Kugel, orangefarbene Kugel

Das MH wird idealerweise 10–21 Tage lang mit einer Fastenkur unterstützt. Weiters ist dies eine ideale Vorbereitung für den Lichtnahrungsprozess, da sogar Schwermetallbelastungen, wie Amalgam, gelöst werden. Dieses MH ist für Menschen wichtig, die in industriell belasteten Gegenden wohnen, oder Menschen, die alles essen, häufig Medikamente einnehmen und in ihrem Leben viele Impfungen hatten.

Das MH **„SCHUTZ FÜR 3. UND 4. DIMENSIONALE SEELENANTEILE“** ist ideal geeignet, in unserer Umgebung und in uns einen reinen Raum zu erschaffen, in dem wir möglichst ungestört von äußeren parasitären Energien (jeglicher Art) und physikalisch störenden Einflüssen sind. Es schützt vor schädlicher kosmischer Strahlung, vor Sonnenbestrahlung, Atombestrahlung und physikalischer Strahlung jeglicher Art. Zu diesem Zweck kann man dieses MH auch um das ganze Haus, oder um einen ganzen Tierstall installieren. Aber Sie können es auch um das Holon eines Menschen, eines Tieres oder einer Pflanze verankern. Weiters ist dieses MH ein idealer Schutz vor 3. und 4. dimensionalen Parasiten, wie Viren, Bakterien, Milben, Würmern, Flöhen, Pilzen, u.s.w. Es schützt vor allen Parasiten, die von einem Wesen leben, d.h. auf Kosten von anderen, aber auch vor koexistierenden Energien, wie **TODESENERGIEN**. Einen derartigen MH-Schutzraum müssen parasitäre Wesen verlassen, andernfalls werden sie zerstört.

TODESENERGIE: *Erdgebundene Energie eines verstorbenen Wesens, das zwar den physischen Körper verloren hat, aber als Energiestruktur nicht den vorgesehenen Weg nach dem Tod gegangen ist, sondern in der 4. dimensionalen Ebene hängen geblieben ist = Geist.*

Um Ihre Geburtsstrahlen in voller Kraft leben zu können, ist es von höchster Wichtigkeit, dass Sie sich aus der manipulativen Energie Ihrer eigenen Umgebung lösen. Menschen, mit denen Sie intensiver verbunden sind, vor allem Familienmitglieder, sind mit Ihnen durch energetische Bänder (Nabelschnüre) verbunden. Diese Verbindungen fließen von Körper zu Körper, und sind in beiden Richtungen sowohl manipulativer Art, als auch Energienahrung für die jeweils Verbundenen. Es geht sogar soweit, dass Sie mit jedem Menschen, mit dem Sie auch nur ein einziges mal sexuellen Kontakt hatten, sieben Jahre energetisch verbunden sind. Aus diesem Grund ist es wichtig, sich von all diesen schwächenden und missleitenden Beziehungsverbindungen zu trennen, um ausschließlich alleine in Ihrem Aurafeld zu sein und um – das ist das eigentliche Ziel – nur durch die „Nabelschnüre“ der bedingungslosen Liebe mit anderen verbunden zu sein.

Das nächste MH befreit Sie von diesen fremden Verbindungen und schützt Sie vor neuen Anhaftungen. Wenn Sie dieses MH benutzen, werden Sie, so wie die Meisten, die eine derartige Loslösung durchmachen, vielleicht wahrnehmen, dass kaum eine Verbindung als bedingungslose Liebesverbindung übrig bleibt, so traurig es auch klingt. Der Großteil der Liebesbeziehungen auf menschlicher Ebene basiert auf bedingten Liebesmustern.

ABKOPPLUNG BEWUSSTER, FREMDER, MANIPULATIVER VERBINDUNGEN

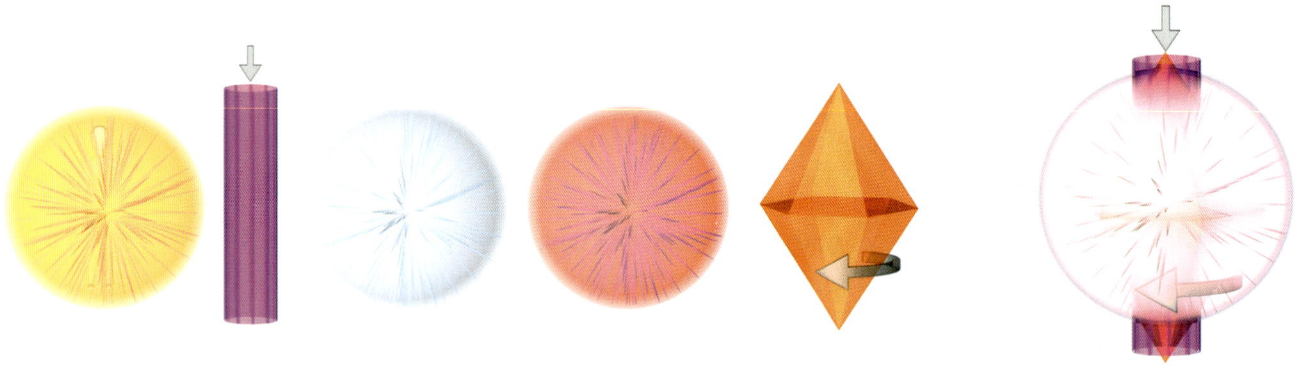

Geometrien: rosafarbene und goldene Sonne, rot-violetter Lichtstrahl, weiß und blaue Sonne, rote und violette Sonne, orangefarbene 6-seitige Doppelpyramide

ABKOPPLUNG UNBEWUSSTER, FREMDER, MANIPULATIVER VERBINDUNGEN

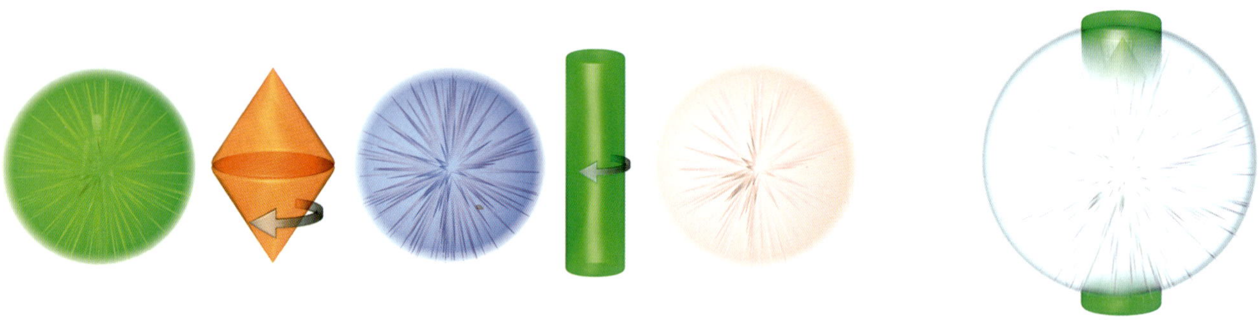

Geometrien: grüne und goldene Sonne, orangefarbener Doppelkegel, hellblaue und violette Sonne, güner Zylinder im Uhrzeigersinn, weiß und hellrosa-farbene Sonne

Bei diesem MH **„ABKOPPLUNG BEWUSSTER, FREMDER, MANIPULATIVER VERBINDUNGEN“** werden zuerst alle zwischenmenschlichen, manipulativen Bänder vom Vorderkörper (das sind die Anteile der Verbindungen, die dem Menschen bewusst sind) entfernt, bevor mit den unbewussten, sich an den hinteren Chakren-Ebenen befindlichen Verbindungen, weiter gearbeitet wird.

„ABKOPPLUNG UNBEWUSSTER, FREMDER, MANIPULATIVER VERBINDUNGEN“ ist das MH für die selben manipulativen Bänder, allerdings sind diese Verbindungen im rückwärtigen Körper verhaftet und dem Betroffenen vollkommen unbewusst. Die Abkopplung wird nur einmal durchgeführt und ist nicht mehr notwendig, wenn Sie gleich danach das MH **„SCHUTZ VOR NEUEN VERBINDUNGEN, DIE NICHT IN BEDINGUNGSLOSER LIEBE SIND“** aktivieren. Um dieses Entfernungs-MH durchzuführen, müssen Sie die Bänder fühlen, sehen oder um sie wissen, denn die geometrischen Strukturen werden solange eingesetzt, bis alle Bänder gelöst sind.

Nach **„Abkopplung von unbewusster, fremder, manipulativer Verbindungen“** *ist es vorteilhaft das MH:* **„Reinigung von Fremdemotionen“** *auf Seite 27 durchzuführen.*

SCHUTZ VOR NEUEN VERBINDUNGEN, DIE NICHT IN BEDINGUNGSLOSER LIEBE SIND

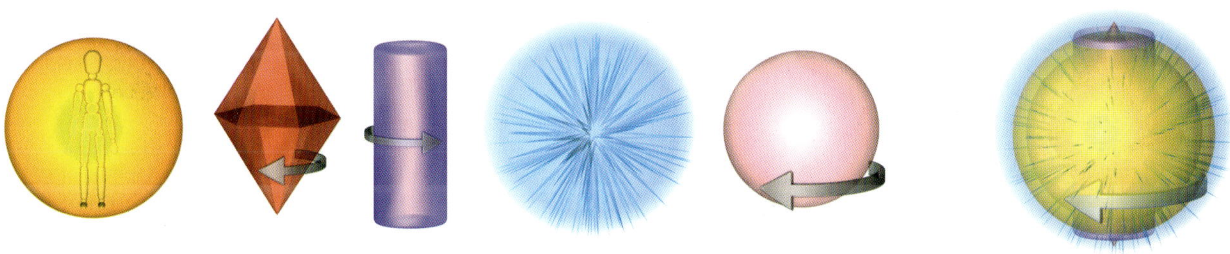

Geometrien: goldene Kugel, rubinfarbene 6-seitige Doppelpyramide, violetter Zylinder gegen den Uhrzeigersinn, hellblaue Sonne, rosafarbene Kugel im Uhrzeigersin

SCHUTZ VOR ÜBLER NACHREDE

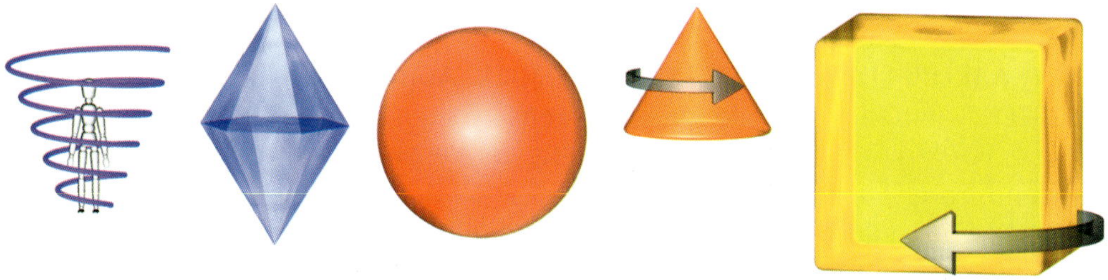

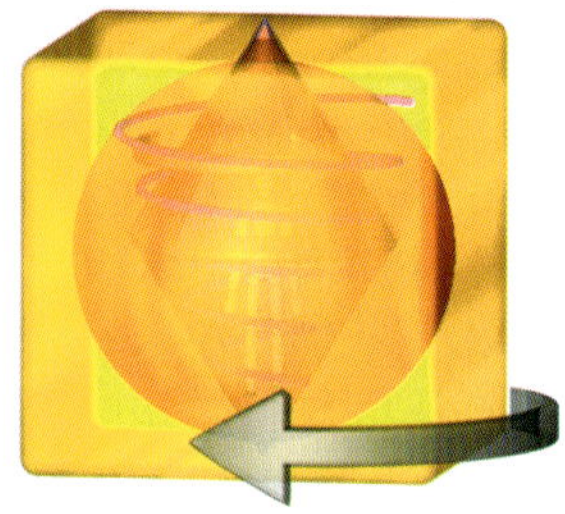

Geometrien: violette Spirale, blaue 6-seitige Doppelpyramide, rote Kugel, orangefarbener Kegel im Oberkörper gegen den Uhrzeigersinn, goldgelber Würfel im Uhrzeigersinn

UNTERSTÜTZUNG: SUCHT LOSLASSEN

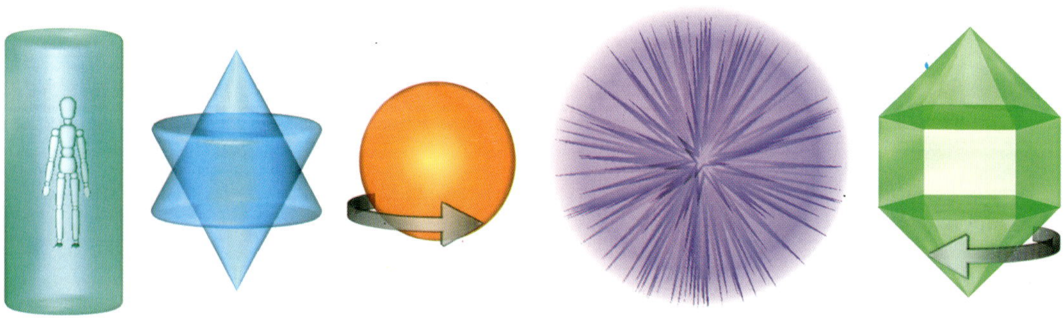

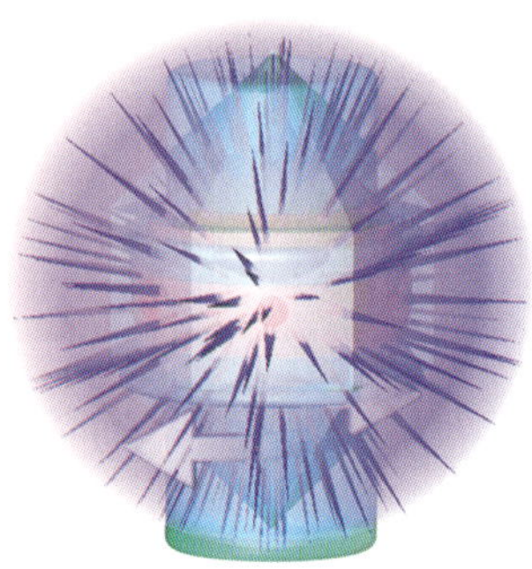

Geometrien: helltürkisfarbener Zylinder, zwei hellblaue Kegel, orangefarbene Kugel gegen den Uhrzeigersinn, hellviolette Sonne, hellgrüne 6-seitige Kristallform im Uhrzeigersinn

Das MH „**SCHUTZ VOR ÜBLER NACHREDE**" ist äußerst hilfreich, da es Ihnen erlaubt, all die Menschen außerhalb Ihres Umfeldes zu halten, die aggressive Resonanz zu Ihnen haben, was sich dadurch bemerkbar macht, dass sie z.B. schlecht über Sie reden, Lügen verbreiten, unwahre Zeitungsartikel über Sie schreiben, u.s.w. Diejenigen, die sich außerhalb des installierten MH befinden, zu denen also vorher eine aggressive Resonanz bestand, bekommen das Gefühl, dass keine Grundlage mehr besteht, um negativ auf Sie zu reagieren. Manche dieser Beziehungen ändern sich sogar soweit, dass diese Menschen Ihnen wieder offen und positiv begegnen.

Ein wichtiges MH ist auch „**UNTERSTÜTZUNG: SUCHT LOSLASSEN**". Es wirkt gegen alle Arten von Suchtverhalten in allen menschlichen Holons z.B. Alkohol, Rauchen, Drogen/Medikamente, Sex, Essen, Fernsehen, Spielsucht u.s.w. Dieses Muster wird visualisiert und mit Hilfe von Lichtwesen für 21 Tage aktiviert. Während der Arbeit mit dieser Geometrie wird Ihnen bewusst, was der Grund der Sucht ist. Sie erlangen in Bildern und auch in Träumen Erkenntnisse.

Um wie viel leichter haben es die „Neuen Kinder" im Wassermannzeitalter! Bekannt geworden als „Indigo Kinder", kamen sie vermehrt ab 1987 auf die Erde. Sie wurden so genannt, weil eine neue Farbe, ein neuer kosmischer Strahl, Indigoblau, in ihrem Aurafeld erschien. Indigos wurden in einer geringen Anzahl durch alle Zeiten geboren. Sie trugen nicht unbedingt den Indigo Strahl, aber sie hatten alle eine Gemeinsamkeit – sie waren und sind fremde Seelenanteile im Dienst. Jetzt möchten wir sie die „Neuen Kinder" nennen, denn sie bringen viele völlig neue unterschiedliche kosmische Strahlen, spirituelle Schwerpunkte und Dienstinhalte, die sich in ihrem Aurafeld zeigen. Es sind die Strahlen Gold, Silber, Kupfer, Indigo, Magenta, Türkis, Rosa, Pfirsich, Opal und verschiedene Strahlenverbindungen untereinander. Jede dieser kosmischen Farben trägt einen besonderen Inhalt und verankert im Körper des Inkarnierten bestimmte Kräfte, die notwendig sind, um das jeweilige Dienstinkarnationsziel zu ermöglichen.

Nachfolgend bringen wir eine Übersicht der momentan auf die Erde eintreffenden kosmischen Lichtstrahlen, die nicht nur die Erde in ihrer Entwicklung fördern, sondern auch wie schon beschrieben, im Aurafeld jedes Wesens verankert sind. Mittels dieser Auflistung können Sie erfahren, mit welchen Lebensschwerpunkten Sie hier geboren wurden. Um herauszufinden welche Geburtsstrahlen Sie tragen, brauchen Sie entweder ein Seelenchanneling oder durch innige Verbindung mit Ihrer Seele einen Pendeltest (siehe Pendeltafel). Obwohl Sie Gold, Kupfer und Silber austesten können, werden wir die Qualitäten und Inhalte dieser Strahlen erst im 2. Band beschreiben. Es sind planetare Strahlen und können durch uns nur gelebt werden, wenn die Physis schon die hohe Lichtschwingung von mindestens 8 Mio. zeigt.

Geburtsstrahlen

1. CHAKRA: PERINEUM (Damm), Rubinrot (Christusstrahl)

Es ist der Strahl des Dienens auf physischer Ebene. Wesen, die diesen Strahl bei der Geburt mitbringen, sind fähig physische Körper auf Zellebene durch Berührung der Hände zu heilen. Der Christusstrahl ist aber auch die Fähigkeit in allem und jedem, im Sandkorn wie auch im Universum, das Göttliche wahrzunehmen. Diese Menschen können in jedem Augenblick, in jeder noch so banalen Situation, die Göttlichkeit fühlen.

Das Inkarnationsziel beinhaltet eine dieser Tätigkeiten: Massage, Heilung durch Berührung, Osteopathie, Shiatsu, Akupressur, Meridianmassage, Fußreflexzonen, Lymphdrainage,... aber auch Berufe wie: Kosmetikerin, PflegerIn für Tier und Mensch, Arzt/Ärztin, FrisörIn, KrankenpflegerIn, GärtnerIn usw..

2. CHAKRA: EIERSTÖCKE ODER HODEN (Schambeinhöhe), Opal (neuer Strahl)

Transformation der physischen Zellen in Lichtzellen – Aufstiegsfähigkeit. Fähigkeit Themen im physischen- und im Emotionalkörper zu heilen, die mit Sexualität zu tun haben. Weiters ist es Heilung der Genitalien, Blase, Darm und Nieren, aber auch Heilung der Missbrauchmuster und der fälschlichen Identifikation mit Sex=Liebe. Die optimalen Berufe sind: PsychotherapeutIn, Sexualtherapeutlin sowie MediatorIn (in Verbindung mit aquamarinblauen Strahl), FamilientherapeutIn, LebensberaterIn, usw..

Menschen, die diesen Strahl tragen, werden neue Partnerschaftsmuster und Möglichkeiten vorleben. Das sind Partnerschaften, die nicht in Begrenzung und Abhängigkeit, sondern in Freiheit und Ganzheit gelebt werden. Die alten menschlichen Partnerschaften sind größtenteils als Krücke gedacht. Sie sind, wie schon erwähnt, ein Ersatz für die Verbindung zum Höheren Selbst. Jeder Partner sucht im anderen das, was ihm oder ihr durch die mangelnde Verbindung zum Höheren Selbst fehlt. Der PartnerIn lebt das, was in uns latent vorhanden ist, aber nicht gelebt wird. Somit waren menschliche Partnerschaften bis jetzt ein Lernprozess über sich selbst, durch die Spiegelung des anderen, gewesen. Das ist nun vorbei! Alle Wesen, die sich jetzt bewusst mit ihrem höheren Selbst verbinden, werden ganz, und brauchen keinen Partner mehr um sich zu komplettieren. Diesen Zustand der Ganzheit sollen die Träger des opalenen Strahls repräsentieren und vorleben: Treue, Respekt, bedingslose Annahme und vollkommene Freiheit. Es soll eine Partnerschaft sein, in der man sich nicht ergänzt, sondern als freie Einheiten fördert, unterstützt und miteinander in tiefer Liebe wächst. Diese Art Partnerschaft ist die gesellschaftliche Zukunftsform der 5. Dimension. Wir werden von der manipulierten und kontrollierten Masse weggehen, zurück zur individuellen Ganzheit, zur freien Partnerschaft in Liebe, Freiheit und vollständiger Autonomie. Es wird eine nicht geregelte und künstlich strukturierte Gesellschaft entstehen, in der ein natürlicher Zusammenhalt durch Liebe und Mitgefühl herrschen wird. (Die detaillierte Beschreibung der uns erwartenden 5. dimensionalen Realität können wir aus praktischen Gründen erst im 2. Band beschreiben)

3. CHAKRA: NABEL, Orange

Hier ist fließende Kreativität durch die Kraft der Freude verankert. Es bedeutet Neues, durch die Fähigkeit der Ekstase, Freude und absolute Flexibilität, zu erschaffen. Menschen, die diesen Strahl tragen, haben eine dieser Tätigkeiten als Teil ihres Inkarnationsziels: TänzerIn, MusikerIn (in Verbindung mit aquamarinblauem Strahl), MalerIn, KünstlerIn im allgemeinen, aber auch kreative LehrerIn, KindergärtnerIn, ModeschöpferIn, ArchitektIn, GartengestallterIn, DesignerIn, usw..

4. CHAKRA: BAUCHSPEICHELDRÜSE (Solarplexus, eine Handbreite über dem Nabel), Sonnengelb

Hier geht es prinzipiell um Egostrukturen, sowohl Egozentrik wie Opfertum. Menschen, die diesen Strahl tragen, habe die Aufgabe die Strukturen der Macht und Machtlosigkeit zu erkunden und zu erleben. Der Lernprozess hier ist, dass es in Wahrheit kein Ego und keinen eigenen Willen gibt, sondern ausschließlich die Führung durch die eigene Göttlichkeit (Seele) mittels des Höheren Selbst. Menschen mit diesem Strahl haben auch eine starke Kraft des Intellekts. Sie wachsen und entwickeln sich durch mentale Erkenntnisse, verarbeiten und sammeln mentale Informationen. Es ist hier die Macht verankert durch Wissen und verstehen den Aufstieg zu bewältigen. Menschen die diesen Geburtsstrahl tragen, sollten sich in einer dieser Beschäftigungsstrukturen befinden: LehrerIn in jeglicher Art, WissenschaftlerIn, FührerIn, religiöse Führung (mit Verbindung zum violetten Strahl), JournalistIn (in Verbindung mit aquamarin), PolitikerIn, usw..

Grundlegend haben diese Menschen den Lernprozess, Macht durch Liebe und Annahme zu leben und Machtlosigkeit in Kraft zu transformieren. Letztendlich ist der ultimative Lernprozess den freien Willen, gebunden an die Egostruktur, aufzugeben und durch Seelenführung, Macht und Kraft aus dem Herzen, zu leben.

5. CHAKRA: NEBENNIEREN (dort wo das Brustbein aufhört), Pfirsich (neuer Strahl)

Dies ist der Strahl des eigenen Seelenweges bei Menschen, die selbst den Inhalt ihres Weges finden müssen. Die innere Stimme und die innere Führung der Seele, muss trotz aller Verlockungen und Ablenkungen durch das Außen und das eigene Ego, erkannt werden. Sekundär werden diese Menschen die „Rufer in der Wüste“ sein. Sie werden andere auf ihren Seelenweg führen, sie ermahnen nicht schwach zu werden, sich nicht durch die Materie, durch Illusionen und somit die Dunkelheit verführen zu lassen. Sie werden Menschen unterstützen, nicht ihren Abhängigkeiten und ihren Süchten zu erliegen und sich aus ihren Ängsten zu befreien. Sie werden auch die Menschen anregen, sich aus den Vorstellungen und den Inhalten des Umfeldes zu lösen, um die Konzentration ausschließlich auf die göttliche Führung und den eigenen Seelenweg zu lenken.

Diese Menschen sollen Berufe als HeilerIn, BeraterIn, TherapeutIn, geistige FührerIn, PriesterInnen u.s.w. anstreben.

6. CHAKRA: HERZ (Mitte des Brustbeins), Pastellgrün (neue Grünqualität früher Smaragd)

Hier sitzt vornehmlich die Qualität der Selbstheilung durch Selbstannahme und Selbstliebe. Menschen die diesen Strahl tragen, sind primär aufgerufen ihr eigenes Herz, die emotionalen Verletzungen, Schmerzen, Wunden und Narben durch bedingungslose Annahme der Vergangenheit zu heilen. Das Wort Vergebung ist nicht angebracht, denn nichts, das uns scheinbar in Vergangenheit angetan wurde, ist zu vergeben. Im Gegenteil, wichtig ist die Akzeptanz, dass die Menschen, die uns verletzt haben, ihr momentan möglichst Bestes getan haben und dass sie selbst das Produkt ihrer eigenen Umstände und Vergangenheiten sind. Weiters ist die Erkenntnis wichtig, dass alles, was uns jemals geschieht, ein selbstangezogener, magnetisierter Lernprozess ist. Niemand ist schuld und niemand ist nur Täter oder Opfer! Menschen mit dem Geburtsstrahl grün sollten vor allem Beschäftigungen als spirituelle Heiler anstreben. Sie werden die Herzen der anderen heilen, in dem sie Selbstliebe in jedem aktivieren. Sie werden sogar neue Herzchakrastrukturen erschaffen für die, die keine Herzqualitäten besitzen (instinktive oder mentale Menschen). Dies sind HeilerInnen, die mit der Auflösung von Herzmustern arbeiten, aber auch fähig sind, die Herzen der anderen zu öffnen, ausschließlich durch ihr Sein und durch ihre liebevolle Ausstrahlung, so wie die vielen Lichtkinder die jetzt geboren werden.

7. CHAKRA: THYMUSDRÜSE (oberes Brustbein), Pastellrosa (neuer Strahl)

Hier erschafft sich das höhere Herzchakra. All jene die diesen Geburtsstrahl tragen sind von Grund auf aus ihrer Erfahrung fähig, bedingungslose göttliche Liebe in sich zu fühlen. Es ist hier keine Energie der Tat, sondern vielmehr das Vorleben der bedingungslosen Liebe in sich. Solche Menschen sollen diese Qualität der Liebe in alles einfließen lassen, was sie tun, fühlen und denken. Grundlegend ist es die Energie sich beständig durch die göttliche Quelle geliebt, geführt und geschützt zu fühlen. Es ist eine passive Qualität aus der aber durch das Vorleben und Ausstrahlen viel Positives entsteht. Solche Menschen aktivieren die Umgebung dazu besser, liebevoller, mitfühlender und reiner zu sein.

8. CHAKRA: NEBENTHYMUSDRÜSE (Halskuhle zwischen den Schlüsselbeinen), Türkis (neuer Strahl)

Dies ist der Strahl der Massenkommunikation. Menschen die diesen neuen Strahl auf der Erde verankern, sind auserkoren Information global mittels Wort, Schrift, Vorträge, Bücher, Zeitschriften,... aber auch elektronisch, mittels Fernsehen, Radio, Internet,... zu verbreiten.

Natürlich sind die entsprechenden Berufe immer verbunden mit Öffentlichkeitsarbeit, mit öffentlich Präsentsein und mit weitreichender Kommunikation. Viele Channels, aber auch Schriftsteller, Wissenschaftler, Politiker und spirituelle Führer haben diesen Strahl, genauso wie Sänger und Schauspieler. Das, was sie durch diesen Strahl verbindet, ist die globale Verbreitung der neuen Informationen des **WASSERMANNZEITALTERS**. Es sind bewusst gechannelte Informationen und solche empfangen in Meditation, durch Visionen und durch Begegnung mit Meisterenergien und Lichtwesenheiten. Informationen die notwendig sind für die globale Entwicklung in nächster Zeit.

WASSERMANNZEITALTER: *2000 Jahre lange Periode eines neuen Entwicklungsschrittes für die gesamte Erde, auch neue Zeit oder goldenes Zeitalter genannt (Zeit im Photonenring).*

9. CHAKRA: SCHILDDRÜSE (Hals in Höhe des Adamapfels), aquamarinblau

Hier ist das altbekannte persönliche Kommunikationszentrum. Menschen mit diesem Geburtsstrahl sind – oder müssen es entwickeln – höchst kommunikativ durch Worte oder Gesang. Sie werden sich folgerichtig in Berufen bewegen wie: LehrerIn (gelber Strahl), TherapeutIn die mittels Wort heilt, PsychologeIn (Lapisstrahl), JournalistIn, PolitikerIn (gelber Strahl),... aber auch Berufe wie SängerIn, KabarettistIn, SchauspielerIn, Channel (lapis-indigo Strahl),...

Doch dieser Strahl hat noch eine tiefere Bedeutung – Unterscheidungskraft. Er befähigt den Menschen, primär selbst unterscheiden zu lernen, was zum eigenen Seelenweg gehört und was nicht, welche die fremden Inhalte und fremde Einflüsse von anderen Menschen und ihren Vorstellungen sind und welche die eigenen. Man lernt immer mehr zu unterscheiden wie sich die innere Seelenführung anfühlt oder wie sie wahrnehmbar ist. Es ist die innere Stimme oder Intuition, wie man sie auch nennen mag. Sekundär, sobald man selbst diesen Lernprozess geschafft hat, beginnt man mittels Wort, oder Gespräch die anderen zu ihrer Wahrnehmung der eigenen inneren Stimme und Führung zu leiten. Vor allem spirituelle LehrerIn, die mittels Meditation und anderen bewusstseinsfördernden Techniken arbeiten, führen die Menschen u.A. in der Kraft dieses Strahls auf den eigenen Weg.

10. CHAKRA: MEDULA OBLONGATA (Kinn), blau

Die Qualität blau, die immer schon bestanden hat, ist göttliche Macht, Schutz und Wille. Dies bedeutet, Menschen, mit diesem Strahl müssen vollkommenen Mut, bar jeglicher Angst und absolutes Vertrauen, dass sie durch die göttliche Kraft getragen werden, lernen und leben müssen. Sie werden aber auch den eigenen Willen als Illusion erkennen lernen und vollständig sich dem göttlichen Willen ergeben. Folgerichtig wird diesen Menschen nicht nur vollkommener, göttlicher Schutz gegeben, sondern sie beginnen den Schutz auf andere zu projizieren. Viele spirituelle Heiler und geistige Meister werden immer mehr fähig mittels dieses Strahls die Menschen mit denen sie arbeiten vor negativen Beeinflussungen von außen zu schützen.

11. CHAKRA: HYPOTHALAMUS (Nasenspitze), lapis

Der Schwerpunkt dieses Strahls ist Kommunikation durch alle eigenen Seelenebenen. Dieser Geburtsstrahl bedeutet zuerst die Aktivierung der eigenen feinstofflichen Sinne. Diese sind: Hellfühligkeit, Hellhörigkeit, Hellriechen, Hellschmecken, und Hellsehen. Menschen mit diesem Strahl sind in ihrer Entwicklung soweit, dass sie eine oder mehrere dieser Qualitäten in der jetzigen Inkarnation ausleben können. Die feinstoffliche Wahrnehmung gehört auf jeden Fall als Werkzeug zum Inkarnationsinhalt dieser Menschen. Dies bedeutet, wenn man z.B. ein Heiler sein soll und auch den Lapisstrahl trägt, muss man die feinstoffliche Fähigkeit, wie z.B. Hellsehen benutzen um die Organe oder die Energieblockaden im Aurafeld wahrzunehmen. Oder ein MusikerIn der gechannelte Töne auf der Erde verankern soll, wird diesen Strahl tragen um seine Hellhörigkeit zu aktivieren. Alle Menschen die diesen Strahl tragen, brauchen eine der besagten feinstofflichen Wahrnehmungen um ihren Inkarnationsinhalt zu leben.

Auf einer anderen Ebene bedeutet dieser Strahl lapis, dass man als interner Channel in dieser Inkarnation fungieren soll. Intern deswegen, weil die channeling Qualität und Energie aus und durch die eigenen höheren Seelenebenen empfangen wird. Das heißt die Informationen fließen aus der eigenen Seele, Überseele oder Monade und sind somit das eigene Wissen aus höheren Welten. Siehe Bild 8: Seelenhierarchie

12. CHAKRA: EPIPHYSE (3. Auge, Mitte der Augenbrauen), indigo (neuer Strahl)

Ein kosmischer, interplanetarer, intergalaktischer, interuniverseller Kommunikationsstrahl. Dieser Geburtsstrahl ist ausschließlich ein Channelingstrahl, eine multidimensionale Kommunikationshilfe mittels der die kosmisch-telepathische Verbindung aktiviert wird. Es ist wie der Einstieg in ein universelles und außeruniverselles Internetsystem. Mit der Kraft dieses Strahls ist es möglich jegliche Energie und somit Information aus allen Dimensionen und von allen Wesen zu bekommen. Mittels dieses Strahls ist man fähig jedes universelle Bewusstsein (göttliche Quelle) und weitere zu empfangen. Aber genauso kommuniziert man mit allen Ebenen der Engel, der Lichtwesen und Meisterenergien, sowie mit Naturwesen und Elementarwesen, planetaren und solaren Bewusstseinen, anderen Menschenseelen und Nichtmenschenseelen, Tieren, Pflanzenbewusstseinen und Kristallen, usw.. Alle Menschen mit diesem Strahl, vor allem die neuen Kinder, sind hier gleichzeitig wie multidimensionale Antennen auf diesem Planeten verankert. Durch sie fließen jetzt massenhaft die neuen Informationen aus allen Dimensionen, die wir für den planetaren Aufstieg brauchen. Nebenbei möchten wir erwähnen, dass dies nicht nur unsere zukünftige Kommunikationsform sein wird, sondern auch, dass dies die universelle Kommunikationsform ist (Ihre Channelingmails nehmen wir gerne entgegen!). Nur hier, in der 3. dimensionalen Dichte, ist es notwendig sich mit Worten zu unterhalten.

13. CHAKRA: HYPOPHYSE (obere Stirn, Haaransatz), violett

Multidimensionaler Strahl der Transformation. Es ist in dieser Zeit der meistgebrauchte Strahl, die viele Menschen und Nichtmenschen durch die Geburt hier verankern. Nicht nur, dass dieser Strahl alle blockierenden Muster im physischen, emotionalen, mentalen und spirituellen Körper transformiert, sondern in Kombination mit Silber sogar die hängengebliebenen karmischen Muster auf allen Ebenen auflöst. Jetzt ist die Zeit, wo Menschen die violett und opal tragen, intensiv daran beteiligt sein werden, nicht nur die eigenen physischen Zellen in Lichtzellen bewusst zu transformieren, sondern je nach Strahlenkombination, auch andere Menschen zu führen, um die Physis in Lichtkörper zu transformieren. Viele, die den Strahl violett tragen, sind aktiv bemüht (oder sollten es sein) die Lichtschwingung in sich, in anderen Menschen oder im Planeten mittels entsprechender Techniken anzuheben. Es ist seit dem Übergang in das 20. Jahrhundert einer der wichtigsten Arbeitsstrahlen für unser Bewusstsein.

Die Arbeit mit Metahologrammen an unseren Drüsen ist nicht nur notwendig, um die jeweils entsprechenden Geburtsstrahlen zu aktivieren, die in unserem endokrinen System verankert sind, sondern auch grundlegend, denn das Drüsensystem ist maßgeblich sowohl an der Transformation zum Lichtkörper, wie auch an der Erschaffung des neuen Channelingkommunikationssystems in jedem von uns, beteiligt. Nachfolgend präsentieren wir daher sieben Drüsenreinigungskammern. Sie müssen nicht genau wissen, wo sich die Drüsen im Körper befinden. Sobald Sie sich auf die Drüse konzentrieren und die Geometrie visualisieren, können Sie sicher sein, dass der Platz des Geschehens absolut präzise und richtig sein wird.

MH **„KAMMER 1 – HYPOPHYSE"** – diese Reinigung löst gleichzeitig begrenzende, kristalline Implantate, und somit auch Programme, und steigert diese Drüse zu 100% ihrer Fähigkeit.
Anwendung: 1 x pro Woche für 5 Minuten, wobei die Geometrie visuell um die Drüse herum installiert wird.

MH **„KAMMER 2 – EPIPHYSE"** – die Wirkung und der Inhalt sind die gleichen, wie bei der Kammer 1 (Hypophyse).
Anwendung: 1 x pro Woche für 3 Minuten um die Drüse herum aktivieren.

MH **„KAMMER 3 – SCHILDDRÜSE"** – hier wird das Organ Schilddrüse physisch gereinigt und die Schilddrüsenfunktion harmonisiert.
Anwendung: alle 4 Tage für eine halbe Stunde um die Drüse herum aktivieren.

MH **„KAMMER 4 – THYMUSDRÜSE"** – diese Geometrien brauchen vor allem Menschen, die auf Zellebene im Alterungsprozess sind. Die Drüse wird durch dieses MH entdichtet und angeregt, sodass sie wieder ihren ursprünglichen Zustand erreicht, den sie während der Kindheit und Pubertät hatte. Es geschieht Regeneration und Verjüngung. Die spirituelle und energetische Komponente der Thymusdrüse wird für die Öffnung zum höheren Herztempel der bedingungslosen Liebe vorbereitet.
Anwendung: täglich für maximal 10 Minuten um die Drüse herum installieren und auf Öffnung des höheren Herztempels programmieren.

MH **„KAMMER 5 – BAUCHSPEICHELDRÜSE"** – dies ist eine Entgiftungsgeometrie, die physisch, chemisch und physikalisch reinigt. Man kann sie prophylaktisch einsetzen, 1 x pro Woche für eine halbe Stunde.
Anwendung: Für bereits belastete Bauchspeicheldrüsen ist eine tägliche Anwendung für jeweils 10 Minuten geeignet.

MH **„KAMMER 6 – NEBENNIEREN"** – hier wird eine intensive Verbindung zur Hypophyse auf höchst energetischer Ebene aufgebaut. Sie ist elementar, um die Fähigkeit eines Channelings oder Lichtkörperprozesses auf höchster Ebene zu erschaffen. Es bildet ein Dreieck im Körper (Hypophyse und Nebennieren), unterstützt die Öffnung des Herzchakras extrem und ist notwendig für jeder Art von Channeling und Heilwerdung.

MH-KAMMER 1 „HYPOPHYSE“

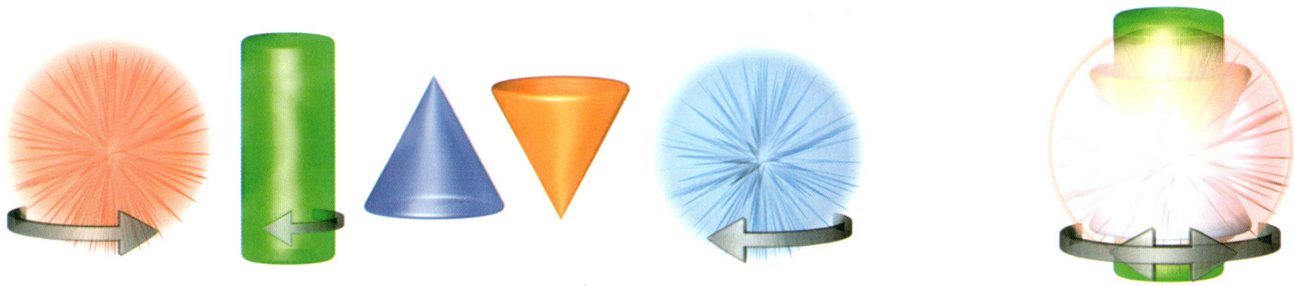

Geometrien: rubinrote Sonne gegen den Uhrzeigersinn, grüner Zylinder im Uhrzeiger-sinn, blauer Kegel, orangefarbener Kegel, hellblaue Sonne im Uhrzeigersinn

MH-KAMMER 2 „EPIPHYSE“

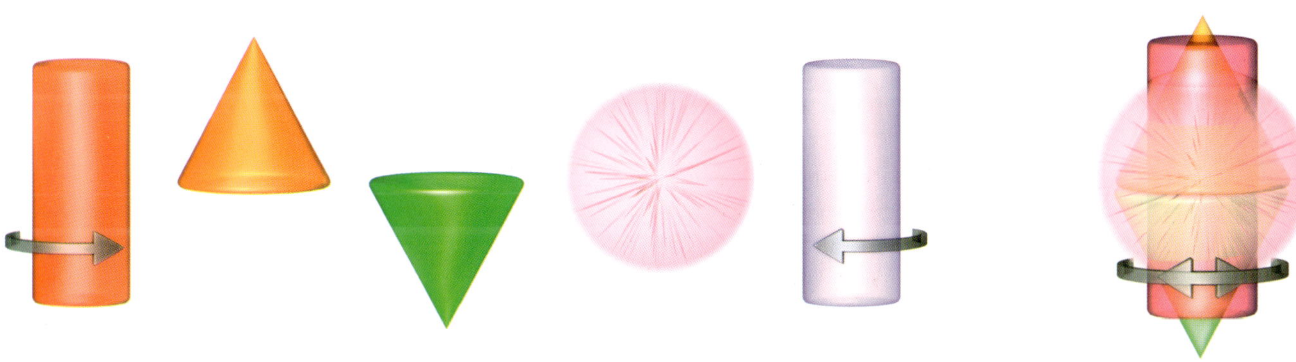

Geometrien: rubinroter Zylinder gegen den Uhrzeigersinn, orangefarbener Kegel, grüner Kegel, rosafarbene Sonne, hellvioletter Zylinder im Uhrzeigersinn

MH-KAMMER 3 „SCHILDDRÜSE“

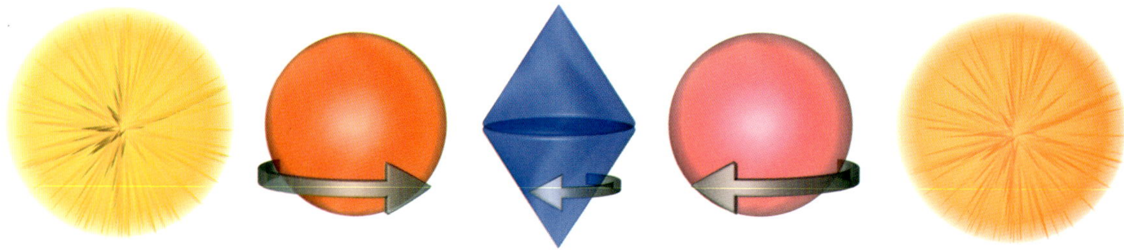

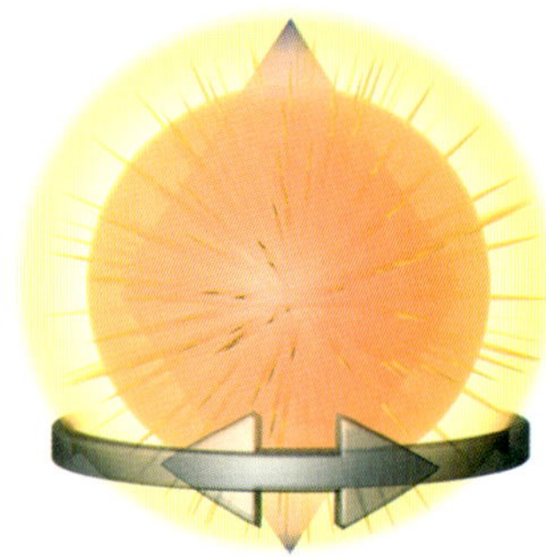

Geometrien: goldene Sonne, kirschrote Kugel gegen den Uhrzeigersinn, blauer Doppelkegel im Uhrzeigersinn, magentafarbene Kugel im Uhrzeigersinn, orangefarbene Sonne

MH-KAMMER 4 „THYMUSDRÜSE“

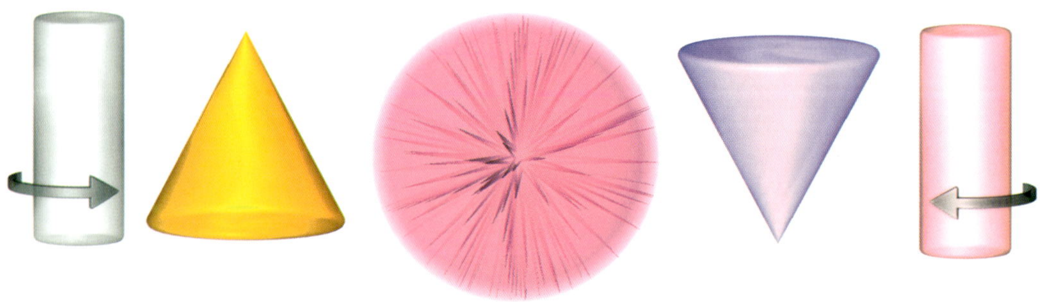

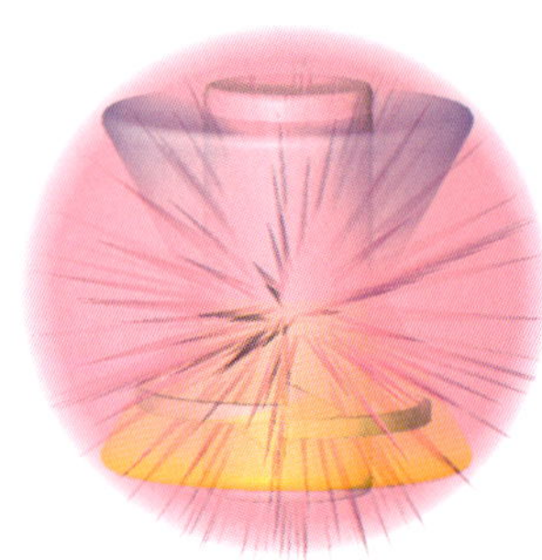

Geometrien: kristallfarbener Zylinder gegen den Uhrzeigersinn, goldener Kegel, rosafarbene Sonne, hellvioletter Kegel, rosafarbener Zylinder im Uhrzeigersinn

MH-KAMMER 5 „BAUCHSPEICHELDRÜSE“

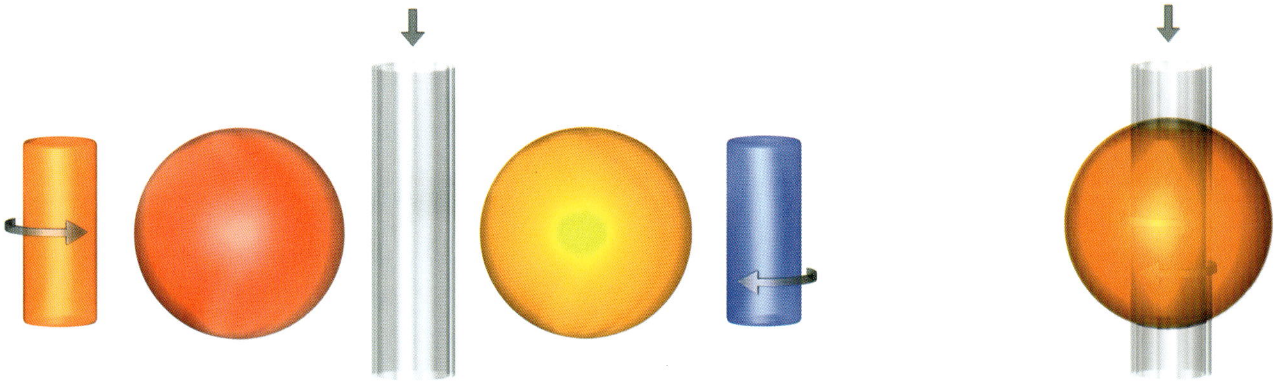

Geometrien: orangefarbener Zylinder gegen den Uhrzeigersinn, kirschrote Kugel, weißer Strahl, gold-/orangefarbene Kugel, blauer Zylinder im Uhrzeigersinn

MH-KAMMER 6 „NEBENNIEREN“

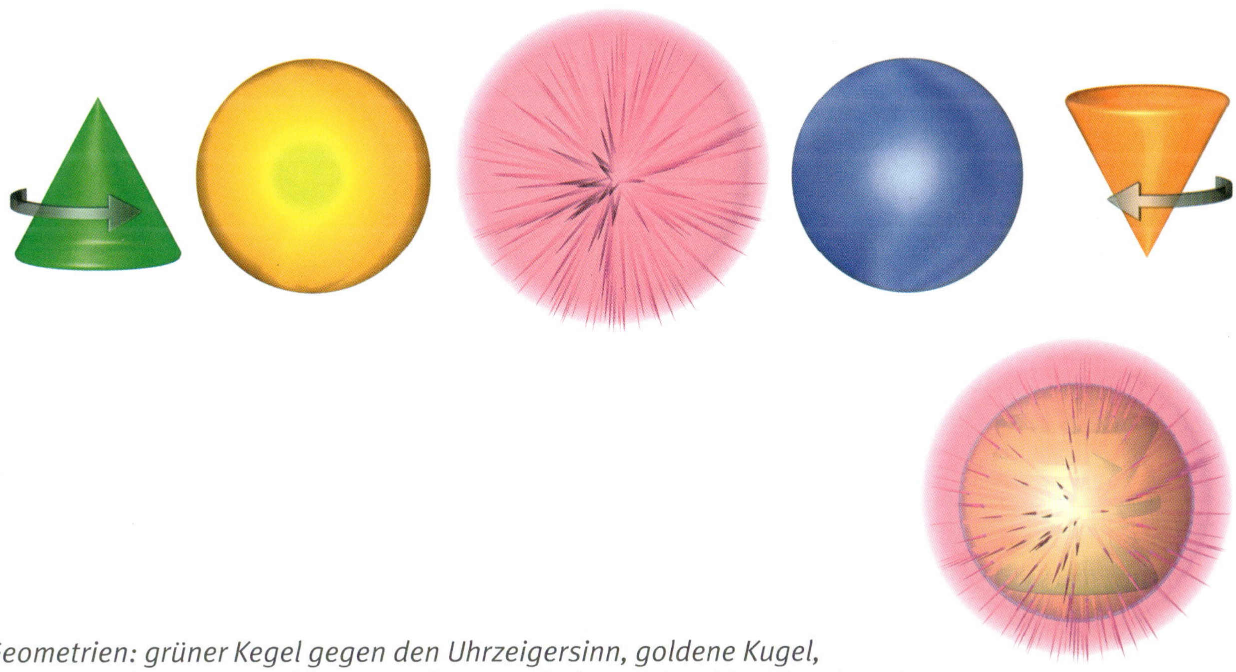

Geometrien: grüner Kegel gegen den Uhrzeigersinn, goldene Kugel, magentafarbene Sonne, blaue Kugel, orangefarbener Kegel im Uhrzeigersinn

MH „KAMMER 7 – KEIMDRÜSEN (HODEN, EIERSTÖCKE)“

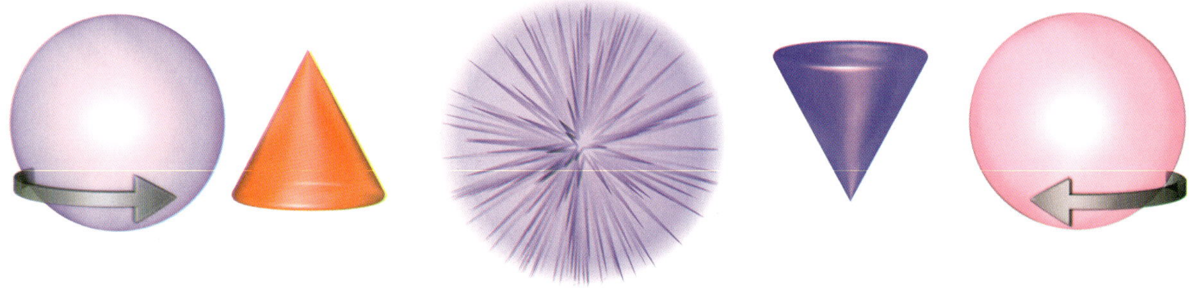

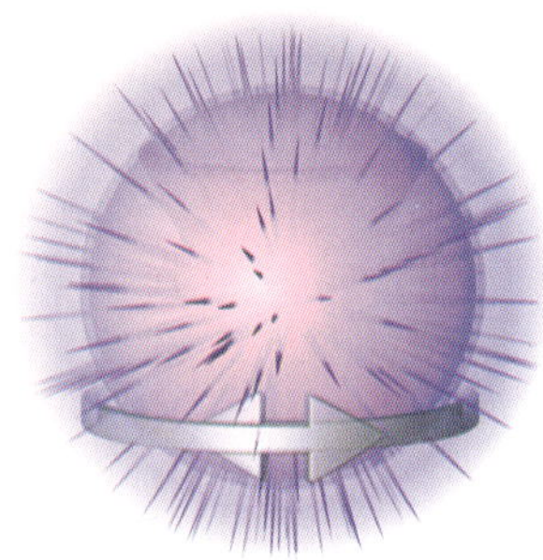

Geometrien: hellviolette Kugel gegen den Uhrzeigersinn, roter Kegel, hellviolette Sonne, violetter Kegel, hellmagenta-farbene Kugel im Uhrzeigersinn

SCHUTZ FÜR IN EIGENENTWICKLUNG BEFINDLICHE 3. UND 4. DIMENSIONALE SEELENANTEILE

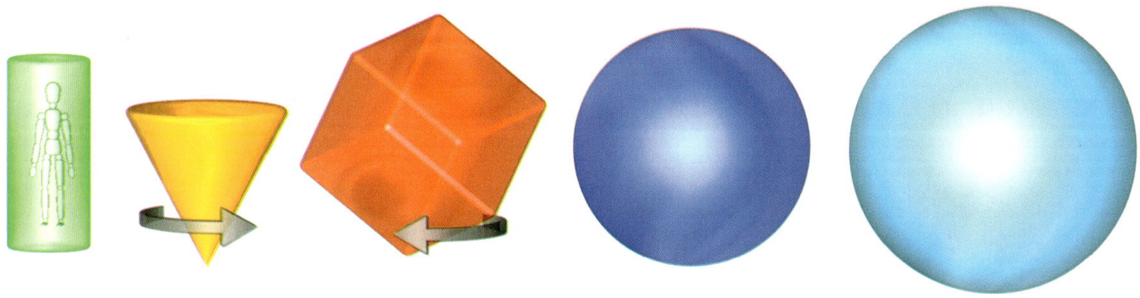

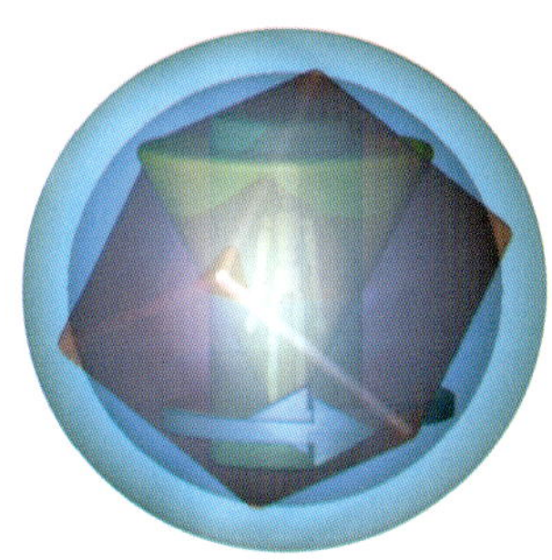

Geometrien: hellgrüner Zylinder, goldener Kegel gegen den Uhrzeigersinn, roter Würfel auf einer Spitze stehend im Uhrzeigersinn, blaue Kugel, hellblaue Kugel

Mit der Zeit wirkt es auch auf den physischen Körper. **Anwendung:** alle 3 Tage für höchstens 5 Minuten aktivieren.

MH **„KAMMER 7 – KEIMDRÜSEN (HODEN, EIERSTÖCKE)“** – eine hochfrequente Reinigung der Keimdrüsen, die den Lichtkörperprozess stark unterstützt und die Verjüngungsfähigkeit der Körperzellen aktiviert. Das Wissen um Regeneration und Wiedererschaffung der Matrix von nicht vorhandenen (wegoperierten) Organen, wird im 2. Band weitergegeben. Detaillierte Informationen und Techniken werden ausschließlich in unseren Seminaren unterrichtet.
Anwendung: alle 3 Tage für 3 Minuten um die Drüse herum aktivieren

Das MH **„SCHUTZ FÜR IN EIGENENTWICKLUNG BEFINDLICHE 3. UND 4. DIMENSIONALE SEELENANTEILE“** ist für Mensch-Menschen, aber auch für alle anderen Wesen aus diesen Dimensionen, wie Insektoide, Arachnoide, Wesen aus Tiamat, Dinoide und Reptoide, usw. geeigenet. Dieses MH schützt in zweierlei Weise. Einerseits schützt es das entsprechende Wesen, wenn es schon in Lichtentwicklung ist, vor Einflüssen der Dunkelheit, der Materie und der Begrenzung, vor allem auch vor den Verlockungen der illusorischen Welt. Andererseits schützt es auch im umgekehrten Sinn, nämlich vor allen Einflüssen und Informationen der höheren Dimensionen. Das heißt, ein in Entwicklung stehendes Wesen wird auch vor verfrühter Entwicklung geschützt, solange es noch intensiv die 3. dimensionale, duale Welt zu durchleben hat.

4. Die Einteilung des 7 oder 12 Körpersystems in Chakren und Dimensionen:

In der dunklen Zeit der 3. Dimension kannten die Menschen, die Weisen und Wissenden, die Gurus und Magier, nur einen Teil unserer damals zugänglichen Holonstruktur. Sie nannten es Aura und teilten es grundlegend in 7 Energiekörper, korrespondierend mit unseren 7 Hauptchakren. Die Chakren sind Tore in und aus unseren 7 primären Auraschichten, und bildeten durch die letzten 12.000 Jahre die Parameter, in denen wir uns entfalten durften. Doch die Zeit hat sich geändert! Wie schon erwähnt, wurden 1987 alle unsere Möglichkeiten, Fähigkeiten, Erinnerungen und das Bewusstsein aktiviert. Alle unsere Holonstrukturen, die ursprünglichen 12 Energiekörper und 12 Hauptchakren und somit auch der Zugang zu allen 12 Dimensionen wurden geöffnet. (siehe Bild 7: 12+1 Chakra und Bild 10: Holon)

Die erste Schicht ist der physische Körper, der sich vollständig in seinem Wachstum nach der ihn umschließenden Schicht, dem Ätherkörper, richtet. Der Körper ist symbiotisch verbunden mit dem Ätherkörper, denn

BILD 11: HOLON

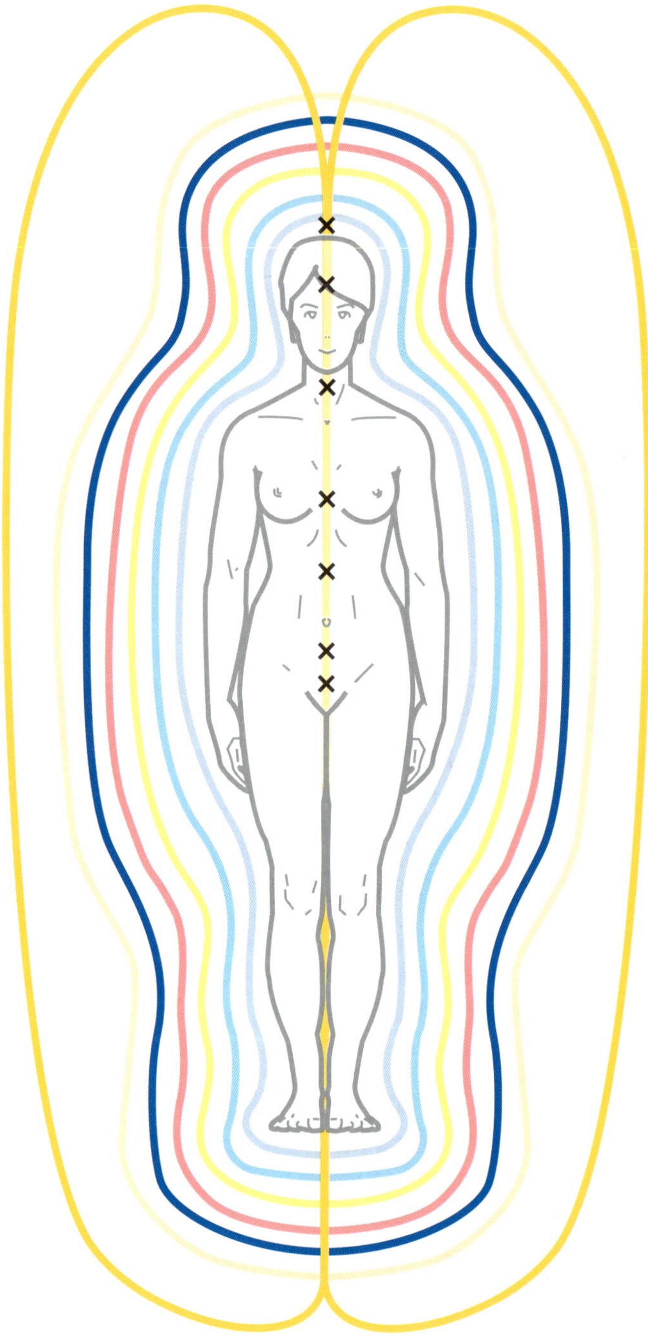

physische Ebene
ätherisch (Blaupause, Körper)
emotional
mental

spirituelle Ebene
astral
ätherisch negativ (Blaupause)
himmlisch, emotional
ketherisch, negativ mental

1. Ätherisch (Linien, Körperduplikat, Energiematrix) 1cm –5cm, hellblau–grau
2. Emotional (wolkig, farbig) 3cm–8cm
3. Mental (gelb) 8cm–20cm, Matrix
4. Astral (transzendierend durch Feuerherz) Tor der Liebe, amorph, farbig, rosa, 15cm–30cm
5. Äther, negativ (Blaupause des Ätherkörpers) 50cm–75cm, dunkelblau mit Lichtlinien
6. Himmlisch (Pastellfarben, schillernd, Perlmut) Extase, bedingungslose Liebe, 60cm–80cm
7. Ketherisch (Matrix-Linien, Körper und Chakren) 70cm–110cm, goldene Eiform, Lebensplan vergangene Leben

dieser ist eine elektromagnetische Matrix, in der er wächst. Diese Matrix durchdringt den physischen Körper 4. dimensional und strahlt ein paar Zentimeter über diesen hinaus. Es ist der Bauplan – die Blaupause – unseres physischen Körpers und seiner Organe. Alle unsere Zellen wachsen sukzessive in der Fötuszeit und später im Kindes- und Jugendalter, vollständig in diesen bestehenden Plan oder Programm hinein (**Bild 11: Holon**). Somit ist offensichtlich, dass nichts zufällig ist – im Gegenteil, die genetische Struktur eines Körpers ist nur der 3. dimensionaler Ausdruck dieses Ätherischen Programmes. Keine Behinderung und keine Missformung ist ein Fluch des Schicksals, sondern nur das physisch gewordene Programm, dass unsere Seele vor der Geburt beschlossen hat, als Parameter für unsere Inkarnationslernprozesse zu erschaffen. Alle Informationen und Möglichkeiten sind enthalten: z.B. in jeder Blaupause sind weibliche und männliche Genitalien vorhanden. Jeder wählt, im Einklang mit dem göttlichen Seelenplan für die momentane Inkarnation, die spezifische Form, die in 3 D. materialisiert wird. Eine höchst vergnügliche Beschäftigung ist, sich die energetischen Körpermerkmale die nicht 3. dimensional sichtbar sind, anzuschauen. Frauen können ihren energetischen Penis wahrnehmen und Männer ihren Busen und ihre Vulva (wenn Sie z.B. nackt in der Badewanne liegen, schließen Sie die Augen und fokussieren Sie sich mit dem 3. Auge auf ihre ätherischen Genitalien – die meisten sehen oder fühlen sie).

Der 2. und der 3. Körper sind der Emotional- und der Mentalkörper. Diese sind bei der Geburt fast leer (ohne Programmierung) – nur einzelne karmische Mustereinheiten sind vorhanden. Es sind vergangene Gefühle oder Gedankenstrukturen, die durch unsere Seele für diese Inkarnation ausgewählt wurden, um sie einem erneuten Lernprozess zu unterziehen. Dieses ausgewählte Lernprogramm, Karma genannt, ist dazu konzipiert ähnliche Umstände in unser Leben hineinzuziehen wie die, die wir in einem vergangenen Leben nicht im Einklang und Führung mit unserer Seele gelebt haben. Alle Entscheidungen, ob mental oder emotional, die nicht in Seelenführung, in Liebe getroffen wurden, müssen in ähnlicher Weise wieder erlebt werden. So haben wir erneut die Chance uns diesmal durch die innere Göttlichkeit führen zu lassen und die Entscheidungen aus Liebe, Mitgefühl, Freiheit und Bewusstsein zu treffen. Je mehr wir uns durch das Ego und die scheinbar persönliche freie Wahl lenken lassen, desto öfters wiederholen sich die karmischen Situationen und werden immer schmerzhafter und offensichtlicher. Es funktioniert nicht in der Weise, dass wir eins zu eins alles wiedererleben, was wir nicht in unserer Seelenwahrheit gelebt haben. Ein Mörder aus vergangener Zeit wird jetzt nicht selber ermordet, sondern er wird in seinem jetzigen Leben geliebte Menschen durch Mord verlieren, um sich des Wertes eines Lebens bewusst zu werden. In gewissem Sinne funktioniert es nach dem biblischen Motto „Auge für Auge, Zahn für Zahn“ aber in einer verfeinerten

Form. Der Rest des leeren Emotional- und Mentalkörpers ist jetzt in der neuen Inkarnation frei zu gestalten. Manche Holons haben ein anderes Programm geschaltet, eines z.B. in dem der Mentalkörper nicht aktiviert ist, also nicht gelebt wird. Im Holon der Erde oder im Holon der meisten Tiere ist der Mentalkörper nicht aktiv, also nicht lebbar. In manchen Wesen, wie in Kristallen und Pflanzen, ist weder der Emotional- noch der Mentalkörper aktiviert, dafür aber alle höheren Spiritualkörper, also eine andere Programmierung. Jede Holonstruktur auf dieser Erde ist ein multidimensionales Programm, dass jede beliebige Körperform manifestieren kann. Die Struktur des Holons ist für alle gleich, für Kristalle, Pflanzen, Tiere, Menschen, Planeten oder Sonnen, u.s.w., für alle Wesen in Lernprozessen. Es kommt immer nur darauf an, welche Teile des Programmes aktiviert werden um einen bestimmten, physischen Körper oder bestimmte Lernprozesse zu erschaffen. Hier muss gesagt werden, dass der Mensch das größte Potential, also Entwicklungsmöglichkeiten, von allen Wesen auf diesem Planeten hat. Im mensch-menschlichen Holon wurde jetzt feierlich das ganze 12 dimensionale Spektrum aktiviert.

Der Astralkörper ist die 4. Schicht unseres Holons und ist jetzt die Ebene, in die wir uns global hineinentwickeln. Wir erleben jetzt als Schwerpunkt, die Öffnung des Herzens und der Herzqualitäten auf 4. dimensionaler Ebene. Wir sind in diesem neuen Lichtkörperprozess aufgefordert, die niederen 3 Körper Physis, Emotion und Ego, durch die Liebe, in einen Liebeskörper oder Lichtkörper zu transformieren. Die Zelle des physischen Körpers wird sich nur dann transformieren lassen wenn Herzensliebe sie erfüllt. Wir werden vehement aufgerufen auf allen Ebenen zu lieben, anzunehmen, uns selbst und Andere, ohne zu verurteilen, beurteilen oder zu werten. In der dunklen Zeit war es uns kaum möglich höheres als den Astralkörper, die Ebene des Herzchakras, zu erreichen. Die meisten Menschen lebten (und leben immer noch) auf niederster Bewusstseinsebene. Sie bewegen sich in ihren Erfahrungen und in ihrem Bewusstsein ausschließlich im physischen oder im emotionalen Körper (erstes und zweites Chakra). Der Rest der Menschheit hängt seit einiger Zeit im 3. Chakra, Ego-Mentalkörper. Nur einige wenige wagten den Vorstoß in die Herzebene – Astralkörper. Somit ist momentan der Astralkörper, in Verbindung mit dem Herzchakra, für die Massenlichtbewegung von immenser Wichtigkeit.

In den vergangenen Jahrtausenden und auch noch heute, trennt der Schleier des Vergessens nicht nur die lichten von den materiellen Welten, sondern es ist auch eine Schutzmembrane. Sie verhindert, dass unsere starken emotionalen Energien des Hasses, der Wut, der Zerstörung, des Schmerzes, der Verzweiflung aber vor allem die Emotionen der Angst weitläufigere Beeinflussungen hätten auf die Lichtwelten des höheren Bewusstseins. Die höheren Dimensionen brauchen einen Schutz vor den niederen Welten, denn nichts in diesem Universum ist isoliert. Ohne diesen Schutz würde jede unserer illusionären Aktionen, Reaktionen und Überzeugungen, Einfluss auf die höheren Sphären haben. Dies hätte katastrophale Auswirkungen – es wäre wie eine Erschütterung in anderen Realitäten. Deswegen dürfen wir diesen Schutzschleier nur als Lichtkörperbewusstsein während unseres bevorstehenden Aufstiegs durchbrechen. Wir sollten nicht vergessen, dass die parallelen Welten der Dualität weiterhin in Abtrennung von den lichten Welten, ihre Erfahrungen sammeln werden und große Mengen an zerstörerischen Emotionen produzieren werden.

Unsere fünfte Auraschicht, das Ätherische Negativ, ist der Bauplan des Ätherkörpers. Aus dieser Ebene, die wiederum unseren physischen Körper durchdringt und sich weit bis außerhalb des Körpers ausdehnt, bezieht die elektromagnetische Schicht ihre Informationen. Hier sind wiederum energetische Baupläne für jedes physische Organ auf 6. dimensionaler Ebene. (siehe BILD 10: Holon. Die angeführte Zeichnung gilt zur Gänze für die Zusammensetzung aller Holons hier in der 3. und 4. Dimension.)

Der nächste Körper des Aurafeldes ist der himmlische Körper der unmittelbar mit dem Astralkörper verbunden ist. Es ist die Schicht, durch die beständig bedingungslose Liebe fließt und – schwingungsmäßig reduziert – an den Astralkörper weitergegeben wird. Unsere Körper sind wie Stufen, durch die göttliche Energie geleitet wird, um sich von Stufe zu Stufe zu verdichten, so dass wir es letztendlich in unserem physischen Körper annehmen können. Wäre dem nicht so, würden unsere physischen Zellen verbrennen. Die Energie der himmlischen Ekstase wird immer tiefer geschwungen um über die bedingte Liebe bis tief in unsere emotionalen Körper einzudringen. Hier wird emotionale Liebe erzeugt – es ist die niederste Form der göttlichen Liebe!

In früheren Zeiten war der letzte bekannte Körper, der Ketherische. Dieser Körper beinhaltet alle vergangenen Leben des Holons. Hier ist gewissermaßen unsere gesamte Holonvergangenheit dokumentiert. Aus dieser persönlichen **AKASHAKRONIK** lesen Menschen mit aktivem dritten Auge mittels eines **READINGS** die Informationen aus vergangenen Leben.

Das MH **„REINIGUNG FÜR FREMDBESEELUNGEN IM AUSGEBORGTEN HOLON: MENTALMUSTER“** eliminiert alle begrenzenden mentalen und mental-karmischen Muster, die im mensch-menschlichen Holon gespeichert sind und für die Fremdbeseelung, die es bewohnt, unbekannt sind. Sie können dieses MH für die Dauer von maximal einer Stunde installieren so oft Sie möchten. Nebenwirkungen sind, dass die Sicht der Dinge immer weiter und großzügiger wird und so ein übergeordneter Blickwinkel erreicht wird.

AKASHAKRONIK: *eine Art Bibliothek oder Speicherfestplatte, die alle Informationen eines bestimmten Lebenssystems, Körper, Planet, Galaxie, Universum, beinhaltet.*
READING: *Eine feinstoffliche Form des Lesens gespeicherter Informationen aus den verschiedenen Energiekörpern heraus. Der Holon wird mittels der Fokussierung durch das 3. Auge. wie ein Buch gelesen oder wie eine Festplatte abgerufen. Der Reader ist fähig sich zu jedem x-beliebigen Informationspunkt in der Vergangenheit des Holons einzuhaken.*

REINIGUNG FÜR FREMDBESEELUNGEN IM AUSGEBORGTEN HOLON: MENTALMUSTER

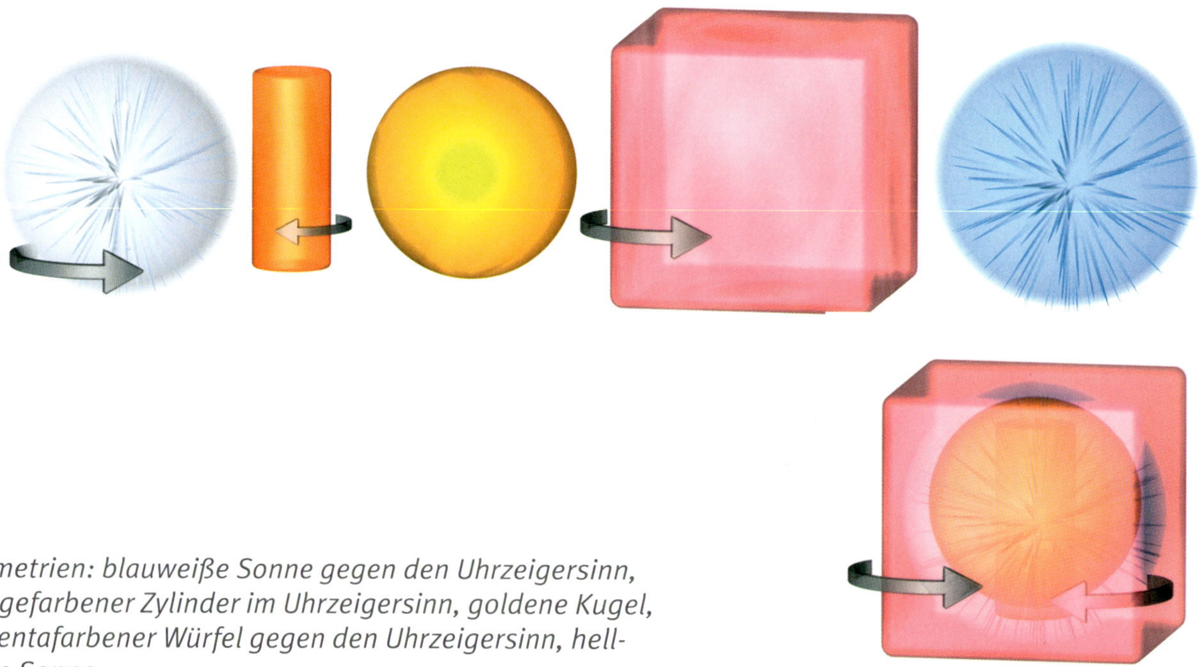

Geometrien: blauweiße Sonne gegen den Uhrzeigersinn, orangefarbener Zylinder im Uhrzeigersinn, goldene Kugel, magentafarbener Würfel gegen den Uhrzeigersinn, hellblaue Sonne

REINIGUNG FÜR FREMDBESEELUNGEN IM AUSGEBORGTEN HOLON: EMOTIONALMUSTER

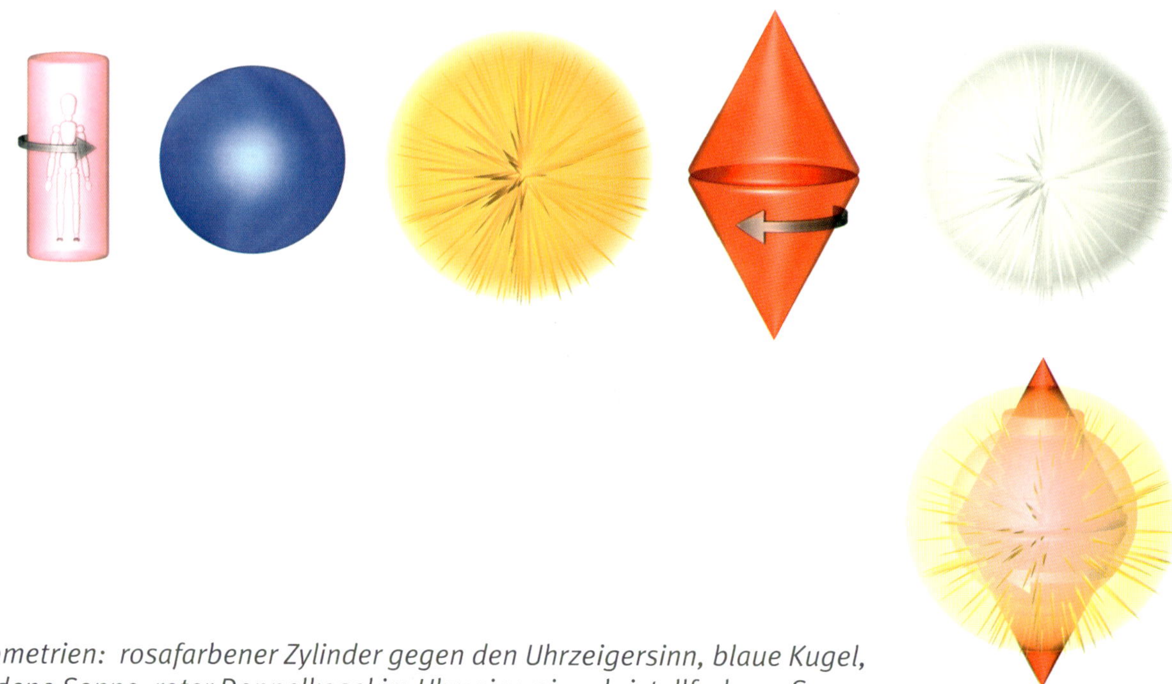

Geometrien: rosafarbener Zylinder gegen den Uhrzeigersinn, blaue Kugel, goldene Sonne, roter Doppelkegel im Uhrzeigersinn, kristallfarbene Sonne

Das MH „**REINIGUNG FÜR FREMDBESEELUNGEN IM AUSGEBORGTEN HOLON: EMOTIONALMUSTER**" eliminiert alle emotionalen und emotional-karmischen Muster, die im mensch-menschlichen Holon gespeichert sind und für die Fremdbeseelung, die es bewohnt, unbekannt sind. Installieren Sie dieses MH für die Dauer von maximal einer halben Stunde und wiederholen Sie dies maximal alle 3 Tage. Eine Nebenwirkung ist immer stärker werdende Emotionslosigkeit. **Wichtig:** Wenn das Herzchakra zugleich geschlossen ist, wird der Mensch gefühlskalt. In diesem Fall ist es höchst notwendig, das Herzchakra vorher zu reinigen, zu klären und zu öffnen (siehe dazu z.B. das MH „CHAKREN KLÄRUNG UND STABILISIERUNG") .

Diese Vergangenheitsinformationen bekommt man nicht nur in Readings, sondern auch in Rückführungen mit oder ohne Hypnose. In Wahrheit zeigt sich die Information des gesamten Holons auch in astrologischen Berechnungen, dem sogenannten Horoskop, oder im sehr informativen Human Design System. Aber es zeigt sich auch teilweise in der Physis z.B. in den Linien der Hände, die man mittels der Handlesekunst dechiffrieren kann oder in unserer DNA.

In früheren Zeiten waren es nur Menschen mit angeborenen, feinstofflichen Fähigkeiten, Menschen gesegnet mit der Kraft des Dritten Auges, also Seelen die schon sehr weise und alt waren, die diese Informationen überhaupt anzapfen konnten. Heutzutage ist es jedem möglich das dritte Auge zu aktivieren und feinstofflich wahrnehmen zu lernen.

Seit 1987 wurde uns die Möglichkeit eröffnet, die uns unbekannten letzten 5 Körper, der insgesamt 12, zu erfahren. In uns Allen wurden ausnahmslos alle Chakrentore und ihre vielen Schichten geöffnet. Es ist nur an uns, sie zu betreten und zu erkunden. Jedes Chakra ist auf 12 Ebenen ein Tor in die jeweilige Energieschicht, die uns umgibt. Jedes Tor ist wie eine Schleuse, durch welche die Energie des höherschwingenden Körpers in die nächste Körperschicht eines niedriger schwingenden Körpers reduziert wird. Alle 12 Tore eines einzigen Chakras bedeuten 12 Einweihungen, oder 12 Lernfacetten, des grundlegenden Chakrenthemas. Somit haben wir zum ersten Mal, seit dem letzten Untergang von Atlantis, die Möglichkeit alle Inhalte auf allen 12 Ebenen (12 Dimensionen), durch die jeweilige 12-stufige Verfeinerung, unser Gesamtpotential 12 x 12 = 144 endlich zu leben. Welche aufregende Zeit ist die jetzige! Dieses bedeutet, dass jedes Chakra eine 12-teilige Realität beinhaltet, so z.B. das 3. Chakra, repräsentierend die Macht des Egos oder der Persönlichkeit, hat 12 verschiedene Erfahrungsebenen. Da jede der 12 Holonschichten mit einer der 12 Hauptchakren verbunden ist, ist es wichtig zu erkennen, dass unser Körperholon nur ein Abbild der 12 göttlichen Dimensionen ist.

Der größte Teil karmischer Muster wurde seit dem Jahr 2000 aufgelöst. Manche dieser Muster sind jedoch „hängen geblieben“ Vor allem sind dies Muster, die genetisch in uns verankert sind. Dies gilt für alle karmischen Einflüsse aus der Vergangenheit, die mit außerirdischen Kulturen zu tun haben, bzw. deren Genetik im menschlichen Holon implantiert wurde, wie die Kulturen der Sirianer, der Pleyadier, der Kultur aus Atlantea, usw.. Für die Lösung dieser karmischen Muster haben wir sehr wertvolle MH gechannelt.

Die **„REINIGUNGSKAMMER: SIRIANISCHES KARMA“** reinigt das menschliche Holon, welches sirianische Genetik trägt. Gelöscht werden Erinnerungen der Manipulation, des Benutztwerdens, des „Über-einen-hinweg-entschieden-werdens“, sowie alle Emotionen, die damit zusammenhängen, wie Angst, Opfertum, Unfreisein, Kleinsein, Unfähigsein, Ergebensein, usw.. Dieses MH kann auch für alle fremden Wesen, wie Leonide, Kristalloide, Delphinwesen aus Ozeanus, usw. benutzt werden, denn sie stammen alle aus dem System Sirius. Bei diesen Wesen werden die sirianischen Prägungen im Holon gereinigt.

REINIGUNGSKAMMER: SIRIANISCHES KARMA

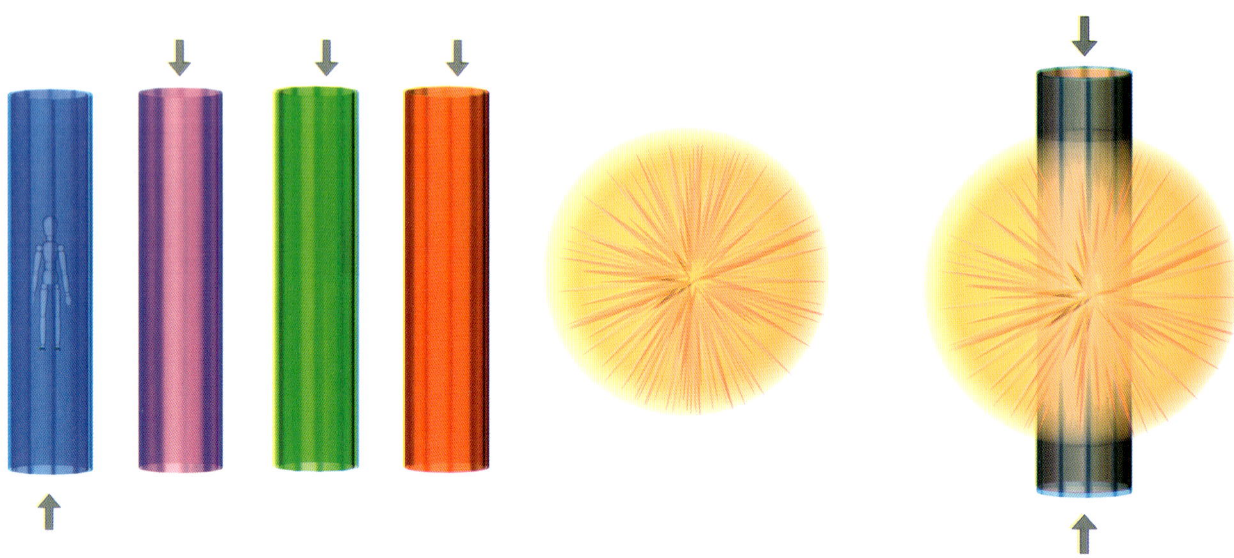

Geometrien: hellblauer Lichtstrahl von der Erdmitte bis in den Himmel, violetter, grüner Lichtstrahl und roter Lichtstrahl vom Himmel bis in die Erdmitte, orange-/rosafarbene Sonne

Das MH schafft einen geometrischen Lichtraum, der alle 10–12 Tage, während der Nacht, für eine Stunde programmiert wird. Dabei sollte man liegen und am besten die sirianischen Engelwesen um Unterstützung bitten. Während, oder nach Deaktivierung dieser Lichtkammer, d.h. nach einer Stunde, kann man ohne weiteres einschlafen.

Die „**REINIGUNGSKAMMER: PLEYADISCHES KARMA**“ ist für Mensch-Menschen, die in Lemurien inkarniert waren, aber auch für all jene, die ein mensch-menschliches Holon ausgeborgt haben, das lemurische Inkarnationen hatte.

Aktivieren Sie diese Kammer vor dem Schlafengehen für die Dauer von einer Stunde. Sie können diesen Vorgang alle 14 Tage wiederhohlen, bis Sie keine Nebenwirkungen mehr spüren.

Die „**REINIGUNGSKAMMER: ATLANTISCHES KARMA**“ löscht karmische Machtmuster, Mutlosigkeit, Einfluss durch schwarze Magie, telepatischen Terror und mentale Manipulationen aus der atlantischen Zeit. Das gilt für alle Holons, ob Eigen- oder ausgeborgt, die in Atlantis inkarniert waren.

Aktivieren Sie diese Kammer vor dem Schlafengehen für die Dauer von einer Stunde. Sie können den Vorgang alle 14 Tage wiederholen, bis keine Nebenwirkungen mehr spürbar sind.

5. Mer*Ka*Ba – Wir sind Alle nach Gottes Angesicht erschaffen.

Bedeutet es, das wir alle Gott ähnlich sehen? Das wissen wir nicht, denn Gott ist so licht das keiner seine „Form“ jemals gesehen hat. Mit diesem Satz ist gemeint, dass wir alle die selbe Struktur haben wie Gott – eine Mer*Ka*Ba-Struktur. Alles was ist, hat eine Mer*Ka*Ba. Jede Zelle Ihres Körpers, jedes Tier, jede Pflanze, jeder Stein, die Erde, die Planeten, die Galaxien und unser Universum,... Die Mer*Ka*Ba erhält Sie am Leben! Sie ist multidimensional und verbindet Sie durch alle Dimensionen Ihres Seins hindurch, wie ein Energienetz mit der göttlichen Quelle. Durch dieses Energienetz sind Sie auch mit allen Lebewesen, allem was ist, verbunden. Die Mer*Ka*Ba ist gleichzeitig unser multidimensionales Gefährt. Sie erschafft die Möglichkeit uns durch Raum und Zeit, sowie Raum- und Zeitlosigkeit zu bewegen – somit interdimensional. Die innersten Mer*Ka*Ba-Schichten, die sogenannte Aura, bilden unseren Holon. Der Eintritt in den Holon ist das 8. Chakra (Seelenstern) und der Austritt (Erdenstern) ist unter den Füßen. Die Holonstruktur ist auf die Geometrien innerhalb des Doppeltetraeders begrenzt, welcher der Kern unseres Mer*Ka*Ba-Lichtvehikels ist. **(Siehe Bild 12: Mer*Ka*Ba und Bild 13: 7 und 14 Chakrensys-**

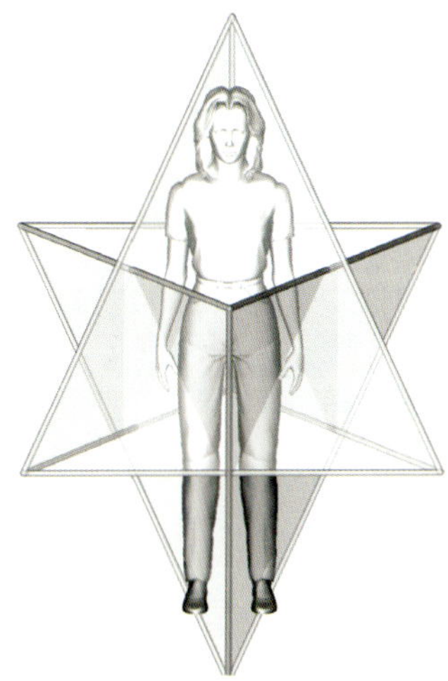

BILD 12: MER.KA.BA.

REINIGUNGSKAMMER: PLEYADISCHES KARMA

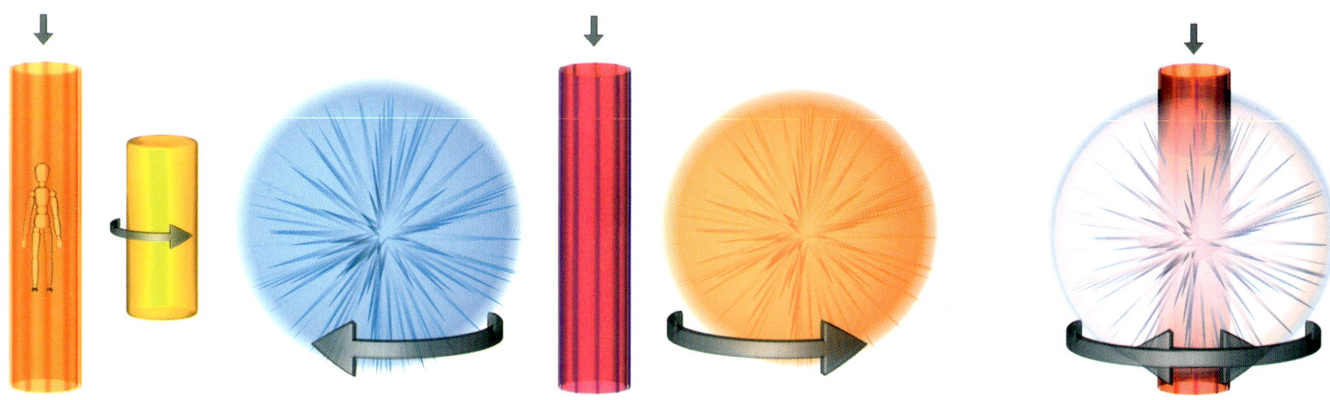

Geometrien: orangefarbener Lichtstrahl vom Himmel bis in die Erdmitte, goldener Zylinder gegen den Uhrzeigersinn, hellblaue Sonne im Uhrzeigersinn, magentafarbener Lichtstrahl vom Himmel bis in die Erdmitte, orangefarbene Sonne gegen den Uhrzeigersinn

REINIGUNGSKAMMER: ATLANTISCHES KARMA

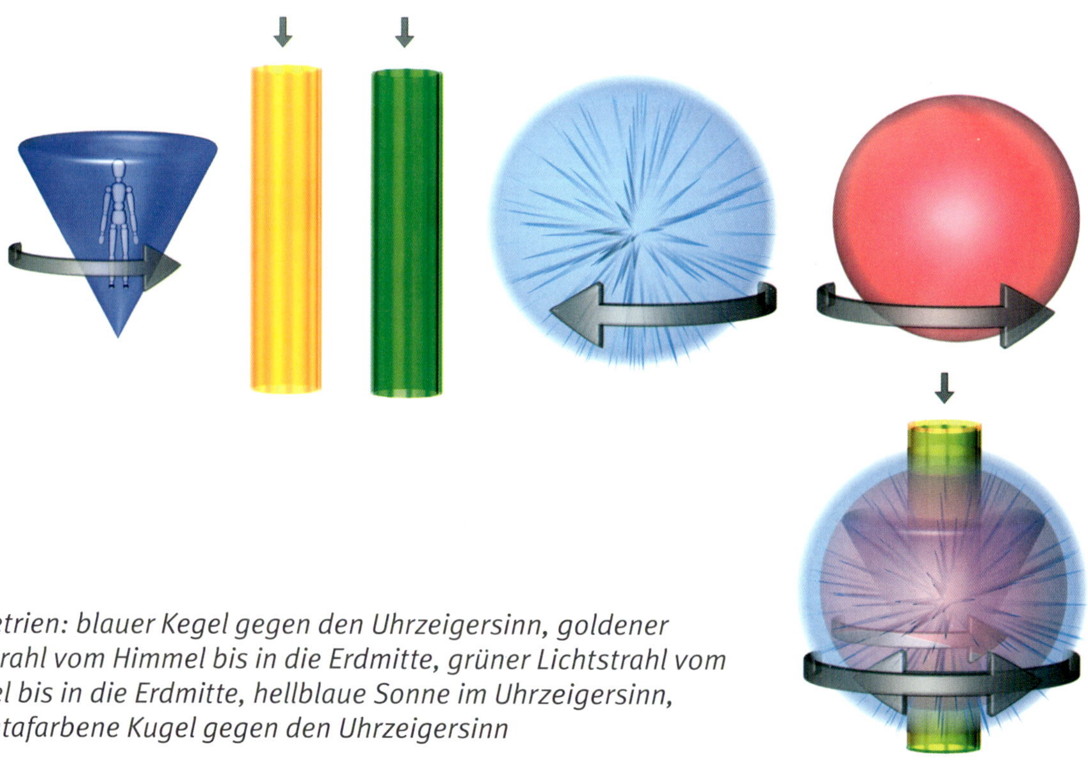

Geometrien: blauer Kegel gegen den Uhrzeigersinn, goldener Lichtstrahl vom Himmel bis in die Erdmitte, grüner Lichtstrahl vom Himmel bis in die Erdmitte, hellblaue Sonne im Uhrzeigersinn, magentafarbene Kugel gegen den Uhrzeigersinn

BILD 13: 7 UND 14 CHAKRENSYSTEM

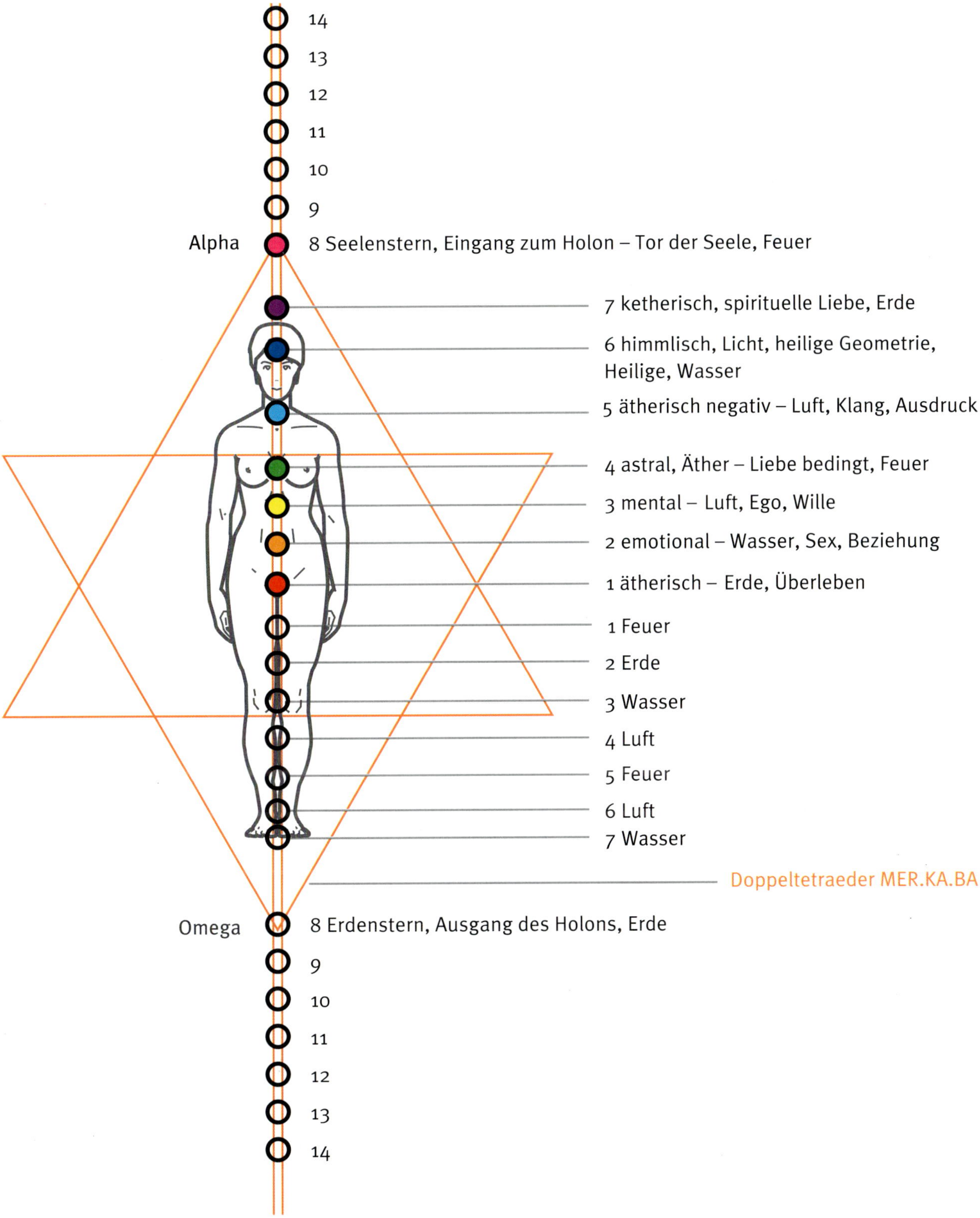

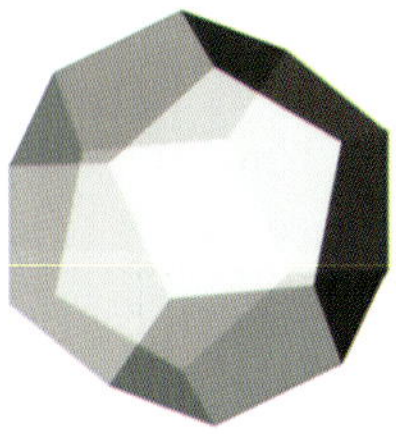

BILD 14: *Dodekaeder*

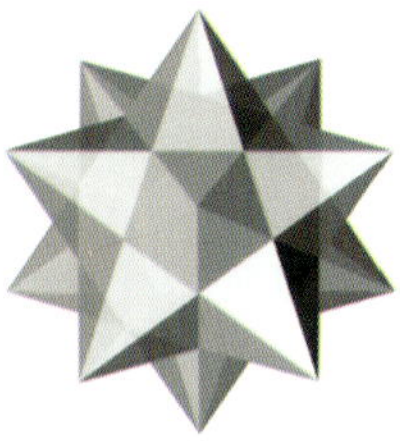

BILD 15: *sternförmiger Dodekaeder*

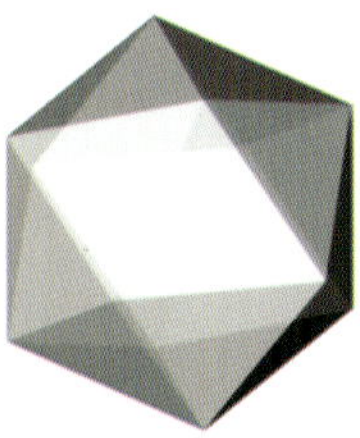

BILD 16: *Ikosaeder*

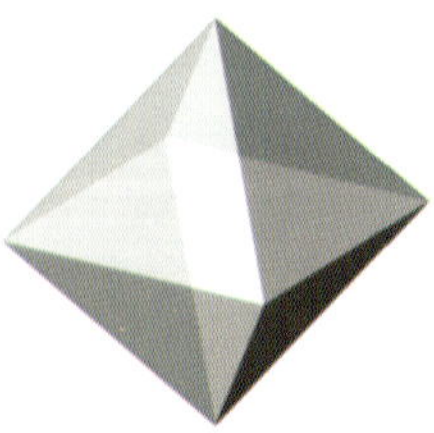

BILD 17: *Oktaeder*

tem, hier zeigen wir das alte Chakrasystem auf der 7 basierend. Das 12 Chakrensystem bearbeiten wir detailliert im 2. Band.)

Außerhalb dieses Doppeltetraeders (Sechssternform) existieren noch viele, mindestens 12 weitere geometrische Energienetze. Jedes Energienetz hat seine eigene Geometrie und Programmierung. So ist das Netz welches mit dem 8. Chakra verbunden ist, bestehend aus Dodekaedern (**Bild 14**), auch bekannt als das Christusnetz. Die Geometrien, die sich mit dem 9. Chakra verbinden sind sternenförmige Dodekaeder (**Bild 15**). Die Formen verbunden mit dem 10. Chakra bestehen aus Ikosaedern (**Bild 16**), und das letzte Netz verankert im 11. Chakra besteht aus Oktaedern (**Bild 17**). Es sind multidimensionale Formen in denen sich die genannten Strukturen netzartig aneinander reihen.

Diese Mer*Ka*Ba-Struktur ist bezeichnend für unser Universum. Jedes Universum hat seine eigene Mer*Ka*Ba. Dadurch kann man auch andere Wesen aus anderen Universen gleich erkennen. So z.B. basiert unser Universum auf einer Triade = 3, 12 und 13. Diese 13 gibt unmittelbar einen Hinweis über unsere universelle Verbindung mit dem Partneruniversum 4. Dieses Partneruniversum basiert auf der 4, 8 und 12 (diese 12 weist zurück zu uns 1+2=3). Die Mer*Ka*Ba-Struktur von Universum 4 und allen Wesen die dort beheimatet sind, ist vollkommen unterschiedlich zu uns. Da viele Universen existieren, gibt es auch unterschiedliche Mer*Ka*Ba-Strukturen, die jeweils ein komplexes Entwicklungsprogramm bedeuten. Hiermit möchten wir sagen, dass unsere göttliche Quelle, unser lokales Universum, sich in bestimmten Parametern und Schwerpunkten entwickelt. Die Impulse für seine Entwicklung bekommt es aus der „kreativen Masse“ einerseits, aus dem Partneruniversum 4 andererseits, aber vor allem und hauptsächlich durch die Seinsprogramme Metatrons. In der selben Form entwickelt sich auch jede Galaxie. So ist z.B. unsere Galaxie, die Milchstraße, evolutionär verbunden mit der Partnergalaxie Andromeda. Wenn wir noch weiter gehen, ist unser Sonnensystem evolutionär verbunden mit dem Partner Sonnensystem in den Pleyaden, Maya. Letztendlich ist die Erde als Planet mit dem Planeten Uranus in evolutionärer Partnerschaft verbunden.

Nun, unsere universelle Mer*Ka*Ba-Struktur spiegelt sich auch in unserem Inneren. Eine wichtige Mer*Ka*Ba-Struktur ist in Kleinformat verankert in der Hypophyse, eine weitere im Herzchakra und eine dritte im Perineum (Wurzelchakra). Die Mer*Ka*Ba, oder auch Lichtkörper genannt, ist sozusagen unser Entwicklungs- und Seinsprogramm und gleichzeitig unser Bewusstseinsspeicher. Alles jemals zu allen Zeiten und an allen Orten dimensional Erlebte wird hier gespeichert.

Das MH „**ZUGANG ZUR GESAMTEN SPEICHERUNG DER MER*KA*BA**“ ist wie ein Schlüssel zur Akasha Chronik (Archiv) der eigenen Seele. Sie müssen diese Geometrie außerhalb des Holons und außerhalb der doppeltetraedalen Struktur der eigenen Mer*Ka*Ba einprogrammieren. Lassen Sie die Geometrie so lange verankert, bis Sie im täglichen Leben, oder auch im Meditations- und Channelingzustand merken und fühlen, dass immer mehr Wissen in Bildern, Gedanken oder Worten aus scheinbar unbekannter Quelle in Ihr eigenes Bewusstsein einfließt. Sie können diese Geometrie auch für immer in die Mer*Ka*Ba-Struktur einklinken, wenn Sie alles über sich aus allen Zeiten erfahren wollen. Natürlich können Sie, bei Anzeichen der Überforderung, da Sie ja 24 Stunden täglich mit eigenen Informationen überflutet werden, die Geometrie wieder aus Ihrer eigenen Mer*Ka*Ba herausnehmen.

Dieses MH ist ausschließlich für Wesen mit universeller, lokaler Mer*Ka*Ba-Struktur (Anmerkung: alle außeruniversellen Wesen haben eine andere Mer*Ka*Ba-Struktur) geeignet.

ZUGANG ZUR GESAMTEN SPEICHERUNG DER MER*KA*BA.

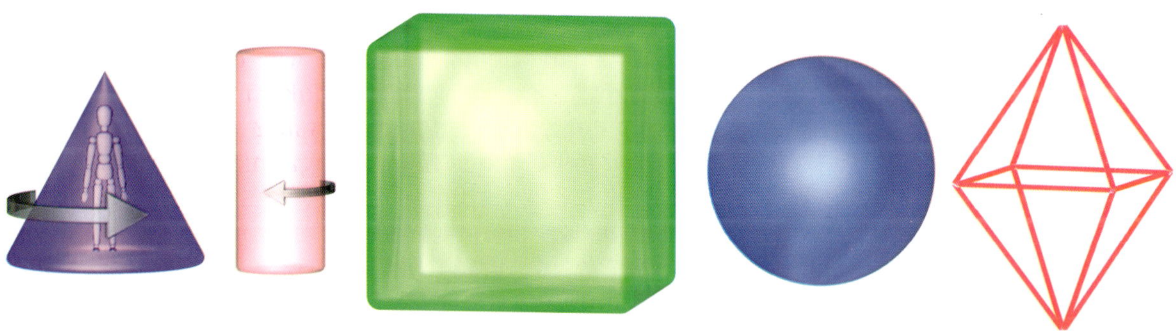

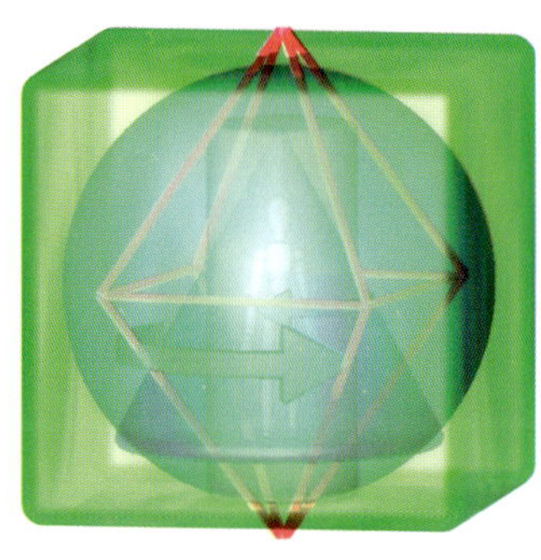

Geometrien: violetter Kegel gegen den Uhrzeigersinn, rosafarbener Zylinder im Uhrzeigersinn, grüner Würfel, blaue Kugel, weinrote 4-seitige Doppelpyramide aus 8 Lichtstreben

***: *Der* 4. dimensionale vordere Aspekt** *wird jeweils gereinigt.*

In den Hl. Geometrien (Mer*Ka*Ba) sind aber auch unsere Entwicklungsparameter festgelegt an denen wir uns in jeder beliebigen Inkarnation orientieren sollen. Die Mer*Ka*Ba ist nicht nur ein Programm, sondern auch unser kreatives Mitschöpferpotential. Wir können uns durch diese Struktur sowohl interdimensional ganzkörperlich bewegen, als auch auf jeder Ebene schöpfen und durch die Zeit vor und zurück reisen. In der 4. Dimension (jetzt) werden wir immer fähiger mentale Programmierungen in der Mer*Ka*Ba zu verankern, um unsere Realität und unsere Umstände zu verändern. Es ist ein kleiner Vorgeschmack auf unsere 5.-dimensionalen Fähigkeiten! Erst wenn wir diese Mer*Ka*Ba vollständig aktivieren und verstehen, werden für uns auch ganzkörperliche Reisen nur ein Spiel sein. Vielleicht gibt es in nächster Zeit Mer*Ka*Ba-Fahrschulen? Manche behaupten, dass es die schon gibt. Einigen Menschen gelingt es schon in neuester Zeit, die Informationen der Mer*Ka*Ba anzuzapfen um sie für das eigene Verständnis und die eigene Bewusstseinsentwicklung zu benutzen.

Vieler Orts entstehen Mer*Ka*Ba-Kurse, die mittels unterschiedlicher Techniken die Geometrien aktivieren. Doch wir haben festgestellt, dass obwohl die Aktivierung ein leichtes ist, der ganze Prozess bei den meisten Menschen vollständig instabil bleibt. Es ist unmöglich eine aktive Mer*Ka*Ba beständig zu erhalten, solange grundlegende Voraussetzungen nicht vorhanden sind. Primär muss mindestens das Herzchakra permanent offen sein, aber auch die restlichen oberen Chakren müssen sich weitgehend aktivieren. Weiters sind Verzerrungen im Doppeltetraeder zu heilen und auszugleichen, denn ansonsten ist die pulsierende Vibration der sich drehenden Geometrien nicht im Lot. Dies bedeutet, die Verzerrungen im oberen Sonnentetraeder, die mit noch nicht gelösten Vaterproblematiken und mit der eigenen Männlichkeit zusammenhängen, müssen geheilt werden. Genauso verhält es sich mit den blockierenden Verzerrungen im Erdtetraeder, die mit Weiblichkeit und Mutterproblematik zu tun haben. Diese Verzerrungen hängen unmittelbar mit den niederen Mustern im Emotionalkörper und im Mentalkörper zusammen, aber auch mit den karmischen Programmierungen im Ketherischen Körper. So kommen wir wieder zum Anfang des gesamten Systems. Nur wenn der Holonkörper einigermaßen klar, die Chakren offen, der Seelen und Erdenstern aktiviert (die Tore in die doppeltetraedale Struktur) und wenn Stabilität und Erdung vorhanden ist, dann erst ist es möglich die Mer*Ka*Ba-Aktivierung mühelos aufrechtzuerhalten.

Aus diesem Grund wurden uns viele MH gegeben, die Sie in diesem Buch finden können. Sie alle dienen dazu, ein intaktes, aktives Mer*Ka*Ba-Vehikel zu erzeugen, denn diese Geometrie ist die Energieform, durch die sich unser vollständiges Bewusstsein zeigt!

CHAKREN KLÄRUNG UND STABILISIERUNG 1-5 *

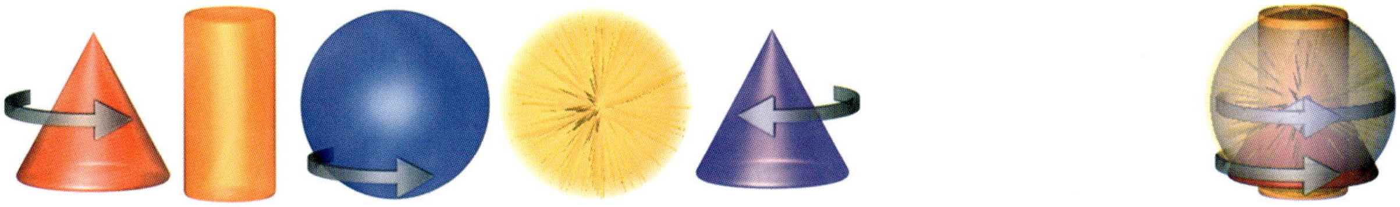

PERINEUM: roter Kegel gegen den Uhrzeigersinn, orangefarbener Zylinder, blaue Kugel gegen den Uhrzeigersinn, goldene Sonne, violetter Kegel im Uhrzeigersinn

SCHAMBEINHÖHE: goldener Würfel, klarer Doppelkegel, blaue Kugel gegen den Uhrzeigersinn, rosafarbene Sonne, roter Kegel gegen den Uhrzeigersinn

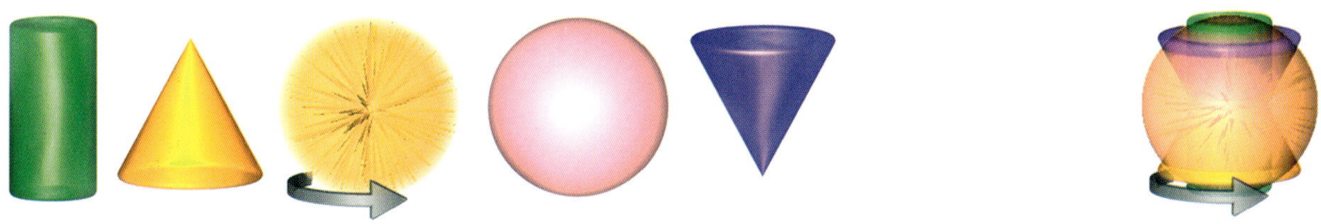

NABEL: grüner Zylinder, goldener Kegel, goldene Sonne gegen den Uhrzeigersinn, rosafarbene Kugel, violetter Kegel

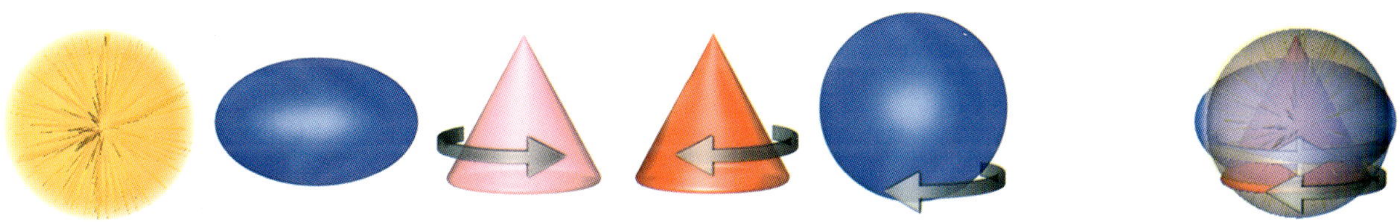

BAUCHSPEICHELDRÜSE: goldene Sonne, blaues Oval, rosafarbener Kegel gegen den Uhrzeigersinn, roter Kegel im Uhrzeigersinn, blaue Kugel im Uhrzeigersinn

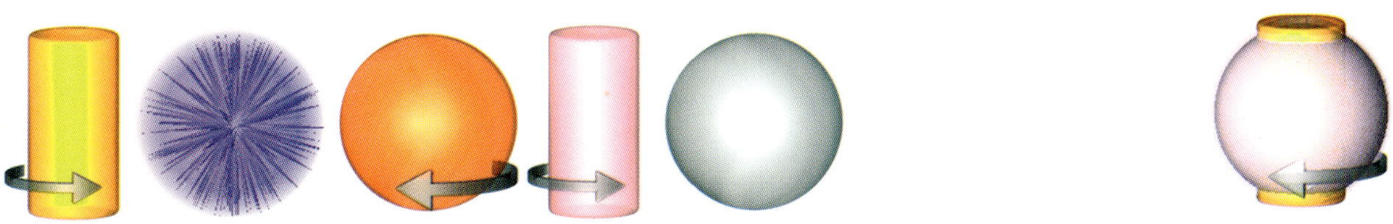

NEBENNIEREN: goldener Zylinder gegen den Uhrzeigersinn, violette Sonne, orangefarbene Kugel im Uhrzeigersinn, rosafarbener Zylinder gegen den Uhrzeigersinn, klare Kugel

CHAKREN KLÄRUNG UND STABILISIERUNG 6-10

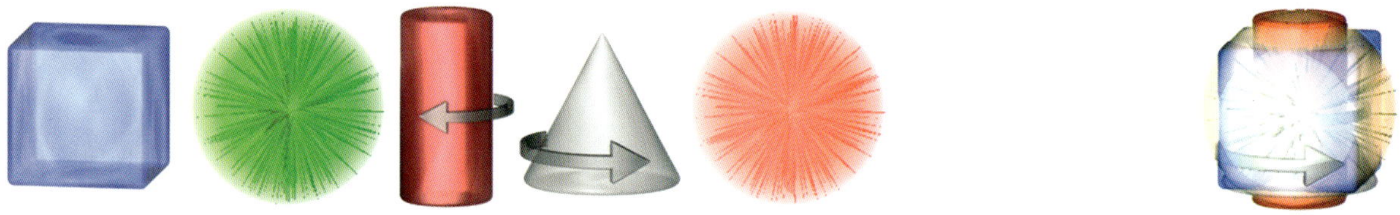

HERZ: blauer Würfel, grüne Sonne, weinroter Zylinder im Uhrzeigersinn, klarer Kegel gegen den Uhrzeigersinn, rote Sonne

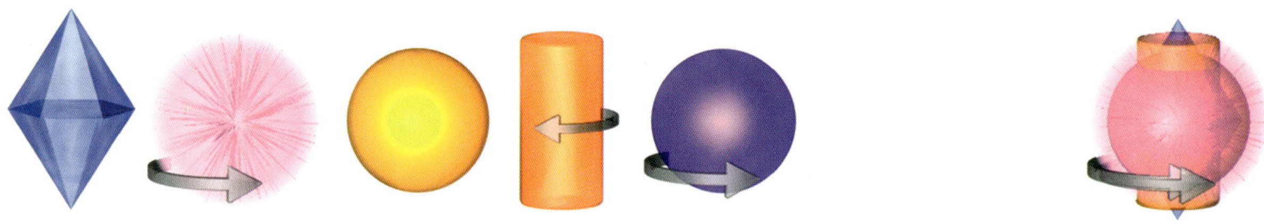

THYMUSDRÜSE: blaue 6-seitige Doppelpyramide, rosafarbene Sonne gegen den Uhrzeigersinn, goldene Kugel, orangefarbener Zylinder im Uhrzeigersinn, violette Kugel gegen den Uhrzeigersinn

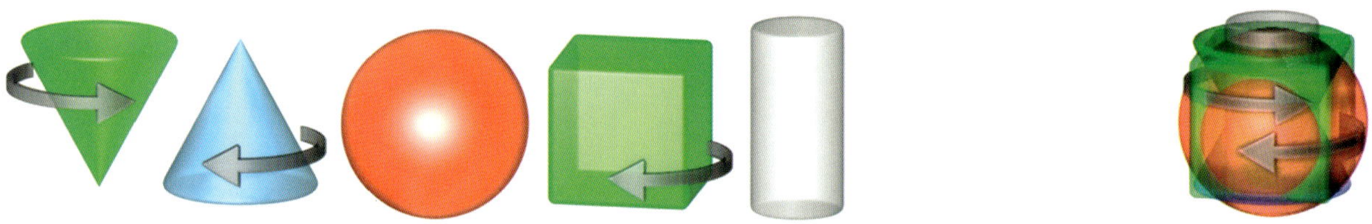

NEBENTHYMUSDRÜSE: grüner Kegel gegen den Uhrzeigersinn, hellblauer Kegel im Uhrzeigersinn, rubinrote Kugel, grüner Würfel im Uhrzeigersinn, kristallfarbener Zylinder

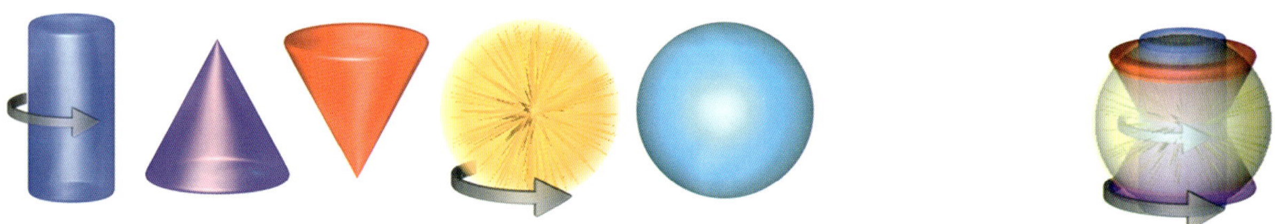

SCHILDDRÜSE: blauer Zylinder gegen den Uhrzeigersinn, violetter Kegel, roter Kegel, goldene Sonne gegen den Uhrzeigersinn, hellblaue Kugel

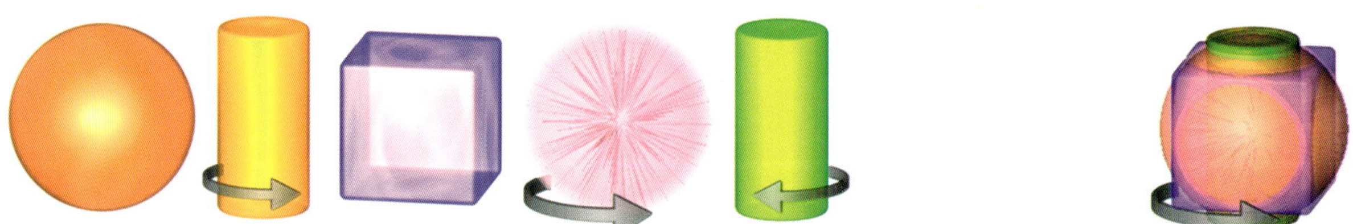

MEDULLA OBLONGATA: orangefarbene Kugel, goldener Zylinder gegen den Uhrzeigersinn, violetter Würfel, hellrosa-farbene Sonne gegen den Uhrzeigersinn, goldgrüner Zylinder im Uhrzeigersinn

CHAKREN KLÄRUNG UND STABILISIERUNG 11-13, ERDENSTERN UND SEELENSTERN

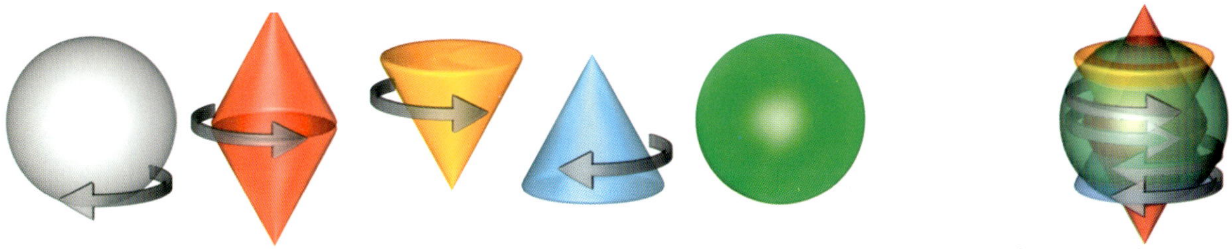

HYPOTHALAMUS: klare Kugel im Uhrzeigersinn, roter Doppelkegel gegen den Uhrzeigersinn, goldener Kegel gegen den Uhrzeigersinn, hellblauer Kegel im Uhrzeigersinn, grüne Kugel

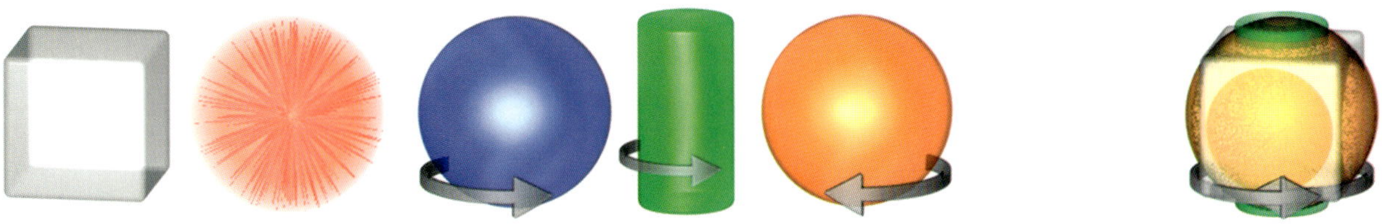

EPIPHYSE: klarer Würfel, rote Sonne, blaue Kugel gegen den Uhrzeigersinn, grüner Zylinder gegen den Uhrzeigersinn, orangefarbene Kugel im Uhrzeigersinn

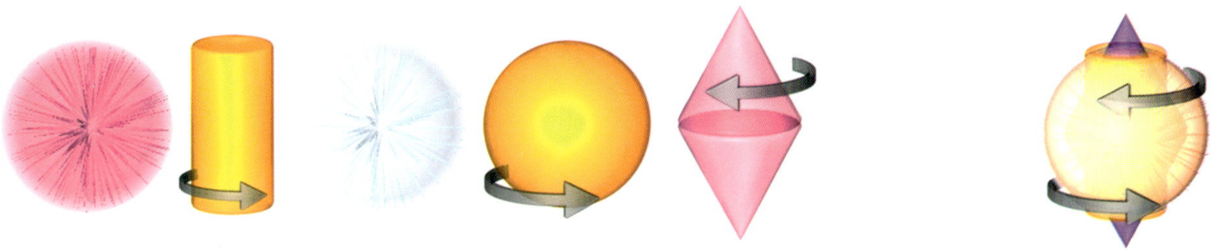

HYPOPHYSE: magentafarbene Sonne, goldener Zylinder gegen den Uhrzeigersinn, blauweiße Sonne, goldene Kugel gegen den Uhrzeigersinn, hellmagenta-farbener Doppelkegel im Uhrzeigersinn

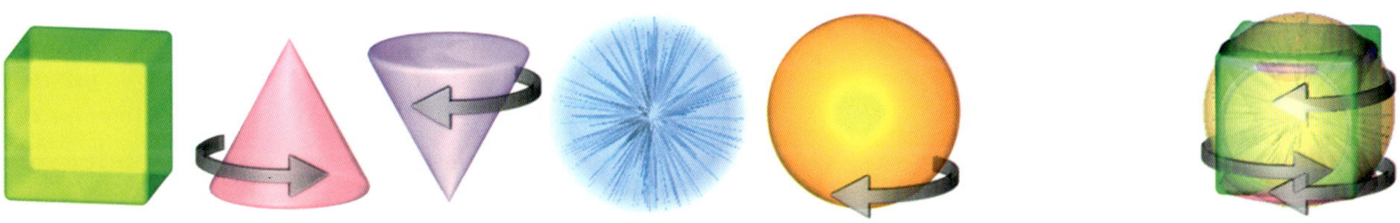

ERDENSTERN: goldgrüner Würfel, hellrosa-farbener Kegel gegen den Uhrzeigersinn, hellvioletter Kegel im Uhrzeigersinn, blaue Sonne, goldene Kugel im Uhrzeigersinn

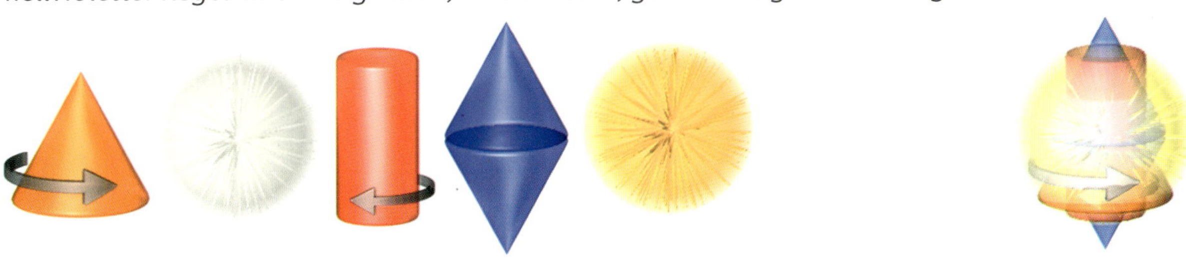

SEELENSTERN: orangefarbener Kegel gegen den Uhrzeigersinn, kristallfarbene Sonne, roter Zylinder im Uhrzeigersinn, blauer Doppelkegel, goldene Sonne

Die Geometrien **„CHAKREN KLÄRUNG UND STABILISIERUNG 1-13, ERDENSTERN UND SEELENSTERN“** können alle, eine nach der anderen, für jeweils 10 Minuten aktiviert werden, oder auch einzelne Chakren können bearbeitet werden. Geometrisches Arbeiten im Kopfbereich sollte nicht länger als 5 Minuten dauern, denn es können sonst Kopfschmerzen entstehen. Diese Muster sind für alle Arten von Holons, auch für Tiere, verwendbar. Sie können diese Technik täglich anwenden, wobei das Auspendeln oder Austesten der blockierten Chakren eine wesentlich effizientere Arbeitsweise erlaubt.

Die einzelnen Mer*Ka*Bas kann man auch gemeinschaftlich zusammenhängen – so wie wir auch mehrere unsere Computer zusammenhängen können, um einen Gruppenzugang zur Gruppeninformation zu bekommen. Andererseits kann man durch solche zusammenhängende Mer*Ka*Ba-“Clusters“ einen eigenen interdimensionalen Raum erschaffen, z.B. ein Lichtschiff oder eine Lichtstation oder gar eine Lichtstadt. Somit ist die zukünftige Bauform großer 6. dimensionaler Energiekomplexe nur durch die Aktivierung unseres vollständigen Mer*Ka*Ba-Bewusstseins möglich. Die Zukunft ist aus unserer Sicht nicht physikalisch- technisch, sondern eher bioenergetisch- technisch. Wir werden nicht in großen metallene Gehäusen durch die Galaxien fliegen, sondern in zusammengeschlossenen, eigenen bioenergetischen Strukturen durch die Zeitlosigkeit. Es ist so ähnlich wie es schon viele während einer Astralreise erfahren haben, in der außerkörperliche Wahrnehmungen als real empfunden werden. Wir werden in Zukunft auch nicht durch technische Geräte manifestieren, sondern durch das klare fokussieren unserer Bewusstseinskraft.

6. Aufgestiegene Meisterenergien

Alle Menschen auf diesem Planeten inkarnieren ausschließlich im selben Sinn und Ziel. Sie streben danach durch die Erfahrung vieler oder weniger Inkarnationen die Meisterschaft über die dritte und vierte Dimension zu erlangen. Dies bedeutet, jeder Mensch-Mensch strebt danach seinen Körper seine Emotionen und Gedanken vollständig unter Kontrolle zu haben. Anders ausgedrückt, heißt es auch, die Illusionen und Begrenzungen des Körpers, der Emotionen und der Gedanken durch die Freiheit der Liebe und der Einbindung in den göttlichen Willen, zu überwinden. Jeden Menschen, der solch eine Entwicklungsleistung erbringt, nennen wir auf der Erde spirituelle MeisterInnen, einen Guru oder einen Heiligen,... Es sind auf jeden Fall Menschen, die es zu Lebzeiten in dieser Dimension geschafft haben die nächste Entwicklungsstufe zu erreichen – die 5. Dimension. Diese sind die sogenannten Aufgestiegenen MeisterInnen.

In der Dichte der 3. Dimension war es in den vergangenen Jahrtausenden äußerst schwer möglich den Körper beim Aufstieg, das heißt Übergang in die 5. Dimension, mitzunehmen. Somit haben viele MeisterInnen ihren Körper hier zum Sterben überlassen müssen. Manche berühmte Wesen aus der Vergangenheit, allen voran Jesus und manche Dalai Lamas und Heilige, haben es aber so weit gebracht, ihr Bewusstsein zu ermächtigen den Körper schwingungsmäßig so stark zu erhöhen, dass keine physische Spur von ihnen auf der Erde geblieben ist. Das ist übrigens der Zustand den viele jetzt anstreben, der sich aber auch, bei vielen recht spontan durch die vollkommene Öffnung des Herzchakras erschaffen wird .

Alle MeisterInnen der Erde, das heißt menschlichen Ursprungs, sind unsere höchsten LehrerInnen und VorreiterInnen. Sie lenken unsere Evolution aus der 5. dimensionalen Ebene, dessen Zentrale Shambala ist. Dieser Ort existiert auf mehreren dimensionalen Ebenen und wird auf der Erde als Referenzpunkt auf jeder Dimension benutzt um die entsprechenden Kräfte, die uns unterstützen, zu sammeln. So existiert ein 5. dimensionales Shambala innerhalb der Erde, genauso wie ein 4. dimensionales auf der Erde und ein 6. dimensionales über der Erde als Lichtstadt. Es geht immer nach dem selben Prinzip: jede Realität existiert auf allen Ebenen.

Die Bewohner Shambalas sind nicht nur Wesen der Erde wie z.B. Meister Djawal Khul, Meister El Morya, Meisterin Lady Nada, Kuthumi oder Lady Rowena,... sondern auch Meisterenergien aus außerirdischen Ebenen. So wie bei uns, gibt es auch auf anderen Welten das Streben nach Meisterschaft und die dortigen Meister können, genauso wie unsere, in anderen Welten lernen. Die Inhalte, die eine fremde Meisterenergie hier lernen kann, sind selbstverständlich solche, die es auf ihrer Welt nicht gibt. Meisterenergien, sowohl licht als auch dunkel, inkarnieren in menschlichen Körpern mitten unter uns. So finden wir hier Meisterwesen aus den Welten der Dinoiden und Insektoiden, aber auch aus 5. dimensionalen Welten wie Pegasus oder Orion, die hier die Lernprozesse der Erde, sprich Physis und Emotionen, aber auch die Mentalebene, schätzen. Oft erkennen wir eine Meisterinkarnation nicht. Wenn z.B. eine Meisterenergie aus der insektoiden Welt, in einem menschlichen Körper inkarniert, kann sie manchmal für uns den Eindruck erwecken geistig behindert zu sein. Nicht alle geistigen Behinderungen, die wir auf unserem Planeten wahrnehmen, sind auch solche. Im Gegenteil, manche „Behinderungen“ sind eine hochentwickelte Form aus einer anderen Zivilisation – die Form die wir wahrnehmen ist die höchste Form in derer Welt. Oft ist es ein rein emotionales und sensibles Wesen, dass eine hohe emotionale Intelligenz besitzt. Es ist noch nicht fähig mentale, logische und lineare Gedankengänge nachzuvollziehen, denn in dessen Welt ist der Mentalkörper noch nicht aktiviert. Oft nehmen wir diese Wesen als heiter, immens liebevoll und als glücklich wahr und doch glauben wir sie seien nicht vollkommen, denn für uns zählt vor allem die mentale Intelligenz. Alles wird versucht diese Wesen an uns anzupassen und ihre logische Denkform zu entwickeln. Wenn so ein Meisterwesen aus einer anderen Welt hier genug gelernt hat, kehrt es zurück in seine Heimat, um dort als übergeordnete Lichthierarchie die eigene Zivilisation in höhere Entwicklungsschritte zu führen.

Für die Menschen ist es wichtig zu erkennen, dass die LichtmeisterInnen ihre Lehrer sind und nicht ihre Götter. Anbetung ist hier nicht angebracht, genauso wenig wie ein Volkschüler nicht einen Maturanten anbetet. Sie sind unsere älteren Brüder und Schwestern, sie haben einfach früher herausgefunden, wie man die Lebensprüfungen hier besteht und transformiert. Sie sind nicht nur eine unschätzbare Hilfe und lotsen uns durch den Wirrwarr der Illusionen und mannigfaltigen Realitäten, sondern sind in letzter Zeit auch vermehrt physisch unter uns. Viele MeisterInnen inkarnieren jetzt wieder freiwillig in Physis, um hier vor Ort direkt zu helfen. Sie kommen als Heiler, als geistige Lehrer, als Revolutionäre der Gesellschaft, als Umweltschützer und progressive Politiker,... Die meisten von ihnen begannen schon vor 1987 zu inkarnieren, manche sogar vor dem 2. Weltkrieg. Sie gaben uns die gesellschaftlichen Impulse für humanere und liebevollere Formen miteinander umzugehen. Sie leiteten viele Umbrüche auf unserer Welt ein, wie die Erschaffung von internationalen Gesetzen der Menschlichkeit, die Zerstörung der Trennungen durch Grenzen in Europa, die Abschaffung der Kolonialmächte, Umweltschutz, u.s.w. Viele wiederinkarnierte Meisterenergien befinden sich jetzt genau in den Generationen, die tätig an unseren Systemen arbeiten.

Wir möchten jetzt darauf hinweisen, dass alle, die sich auf Seelenebene entschlossen haben diesmal den Massenaufstieg zu erreichen, dasselbe anstreben und dasselbe werden wie die MeisterInnen von Shambala-nämlich Meisterenergie der 5. Dimension. Deswegen ist es für Diejenigen, die schon bewusst Licht werden wollen, ausgesprochen wichtig ausgiebig Metahologramme zu benutzen.

Wichtig: Die Arbeit mit Metahologrammen funktioniert nicht nach dem Motto „je Mehr desto besser“ Im Gegenteil, die Austestung was Sie gerade brauchen ist von größter Relevanz, denn die Nebenwirkungen bei zu viel Energieeinfluss, jeglicher Art, sind tiefgreifend auf allen Ebenen. Auch physische Schmerzen, deren Ursprung Sie nicht sofort mit der Energiearbeit in Verbindung setzen werden, sind solche Nebenwirkungen.

An dieser Stelle bringen wir das MH „**SCHUTZ VOR GEDANKEN DER ANDEREN**“ ein, da gerade die Meisterenergien in erwachtem Zustand Schutz vor begrenzenden Gedanken der Anderen benötigen, und natürlich auch Schutz vor den Emotionen der Anderen (siehe MH „SCHUTZ VOR EMOTIONEN DER ANDEREN“), um fähig zu sein, im unbegrenzten Bewusstsein zu dienen. Beide MH sind für alle Seelenanteile zu verwenden.

SCHUTZ VOR GEDANKEN DER ANDEREN

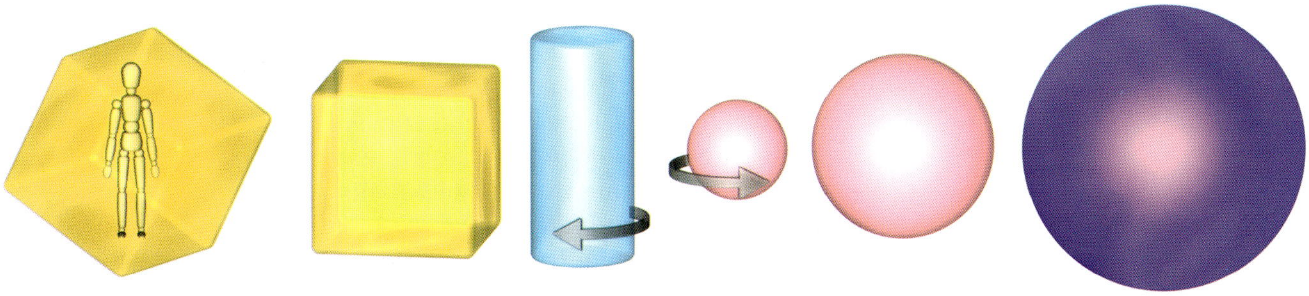

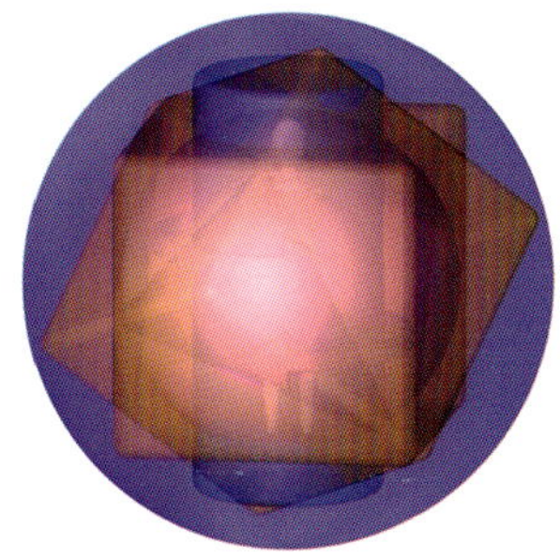

Geometrien: goldener Würfel auf einer Spitze stehend, goldener Würfel auf einer Fläche stehend, hellblauer Zylinder im Uhrzeigersinn, rosafarbene Kugel gegen den Uhrzeigersinn, hellrosa-farbene Kugel, violette Kugel

SCHUTZ VOR 5. DIMENSIONALEN FREMDEINFLÜSSEN FÜR AUFGESTIEGENE MEISTER(INNEN)

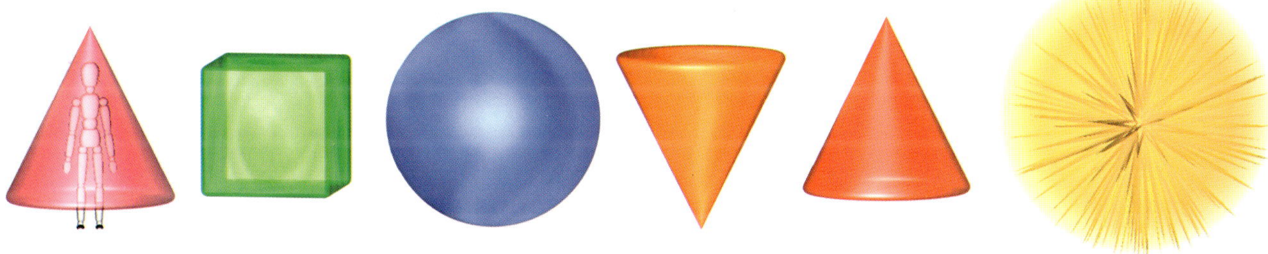

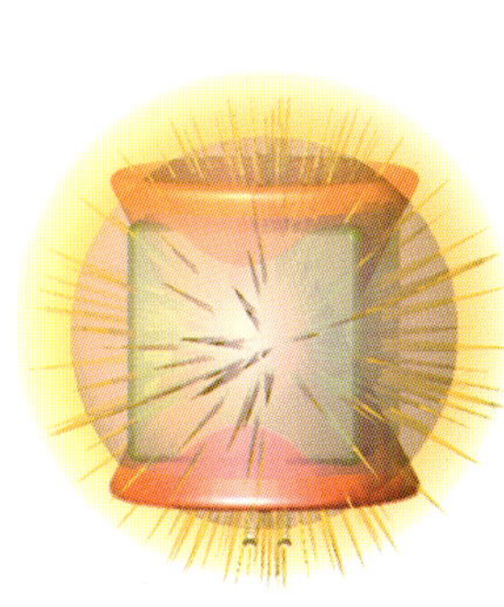

Geometrien: magentafarbener Kegel, grüner Würfel, blaue Kugel, orangefarbener Kegel, roter Kegel, goldene Sonne

Das MH „**SCHUTZ VOR 5. DIMENSIONALEN FREMDEINFLÜSSEN FÜR AUFGESTIEGENE MEISTER(INNEN)**“ ist anwendbar sowohl für menschliche, wie auch für außerirdische aufgestiegene MeisterInnen. Es dient als Schutz vor allen 5. dimensionalen Fremdbeseelungen. Dieses MH schützt vor emotionalen und mentalen Manipulationen aus der Umgebung, vor menschlicher Todesenergie aus der Astralebene (4. dimensional) und vor folgenden schwarzmagischen Energien: Implantaten, Verbindungen und auch vor außerirdischen 5. dimensionalen Angriffen (silbergraue und magentagraue Raumprogramme, die in galaktischen Kriegen eingesetzt wurden).

Die Meisterenergien wurden ab 1987 durch die massiven Inkarnationen von Engelenergien gestärkt, die hauptsächlich die Aufgabe haben Lichtfrequenz auf der Erde zu erhöhen. Somit kann man sagen, dass seit einiger Zeit die MeisterInnen wahrhaftig unter uns sind, sogar in unseren Familien, unter unseren Freunden und unter den sogenannten VIPs der Gesellschaft.

Wenn Sie eine inkarnierte Meisterenergie sind, können Sie die passenden MH verwenden, die sich in diesem Buch befinden. Doch Sie müssen unbedingt austesten, ob Sie eine Mensch-Menschliche Meisterenergie sind, oder eine, die zu einer außerirdischen Rasse gehört. (siehe Pendeltafel) Nach diesen Kriterien suchen Sie die passenden Hologramme aus.

III. AUSSERPLANETARISCHE INKARNATIONEN IM MENSCHLICHEN KÖRPER

1. Wie Fremdseelen einen physische- irdischen Körper bekommen:

Um sich als Fremdseele, außerirdische Inkarnation, auf der Erde zu manifestieren, gibt es mehrere Möglichkeiten. Alle Seeleneinheiten, die aus einer höherdimensionalen Ebene kommen, brauchen einen Holon um sich hier zu stabilisieren. Damit möchten wir sagen, dass nur Seelenanteile die grundsätzlich ihren Inkarnationsbeginn in der 3. und 4.Dimension hatten, einen Holon besitzen. Der Holon an sich, wie schon gesagt, ist ein Programm um einen physischen, materiellen Körper zu erschaffen.

Hier eine Übersicht über die von uns schon gefundenen Zivilisationen.

Außerirdische humanoide Wesen

AMPHIBOID
KRISTALLOID
LEONID
REPTOID
DINOID
ANDROID

Außerirdische nichthumanoide Wesen

BOVINOID
EQUIOID
PLANTOID
MYCOID
PISCOID
ORNITOID
CETACOID
INSEKTOID
ARACHNOID
MASCHINENWESEN

Zwecks Mangel an Platz beschreiben wir alle Zivilisationen erst im 2. Band.

Ein Lichtwesen aus der 5. Dimension, welches sich vorher nie in einer physischen Realität verkörpert hat und dessen Entwicklungsstufe in der 5. Dimension begann, besitzt kein Holon, denn es ist nicht notwendig für seine Erfahrungen. Soll jetzt dieses 5. dimensionale Lichtwesen auf die Erde kommen, um einen Dienst für die Menschen zu verrichten, borgt es sich schlichtweg einen Holon aus. Nun werden sie sich fragen wie das gehen soll? Wenn ein mensch-menschlicher Seelenanteil nach dem Tod in die Einheit seiner 5. dimensionalen Seele zurückkehrt, ist viel Zeit um sich auf die nächste Inkarnation vorzubereiten. Bevor diese besagte Seeleneinheit ihren Holon benutzt, um eine neue Inkarnation zu erschaffen, ist das genau der Zeitpunkt, an dem sie einen Vertrag mit einer Fremdseele, die unbedingt auf die Erde muss um ihren Dienst anzutreten, abschließen kann. So ein Vertrag zwischen zwei Seelen bedeutet, dass der mensch-menschliche Seelenanteil eine Pause in seinen Inkarnationen macht und seinen Holon, quasi als Kostüm, verleiht. Mit dieser Verleihung ist auch ein Preis verbunden. Dafür, dass die Fremdseele den Holon benutzen darf, verpflichtet sie sich die karmischen Muster größtenteils zu lösen. Dieser Umstand hat einen großen Vorteil für die menschliche Seeleneinheit. Schwierige karmische Muster werden gelöst und dafür hochentwickelte Erfahrungsmuster gespeichert – denn wir dürfen nicht vergessen – die Seele, die jetzt kommt, ist im allgemeinen weiser und bewusster. Nun werden alle Verfechter des karmischen Leids aufschreien – sich empören, dass man ihre Lernprozesse verkürzen oder gar leidlos lösen möchte! Die göttliche Quelle hat kein Leid im Sinn und es ist unerheblich auf welche Art die Lernprozesse zustande kommen – Hauptsache sie tun es. Lernerfahrungen in unseren dichten, niederen Welten sind nicht personengebunden und auch nicht Seelen gebunden. Es geht hier der Quelle grundsätzlich darum diese Erfahrungsvielfalt zu machen um auf höchster Ebene die Ganzheit der Quelle zu bereichern. Die Auflösungen der karmischen Muster werden durch die fremde Seele höchstwahrscheinlich gemacht und die Erkenntnisse die sie dabei sammelt im Holon gespeichert. Somit kann der mensch-menschliche Anteil, der seinen Holon zurück bekommt, alle Erfahrungen nachvollziehen. Der Nachteil ist, dass die Seele, die diesen Holon ausgeborgt hat, die gesamte Programmierung des ursprünglichen Besitzers übernimmt. Praktisch zeigt sich eine Identitätskrise. Die Fremdseele in einem menschlichen Körper ist hin und her gerissen zwischen der Identifikation mit dem Körper und dem inneren Wissen über ihr wahres Selbst. Es sind scheinbar Menschen die genauso ausschauen wie wir alle und doch passen sie nirgendwo hinein. Sie versuchen sich krampfhaft in die Familien- und Gesellschaftsstrukturen einzugliedern, sind aber oft unfähig die emotional geprägten Verhaltensweisen der Menschen zu verstehen. Je nachdem aus welcher Welt diese Seeleneinheiten kommen, daraus ergeben sich folgerichtig die Schwierigkeiten mit denen sie konfrontiert werden. Wenn sie aus einer Welt der Liebe kommen, fällt es ihnen schwer die kühle mentale, logische und lineare Denkweise der Menschen zu verstehen. Kommen sie aus einer Welt der Lichtkörper, fällt es ihnen auch sehr schwer den physischen Körper zu koordinieren und zu meistern. Wir kennen doch alle diese Menschen, die gegen Straßenlampen rennen, alles umstoßen, Geschirr aus den Händen fallen lassen und als absolute Null auf dem Fußballplatz brillieren. Diese Wesen verstehen auch nicht die Begeisterung für körperliche Bewegung und manchen fällt es sogar schwer sich physisch zu ernähren. Man erkennt dies leicht an Kindern, die nur ganz bestimmte Nahrungsmittel zu sich nehmen und die in möglichst naturbelassener Form (Kartoffeln ohne Sauce, Nudeln trocken oder Fleisch im Naturzustand, nicht faschiert, nicht als Eintopf). Wenn man keine Nahrung kennt, versucht man sie nur in einfacher Form zu sich zu nehmen, um nicht überfordert zu werden, wobei manche dieser Fremdseelen ganz und gar Nahrung verabscheuen. Aber die Liste der Unverträglichkeiten kann beliebig fortgesetzt werden: Sexualität, Körperkontakt, Technik, Geld, Sammelwut (Briefmarken), Aggression (Krieg), Wut (Mord), Hass (Rassismus), u.s.w. sind nicht nachvollziehbar für diese Wesen. Und wer kennt nicht die mentalen kalten herzlosen Manager und Herrscher, die aus Welten kommen die ohne Liebe existieren? Diese haben es schwer die Romantik der Menschen, ihre Rührseligkeit und ihr Schwärmen zu verstehen. Momentan sehen wir es ganz klar in unseren neuen, kleinen Kindern (Indigo). Ein großer Teil von ihnen sind genau solche fremde, höherdimensionale Lichtwesenheiten, die jetzt zum erstenmal in der Materie inkarnieren und höchstwahrscheinlich nur das eine Mal im Dienst für diesen Planeten kommen. Sicher haben auch Sie solch ein Kind oder Enkelkind und haben vielleicht auch bemerkt, dass es sich mit der Eingliederung in die begrenzte menschliche Welt, schwer tut. Aber es gibt auch solche Kinder, die gerade die Begrenzung und Illusion, die alten Systeme unterstützen, denn sie sind frisch importierte, dunkle Meisterenergie. Da wir immer noch in Dualität leben und diese sich sogar bis zum Aufstieg noch verstärkt, kommen sowohl dunkle als auch lichte Beseelungen auf die Erde. Durch das kommen einer dunklen Energie in eine Familie werden alle Familienmitglieder quasi gezwungen ihre Entscheidungen und ihr Streben lichtvoller und reiner zu sein, zu überprüfen. Durch das Verstärken begrenzter und dunkler Umstände, erkennen wir erst wie stark oder schwach unser Lichtstreben ist.

Es gibt eine weniger riskante Möglichkeit sich hier zu inkarnieren, als das Ausborgen eines Holons. Die hohe Seelenfrequenz eines Lichtwesens ist oft unvereinbar mit der niederen Schwingung des Mutterkörpers, durch den sie auf der Erde geboren werden. So war es wenigstens früher. Jetzt wo immer mehr Frauen ihr Bewusstsein anheben und somit auch ihre physische Schwingung, gelingt es eine Fremdbeseelung relativ reibungslos zu gebären.

Zu allen Zeiten und auch jetzt, war das „Walk in" ein bewährtes Beseelungsmittel. Auch in diesem Falle wird alles schon lange vor der Inkarnation des menschlichen Körpers auf Seelenebene vereinbart. Man kann den Holon zu Zweit oder zu Dritt teilen, oder aber der Fremdseele den Holon überlassen. Dieser Vorgang geht recht schnell vor sich!

Wenn wir als Beispiel annehmen, dass der menschliche Seelenanteil Anna vor ihrer Inkarnation, auf Seelenebene einen Vertrag mit einer fremden Seele vom Sirius geschlossen hat, um mit dieser ihren irdischen Körper zu teilen, so geschieht z.B. Folgendes. Anna wird planmäßig mit sechs Jahren von einem Auto angefahren, so dass der Körper nicht nennenswert beschädigt wird, trotzdem aber eine Operation notwendig ist während derer, im Zustand der Narkose, die Fremdbeseelung einfließt. Nach dem Unfall beginnt sich die ursprüngliche mensch-menschliche Seeleneinheit Anna immer mehr aus dem aktiven Sein zurückzuziehen, sich immer passiver zu verhalten und die Zügel der neuen Beseelung von Sirius zu überlassen. Äußerlich wird nichts zu merken sein, doch die Eltern von Anna und ihre gesamte Umgebung wird langsam einen Persönlichkeitswechsel wahrnehmen. Anna wird beginnen neue Vorlieben und Abneigungen zu zeigen und ihr Wesen wird neue Talente und Inhalte leben. Die neue Seele die dazu gekommen ist, hat eine höhere Entwicklung als die, die jetzt passiv als beobachtender Schüler (Anna) mitmacht.

Oft ist ein „Walk in" ein radikaler Wechsel der Seeleneinheiten, vor allem dann, wenn dies gleich nach der Geburt geschieht. Die neue Seele fließt, in den ersten Sekunden nach der Geburt, in den Körper ein und die ursprüngliche mensch-menschliche Beseelung verlässt es. Das geschah z.B. auch bei Jesus. Diese Technik verwendet man um die Energiestruktur der Mutter zu schonen, allerdings ist es oft fatal für den neugeborenen Körper, denn auch ein physischer Körper muss fähig sein eine hochfrequente Seeleneinheit zu ertragen. Die gängigste Form des „Walk ins" geschieht somit um das 6. oder 7. Lebensjahr, wo der Körper schon in seiner Struktur stabil ist. Auf jeden Fall ist es immer, bei diesem Vorgang notwendig, die persönliche Kontrolle fallen zu lassen. Das bedeutet der Holonbesitzer muss einen Unfall mit Bewusstseinsverlust, eine Operation mit Narkose oder auch hohes Fieber inszenieren, währenddessen Kontrolle abgegeben wird. An diesen Beispielen sieht man schon wie kompliziert die Angelegenheit ist. Hochschwingende, bewusste Mütter sind bei Seeleneinheiten sehr begehrt, da ihre Lichtgeburt dann reibungsloser funktioniert.

2. Die „Götterrasse"

Genetische Experimente, in vergangenen Zeiten, vor allem in der atlantischen Epoche, haben dazu geführt, dass vielfältige Rassen entstanden sind. Die Absicht war nicht nur eine perfekte Rasse zu erzeugen, sondern auch experimentell die eigene Macht zu fühlen, sehr ähnlich wie bei unseren momentanen genetischen Experimenten auf der Erde. Die Macht, Gottgleich zu erschaffen, war durch alle Zeiten für viele Seeleneinheiten berauschend. Letztendlich brachte diese Macht, Überheblichkeit und

Mangel an Demut vor dem göttlichen Konzept, unsere Welt in große Zerstörungen.

Die Experimentalkörper waren das Resultat von genetischen Kreuzungen und Manipulationen, doch Ihre Beseelungen stammen immer aus der göttlichen Quelle. Jede dieser Seeleneinheiten war freiwillig im Lernprozess und wusste bei welchem Experiment es hier mitmachte. Aus diesen genetischen Manipulationen entstanden auch viele Rassen die nicht lebensfähig waren und die heute ausgestorben sind. Die komplexesten Erschaffungen entstanden durch mischen von menschlichem Material mit der Genetik außerirdischer Rassen. Weit mehr als hundert Planeten oder Welten waren in dieses Experiment in der Vergangenheit involviert. Die Basis war der humanoide Körper, der biologische Körper einer hier vorhandenen Primatenart, anders ausgedrückt- die Mutterkomponente. Die Vaterkomponente war meist rein energetisch, eine Art energetischer Genetik, die in Form von kosmischer Energieverbindung sich im physischen Körper verankerte. Doch manche Versuche, manche Verbindungen, waren vollkommen physisch. Natürlich gab es Verbindungen zwischen Irdischem Mutterkörper und einem Vaterkörper außerirdischen Ursprungs, durch Sexualität. Doch oft geschah Befruchtung und Vermehrung auf rein energetischer Ebene. Erst durch diese vielfältigen genetischen Verbindungen sind unsere Rassen entstanden. Mit diesen Mischrassen wurden dann wilde Experimente in atlantischer Zeit durchgeführt, die Wesen erschufen, welche wir nur noch aus unseren alten Mythen und Märchen kennen. Nach der atlantischen Zerstörung, der globalen Sintflut und dem Polsprung, versuchte man rasch aus den wenigen Überlebenden, dem genetischen Potential der Menschen, neue Strukturen zu erschaffen. Es entstanden wahrhaft religiöse Kulte, sowohl in Sumer, in Ägypten wie auch in den keltischen Zeiten, um das Menschliche mit dem „Göttlichen" zu verbinden. Junge Frauen, als Priesterinnen in den außerirdischen Gottheiten geweihten Tempeln, gesondert gehalten, wurden unterrichtet und vorbereitet um spezielle Rassenkreuzungen zu gebären. Diese besonderen Kinder, Halbgötter und Göttinnen, wurden fast ausschließlich durch kosmischen Sex – das heißt rein energetisch, ohne Einfluss eines physisches Vaters gezeugt. Dies waren meist jungfräuliche Geburten, wie wir es auch von Mutter Maria kennen.

Diese „Halbgötter" hatten mehr Kraft als andere, manche waren physisch stärker, manche mental und manche hatten magische Kräfte. Viele sind den schwarzmagischen Praktiken verfallen, denn Sie stammen aus den Rassen der Macht und lebten oft diese Macht ungezügelt aus. Wir kennen aber auch diejenigen dieser Halbgötter, die die Menschen beschützten, lehrten, führten und ihnen neue Informationen zukommen ließen, um ihre Entwicklung zu fördern.

In manchen unserer irdischen Urstämme sehen wir in ihren Traditionen die verzerrte Nachahmung und Abbildung der ursprünglichen außerirdischen Erzeuger und Lehrer. Es ist nicht zufällig, dass es in den Traditionen verschiedene Ausformungen gibt: z.B. das Fördern langer Ohrläppchen, die Verformung der Kinderschädel durch bandagieren wie in Ägypten, die künstliche Erschaffung langer Hälse wie bei manchen asiatischen Stämmen, das Tragen von Masken mit symbolischem Charakter, u.s.w. Die Menschen haben durch die Zeit immer mehr die Qualitäten und Merkmale ihrer außerirdischen Väter und Lehrer vergessen, aber die Nachahmung von bestimmten Formen, Farben und Körperstrukturen, die möglichst ähnlich dem der Körper der Außerirdischen ist, hat in ihren Traditionen überlebt. Leider sind unsere wenigen Urrassen schon sehr degeneriert und außerdem durch den Einfluss der globalen Zivilisierung verzerrt. Doch man findet viele Hinweise in den alten Riten, die mündlich oder sogar schriftlicht überliefert wurden. Alle alten Völkermythen sprechen von Gottheiten, die von Außen kamen und neues Wissen brachten. Das was wir jetzt auf der Erde an genetischem Material vorfinden, ist eine globale Vermischung mit außerirdischen Genen.

3. Außerplanetarische Seeleneinheiten in Eigenentwicklung

Wie schon erwähnt, gibt es hier unterschiedliche Beseelungen im menschlichen Körper. Es sind außerplanetarische Seeleneinheiten, die Gaia besuchen um eigene Erfahrungen zu sammeln, die offensichtlich nur unsere Welt bieten kann. Die Schwerpunkte hier sind Gefühle und somit deren Meisterung, genauso aber emotional bedingter Genuss. Die Erde ist eine der wenigen Welten in unserer Galaxie, die größte Vielfalt an Empfindungen im physischen Körper anbietet. Diese Fähigkeit wird durch unsere 5 Sinne unterstützt, die, galaktisch gesehen, nicht selbstverständlich sind. Die 5 Sinneswahrnehmungen die wir haben, sind hier in ihrer Vollkommenheit konzipiert. Jeder der hier inkarniert, läuft durch den evolutionären Sinnesprozess, von der grobstofflichsten Wahrnehmung: wie die Unterscheidung zwischen salzig und bitter, oder elementare Wahrnehmung der Grundfarben in der 3. Dimension u.s.w. bis zur höchsten Verfeinerung unserer Sinne: der Unterscheidung zwischen den feinsten Variationen des Geschmacks; dem genussvollen Hören der vielen Zwischentöne in der klassischen Musik oder ähnlicher Musikformen, aber genauso die Wahrnehmung kosmisch-ätherischer Töne. Wir sind fähig unsere äußeren und inneren Sehorgane „Drittes Auge" von der elementaren Wahrnehmung der Form und der Farbe, bis zur höchsten Wahrnehmung der 4. u. 5. dimensionalen feinstofflichen Formen, zu entwickeln. Mit anderen Worten, nirgendwo sind die Sinne so komplex wie auf der Erde. Dies gibt hier jeder Inkarnation die Möglichkeit eine unglaublich breite Palette des Genusses, der Freude, der Schönheit, aber auch des Schmerzes, der Hässlichkeit und des Leids zu erfahren.

Weiters spielt sich dieser gesamte Lernprozess in einem perfekt ausgearbeiteten physischen Körper ab. Der menschliche Körper und sein Holon sind eine Art Paradeprototyp für die 3. Dimension. Alle Möglichkeiten sind hier eingebaut um die emotionale Sinnesfreude auf allen Ebenen möglichst tief auszuleben. Wir sind hier quasi die Hypersensoren in der Materie und das Ganze spielt sich noch in einer gespiegelten Welt ab. Dies bedeutet: jede unserer Erfahrungen und Wahrnehmungen wird vielfach gespiegelt zu uns zurückkehren, um immer wieder neue Reaktionen zu erzeugen. Immer wenn wir etwas fühlen oder wahrnehmen, erzeugt es sofort eine Reaktion aus unserer Umgebung und diese zwingt uns zu einer neuen Erkenntnis aus der wir erneut reagieren. Aus dieser neuen Erfahrung spiegeln wir wieder in die Außenwelt. Das tun wir jahrtausendelang, bis wir alle Möglichkeiten durchlebt haben. Alle diese Zustände sind für andere Welten extrem begehrenswert. Aber unser wichtigster Schatz ist die Form von Liebe, die wir hier haben. Sie ist die niederste, emotional bedingte Form der göttlichen Liebe in diesem Universum. Es ist die 3. dimensionale, im Gefühl verwurzelte, Liebe die sich aus dem 2. Chakra, über das niedere Herzchakra, bis zur höchsten Entfaltung des höheren Herzchakras bewegen kann. Diese Qualität ist für Zivilisationen, die keine emotionalen Körper besitzen, von höchstem Wert. Wesen, die in ihrer physisch- mentalen Heimat eine hohe Entwicklungsstufe erschaffen haben, wandern hier als Seeleneinheit ein, um das zu lernen was es bei ihnen zu Hause nicht gibt – einen emotionalen Körper zu leben. Wesen aus den Dinoiden, Reptoiden, Insektoiden, und vielen anderen Zivilisationen der mentalen Ebene, verfeinern ihre Entwicklung hier. Sie sind sozusagen kosmische Kulturtouristen! Sobald sie hier alles emotional bedingt Notwendige gelernt haben, kehren sie in ihre Welt zurück, um dort als aufgestiegene Meisterenergien die lokale Evolution zu fördern. Manche Wesen wie z.B. Insektoide, kommen hierher um die Individualisierung zu lernen, denn viele dieser Zivilisationen sind massengesteuert, bar jeglichen eigenen Willens, instinktiv an die zentrale Steuerung – ähnlich wie ein Ameisenvolk, verhaftet.

„REINIGUNG FÜR 4. DIMENSIONALE INSEKTOIDE EINZELSEELENANTEILE“: Dieses MH reinigt fremde Emotionen, Machtansprüche und Gedankenstrukturen im Holon. Diese Verunreinigungen in insektoiden Holons kommen vor allem aus der mensch-menschlichen Welt um sie herum.

„SCHUTZ FÜR 4. DIMENSIONALE INSEKTOIDE EINZELSEELENANTEILE“: Dieses MH ist für Einzelgänger mit eigenem Holon, die hier die menschliche Gestalt infiltrieren, um Eigenerfahrungen zu sammeln. Insektoide Seelenanteile haben eine Schwäche im Emotionalkörper. Innerhalb dieser Geometrien können diese Seeleneinheiten in aller Ruhe Emotionen aus ihrem Umfeld sortieren und verdauen. Völlig geschützt vom morphogenetischen Feldern der Menschen, lernen sie in diesem Raum eigene Emotionen zu erkennen und von der Umwelt getrennt wahrzunehmen. Alles Menschliche ist für diese Seelenanteile Fremdenergie.

Das MH „**ERDVERBINDUNG FÜR 5. DIMENSIONALE, NICHTHUMANOIDE, AUSSERIRDISCHE SEELENANTEILE**" erlaubt diesen Seelenanteilen in menschlichen Körpern, sich hier gut zu verankern und zu assimilieren.

Das MH „**REINIGUNG FÜR 5. DIMENSIONALE, NICHTHUMANOIDE, AUSSERIRDISCHE SEELENANTEILE**" reinigt von „schlechtem Gewissen" negativer Taten aus vergangenen Leben. Programmieren Sie diese Lichtkammer für die Nacht und zwar für die Dauer von maximal einer Stunde.

Das MH „**SCHUTZ FÜR 5. DIMENSIONALE, NICHTHUMANOIDE, AUSSERIRDISCHE SEELENANTEILE**" beschützt Fremdwesen vor Suggestionen, Gedankenmanipulationen und telepathischen Eingriffen aus deren Umfeld.

REINIGUNG FÜR 4. DIMENSIONALE, INSEKTOIDE EINZELSEELENANTEILE

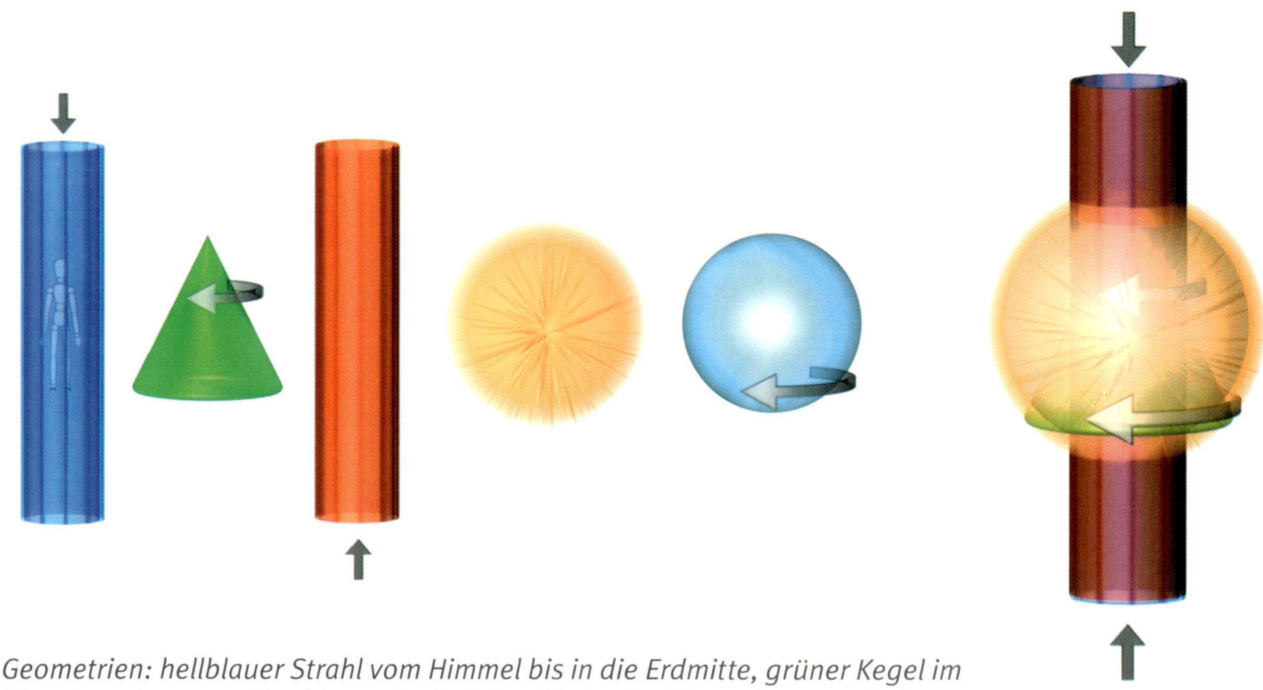

Geometrien: hellblauer Strahl vom Himmel bis in die Erdmitte, grüner Kegel im Uhrzeigersinn, roter Strahl von der Erdmitte bis in den Himmel, orangefarbene Sonne, hellblaue Kugel im Uhrzeigersinn

SCHUTZ FÜR 4. DIMENSIONALE INSEKTOIDE EINZELSEELENANTEILE

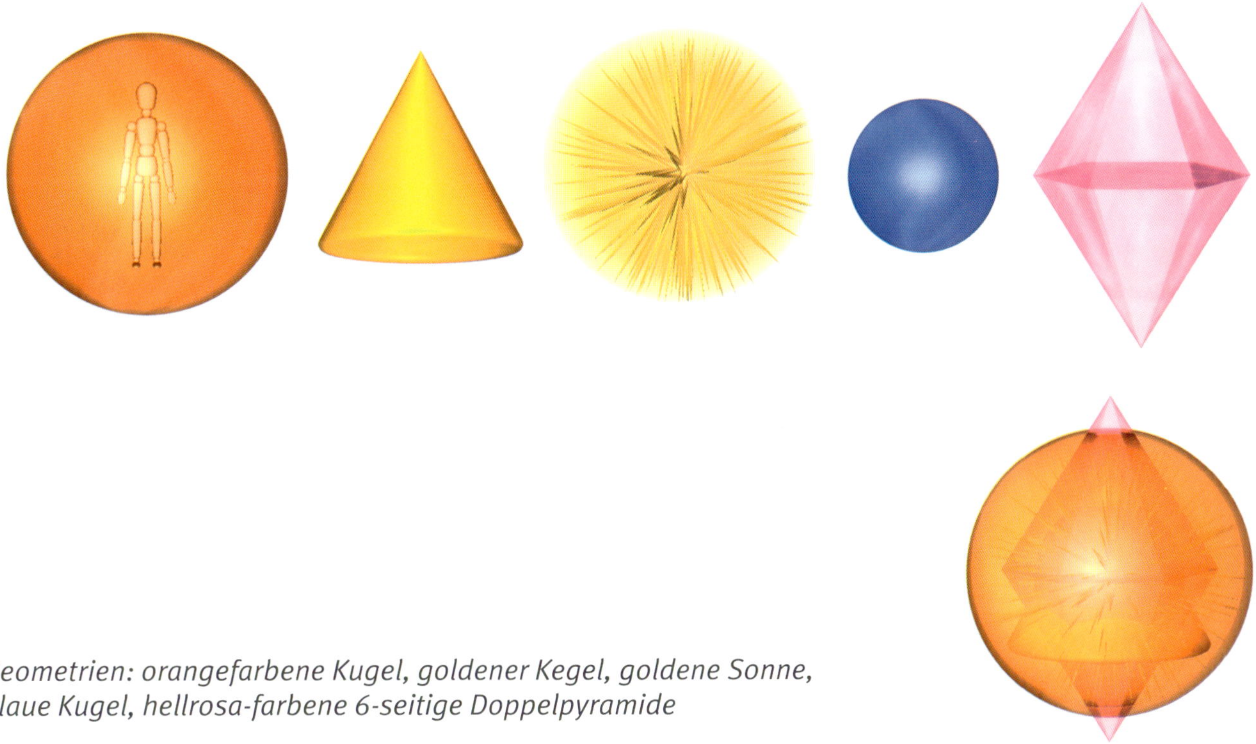

Geometrien: orangefarbene Kugel, goldener Kegel, goldene Sonne, blaue Kugel, hellrosa-farbene 6-seitige Doppelpyramide

ERDVERBINDUNG FÜR 5. DIMENSIONALE, NICHTHUMANOIDE, AUSSERIRDISCHE SEELENANTEILE

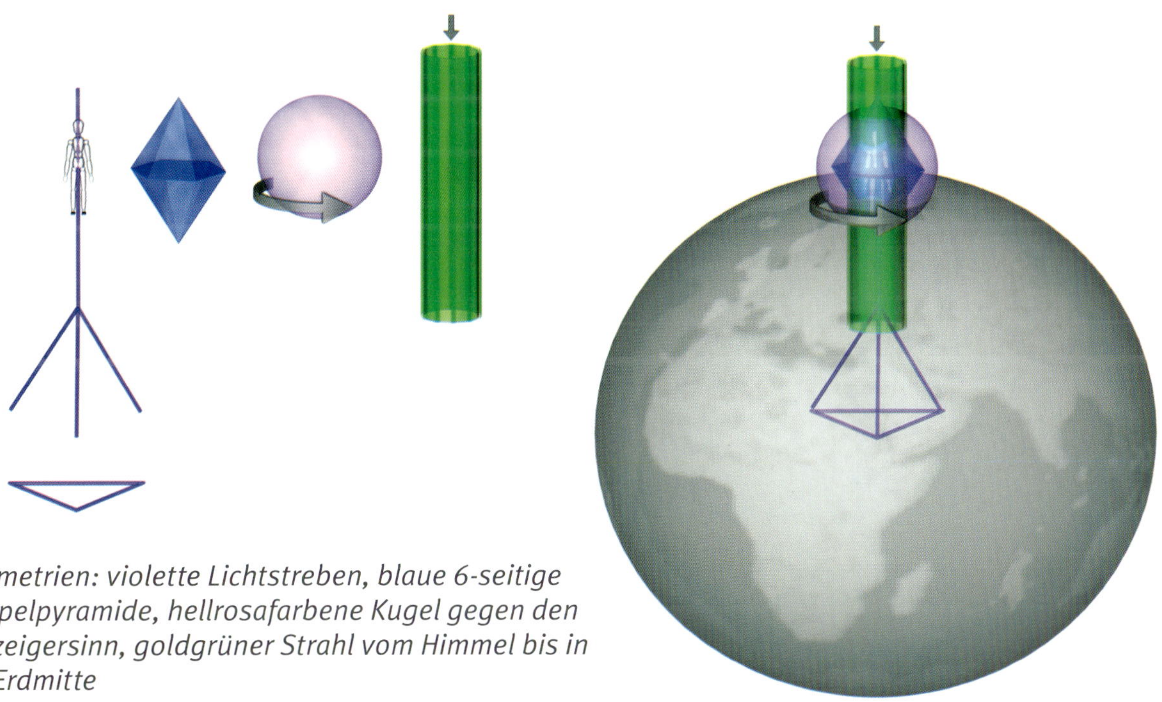

Geometrien: violette Lichtstreben, blaue 6-seitige Doppelpyramide, hellrosafarbene Kugel gegen den Uhrzeigersinn, goldgrüner Strahl vom Himmel bis in die Erdmitte

REINIGUNG FÜR 5. DIMENSIONALE, NICHTHUMANOIDE, AUSSERIRDISCHE SEELENANTEILE

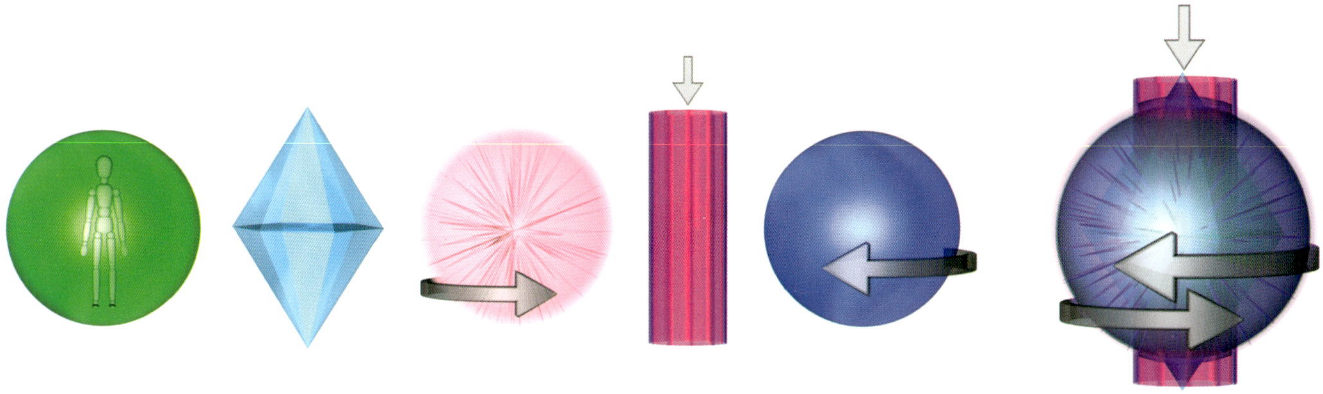

Geometrien: grüne Kugel, hellblaue 6-seitige Doppelpyramide, hellrosa-farbene Sonne gegen den Uhrzeigersinn, magentafarbener Lichtstrahl, blaue Kugel im Uhrzeigersinn

SCHUTZ FÜR 5. DIMENSIONALE, NICHTHUMANOIDE, AUSSERIRDISCHE SEELENANTEILE

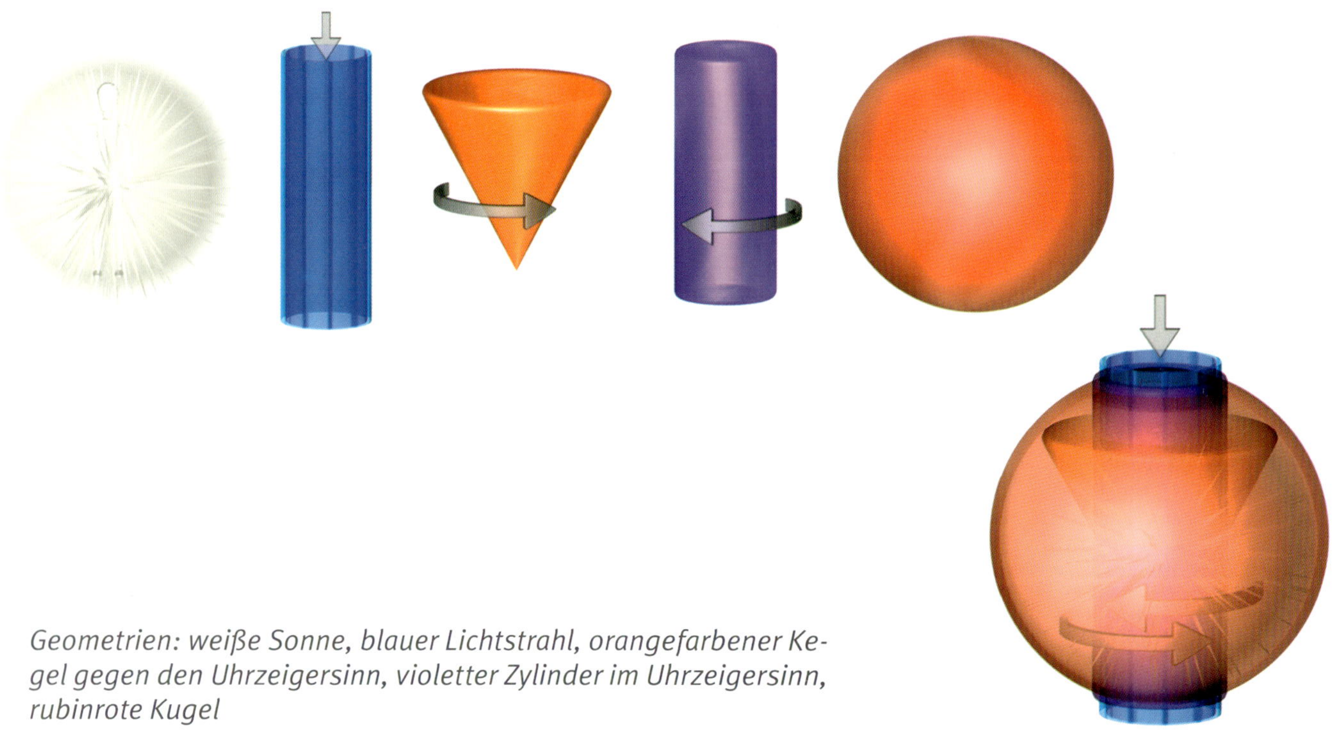

Geometrien: weiße Sonne, blauer Lichtstrahl, orangefarbener Kegel gegen den Uhrzeigersinn, violetter Zylinder im Uhrzeigersinn, rubinrote Kugel

Wiederum andere Wesen, meist aus höheren Dimensionen, kommen hierher, um die Erfahrungen des physischen Körpers, der physischen Empfindungen aber auch dem Ausleben der göttlichen Kreativität in Materie zu frönen. Sie kommen aus Realitäten die körperlos sind, wo Kreativität ausschließlich durch Gedankenkraft oder Geist erschaffen wird. Sie inkarnieren in vielen der neuen Kinder und sind leicht zu erkennen, da sie höchst ungeschickt mit ihren neuen ungewohnten Körpern umgehen. Es sind die Kinder, die entweder extrem enthusiastisch, jede Bewegung, auch Sport ausleben, aber in unseren Augen höchst untalentiert bis tollpatschig sind. Andere Kinder haben eine große Abneigung sowohl gegen körperliche Bewegungen wie auch Sport und handwerkliche Tätigkeiten. Sie haben nicht nur zwei linke Hände, sondern stolpern über ihre eigenen Füße oder rennen gegen Bäume und Laternenpfahle – sie sind diejenigen die immer verletzt alles zerbrechend, verträumt durch die Materie wandeln. Die Erde ist hier nicht nur die letzte Klasse Kindergarten für die Mensch-Menschen sondern auch für unsere außerplanetarischen Brüder und Schwestern.

Das MH **„ERDVERBINDUNG FÜR 5. DIMENSIONALE, HUMANOIDE, AUSSERIRDISCHE SEELENANTEILE“** schafft eine stabile Verbindung, durch eine Resonanz zwischen der Seelenmatrix und der inneren Erdmatrix.

Das MH **„REINIGUNG FÜR ALLE HUMANOIDE, AUSSERIRDISCHE SEELENANTEILE MIT EIGENEM HOLON“** reinigt alle Muster aus dem Mentalkörper, die den Mentalkörper daran hindern, sich auszuleben. Dieses MH ist geeignet für humanoide Seelenanteile, wie Dinoide, Reptoide, Leonide, u.s.w. mit eigenem Holon, ab 8 Mio. LS im physischen Körper

Das MH **„SCHUTZ FÜR UNTERE 5. DIMENSIONALE, HUMANOIDE, AUSSERIRDISCHE SEELENANTEILE“** schützt vor morphogenetischen mentalen Feldern der Menschen, vor schwarzmagischer negativer mentaler Energie (z.B. Fluch) und vor 4. dimensionalen Astralparasiten, sowie Besetzungen aus der Astralebene. Es ist geeignet für 5. dimensionale, außerirdische, humanoide Seelenanteile in Eigenentwicklung, wie Amphiboide, Reptoide und Dinoide. Da diese Seelenanteile meist ein eigenes Holon haben, können sie keine Anhaftungen mit menschlichen Todesenergien bekommen.

Für „SCHUTZ FÜR (OBERE) 5. DIMENSIONALE LICHTWESEN“ siehe Kapitel „Aufgestiegene Meister“

„SCHUTZ FÜR UNTERE 5. DIMENSIONALE, HUMANOIDE, AUSSERIRDISCHE SEELENANTEILE AUS MENTALEN WELTEN“: Vor allem reptoide und dinoide Seelenanteile sind mental leicht manipulierbar und die Reaktionen sind im Mentalkörper am stärksten. Wir haben dieses MH als Schutz

ERDVERBINDUNG FÜR 5. DIMENSIONALE, HUMANOIDE, AUSSERIRDISCHE SEELENANTEILE

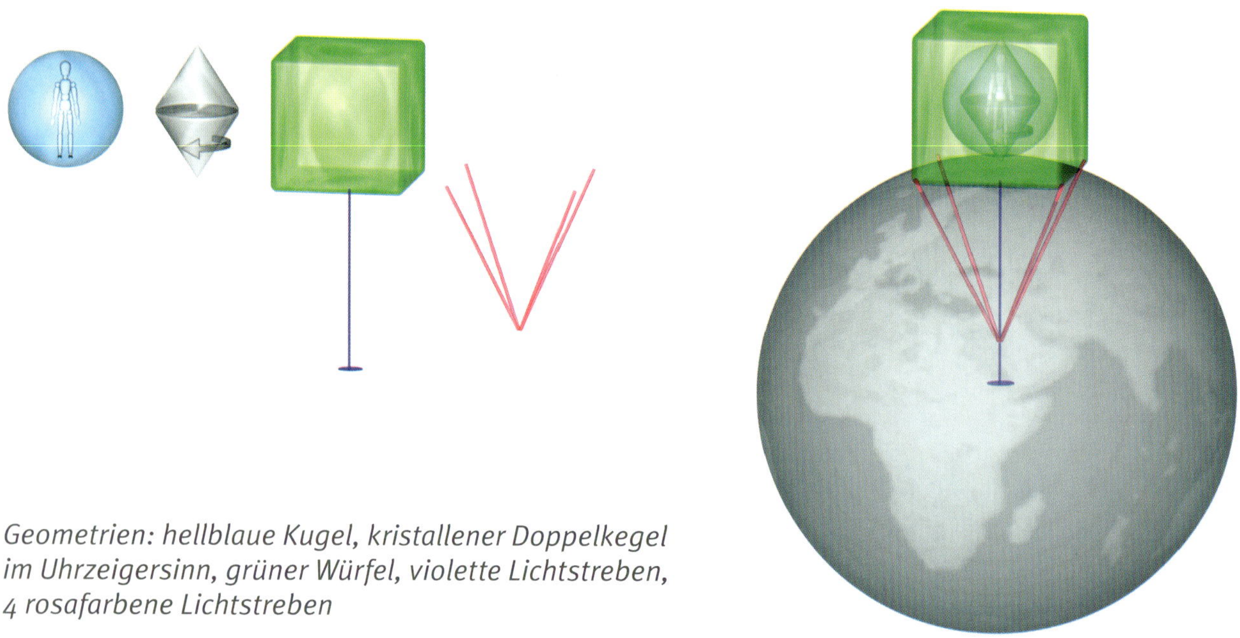

Geometrien: hellblaue Kugel, kristallener Doppelkegel im Uhrzeigersinn, grüner Würfel, violette Lichtstreben, 4 rosafarbene Lichtstreben

REINIGUNG FÜR ALLE HUMANOIDE, AUSSERIRDISCHE SEELENANTEILE MIT EIGENEM HOLON

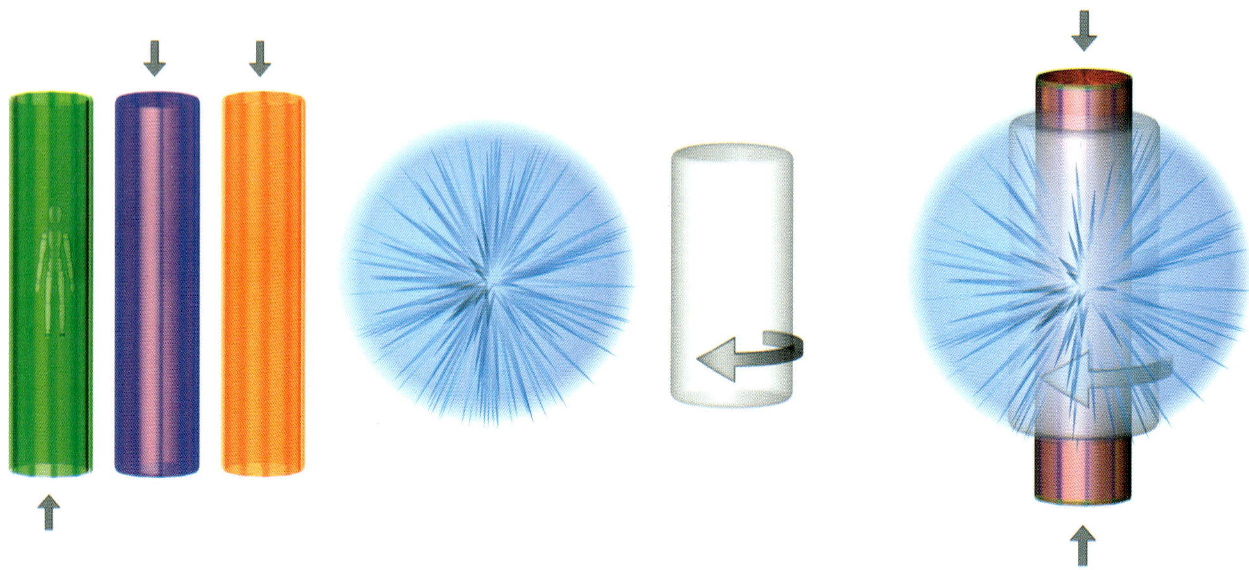

Geometrien: grüner Strahl, indigofarbener Strahl und orangefarbener Strahl vom Himmel bis in die Erdmitte, hellblaue Sonne, weisser Zylinder im Uhrzeigersinn

SCHUTZ FÜR UNTERE 5. DIMENSIONALE, HUMANOIDE, AUSSERIRDISCHE SEELENANTEILE

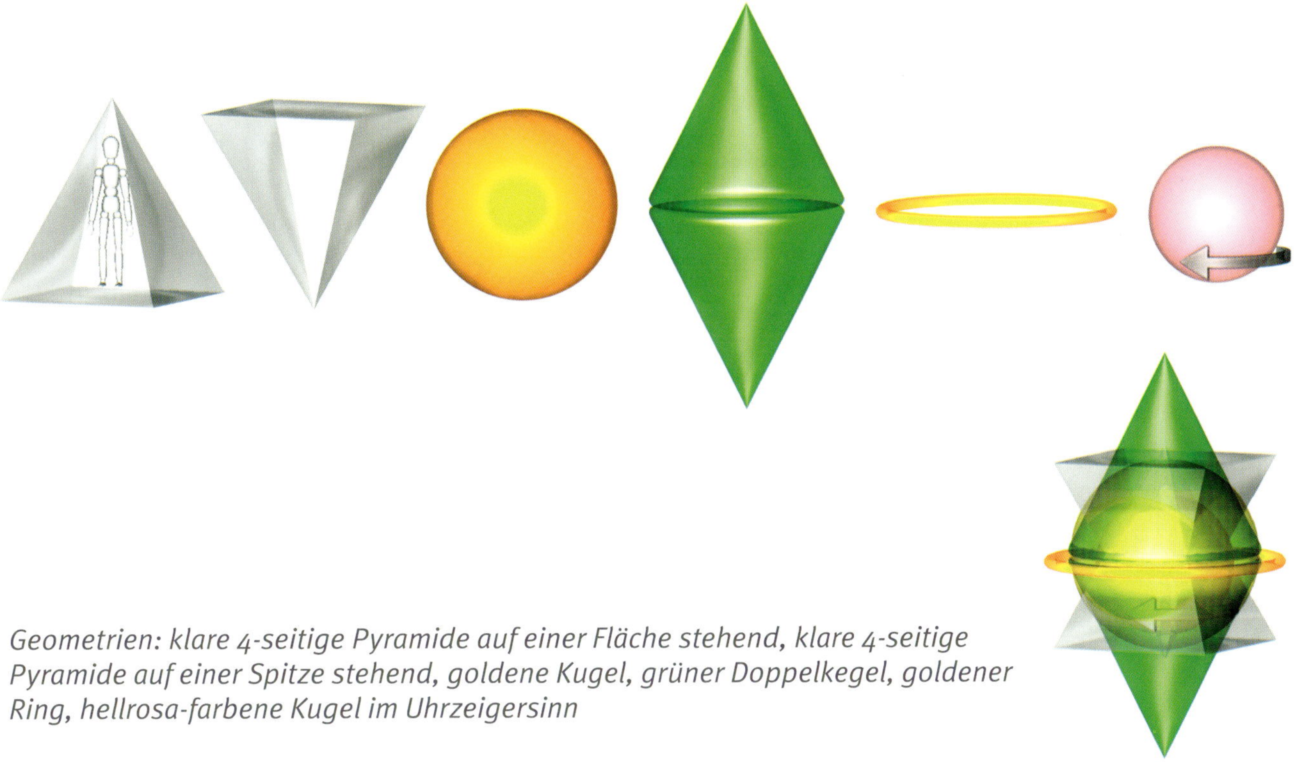

Geometrien: klare 4-seitige Pyramide auf einer Fläche stehend, klare 4-seitige Pyramide auf einer Spitze stehend, goldene Kugel, grüner Doppelkegel, goldener Ring, hellrosa-farbene Kugel im Uhrzeigersinn

SCHUTZ FÜR UNTERE 5. DIMENSIONALE, HUMANOIDE, AUSSERIRDISCHE SEELENANTEILE AUS MENTALEN WELTEN

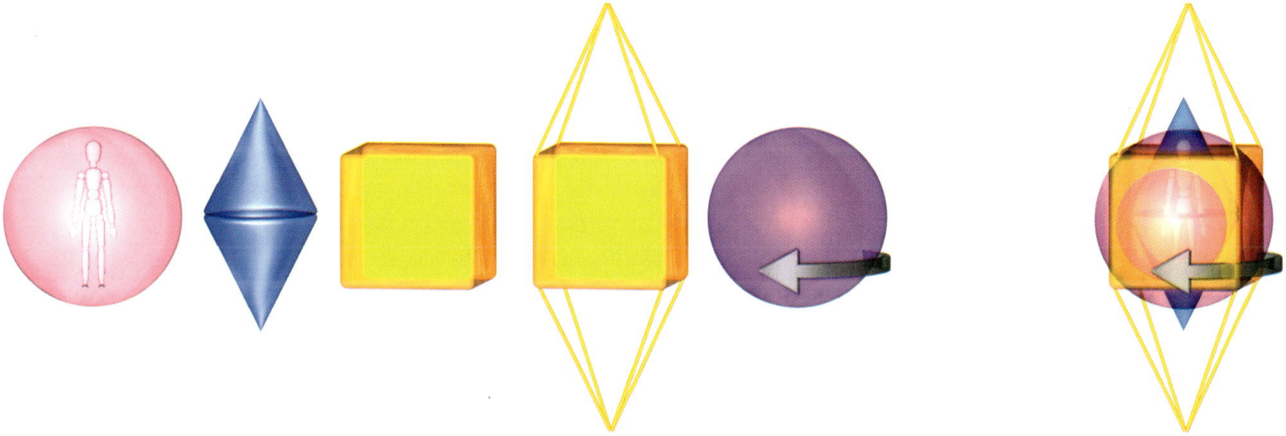

Geometrien: hellrosa-farbene Kugel, blauer Doppelkegel, goldener Würfel, 8 goldene Lichtstreben, violette Kugel im Uhrzeigersinn

vor mentalen, manipulativen Strukturen und mentalen, schwarzmagischen Programmen aus der 3., 4. und 5. Dimension gechannelt. Da diese Seelenanteile Emotionen ausgesetzt werden sollen, die ihre neuen Lernprozesse unterstützen, brauchen sie auf Emotionalebene keinen Schutz.

Für alle Lichtarbeiter, die fremde, karmische Muster in ihrem ausgeborgten Holon transformieren wollen, haben wir einige effektive MH gechannelt. Wir möchten aber an dieser Stelle anmerken, dass es für Lichtarbeiter wichtig ist, alle für sie passenden MH auszuprobieren, die ihre Entwicklung fördern.

4. Seeleneinheiten im Dienst: Was ist ein Lichtarbeiter?

Lichtarbeiter sind Seeleneinheiten, die auf der Erde inkarnieren, um dem Planeten, aber auch den Menschen beim Aufstieg in die 5. Dimension zu helfen. Sie können mit eigener Kraft aufsteigen, denn sie kommen sowieso aus höheren Ebenen und haben bereits einen oder mehrere dimensionale Aufstiege geschafft. Ein Lichtarbeiter kann bis zu 144 andere Menschen im Prozess der Erleuchtung mitnehmen. Manche Dienstinkarnationen, wie z.B. Engelwesen, sind in ihren Fähigkeiten vollkommen und haben, um ihre Erdaufgabe durchzuführen, keine **LERNPROZESSE** notwendig. Um dienen zu können, ist es wichtig die „Erdensprache" zu lernen und einen Bezug zu Menschen zu erschaffen – dies bedeutet entsprechend der menschlichen Entwicklung und Wahrnehmung, auf diese einzugehen. Sie haben eine natürliche tiefe spirituelle Überzeugung, trotzdem müssen sie sich dessen erst bewusst werden und sich erinnern, wer sie wirklich sind. Denn während ihrer Inkarnation im menschlichen Körper haben sie, wie alle anderen, die wahre Identität vergessen.

LERNPROZESS: *die Aufgabe noch nicht gemeisterter Eigenschaften zu integrieren um die Ganzheit zu erschaffen.*

Manche Lichtarbeiter, z.B. außerirdische Seeleneinheiten, haben Lernprozesse, die mit der Erde und der Menschheit zusammenhängen, zu bewältigen. Andere bringen die eigenen Meisterfähigkeiten hierher, um den Menschen zu dienen, haben aber selbst keine Lernprozesse auf der Erde zu absolvieren. Lichtarbeiter, die sich noch nicht ihrer Aufgabe und Herkunft bewusst sind, verstricken sich unnötig in menschlichen Parametern. Sie bemühen sich, mit viel Energieaufwand, den Mensch-Menschen anzupassen. Trotz aller Bemühungen, fühlen sie sich, seit ihrer Kindheit als Außenseiter und niemals heimisch. Da die Erde nicht ihre Heimat ist, haben sie ständig das Gefühl nicht passend zu sein, etwas an sich selber ändern zu müssen, bzw. nicht gut genug zu sein. Sogar wenn sie lernen sich zu integrieren, sich anzupassen und einen gewissen Beliebtheitsgrad in ihrem Umfeld zu erreichen, bleiben sie doch fremd. Mensch-Menschen wissen nicht warum, aber sie spüren ihre Andersartigkeit.

Diese obengenanten „Schwierigkeiten“ können zu einer wahren Identitätskrise führen. Einerseits haben die Lichtarbeiter besondere Einsichten und spüren tiefe Liebe und Vertrauen in sich, andererseits werden sie von geringen Alltagsproblemen überfordert. Sie glauben oft sich an Menschen anpassen zu müssen, und agieren aus diesen Gründen nicht im Einklang mit ihrer Seele. Sie heiraten z.B. aus solchen Anpassungsgründen, genauso wie sie auch glauben Familie und Kinder erschaffen zu müssen und pressen sich in gängige Ausbildungen und Jobs, um den Erwartungen des Umfeldes gerecht zu werden. Doch sie fühlen mit der Zeit immer mehr, dass dies nicht ihr Seeleninhalt ist und erkennen, dass Familie und Kinder, wenn schon vorhanden, in den Dienst integriert werden müssen. Erst dann, wenn diese Wesen ihren Dienst an den Menschen ausüben, beginnt die Zeit ihrer Erfüllung. Vieles ist für sie sehr belastend, sie leiden z.B. sehr stark mit jedem „Opfer“ mit jeder Ungerechtigkeit und Grausamkeit. Lichtwesen verstehen nicht die menschliche Motivation Leid zu erzeugen und lassen sich durch negative Situationen extrem schwächen. Um aus dieser begrenzenden Lage auszusteigen, ist es für sie notwendig das kollektive Bewusstsein (morphogenetisches Feld) zu verlassen. Aus einer distanzierten Position, können die Lichtarbeiter vollständig ihren übergeordneten Sinn wahrnehmen und ihre Stärken leben. Sobald sie gelernt haben mehr auf sich zu hören, statt sich nach Außen auszurichten, werden sie emotionsloser, weniger durch Kriege, Katastrophen und Schmerz aus ihrer Umgebung berührt. Das menschliche Umfeld nimmt diese Veränderungen anfangs als negativ, gefühllos und kalt wahr, denn Liebe wird allgemein von den Menschen mit Emotionen verwechselt. Doch dies ist nur ein vorübergehender Zustand im Leben eines Lichtarbeiters. Denn auch das Umfeld nimmt bald wahr, dass ihr Mitgefühl und die tiefe Liebe zur Menschheit ein besserer Zugang zum menschlichen Leid ist, als selber mitzuleiden und sich in Opfertum zu begeben.

Sobald ein Lichtwesen erwacht und sich seiner Seelenaufgabe bewusst wird, beginnen intensive Reinigungsprozesse im Holon und die physische Lichtschwingung beginnt rasant anzusteigen. Lichtarbeiter, die ihre Berufung ausleben, wie z.B. Heiler, haben momentan eine Lichtschwingung von ca. 4.000.000–6.000.000 im physischen Körper und mehr. Sie machen schnelle Entwicklungsschübe, da sie sich immer mehr öffnen für die eigene Seelenenergie und den Reinigungsprozess des Holons, mit allen Mitteln und Techniken, zu fördern beginnen. Dieser Prozess ist oft mit Schmerzen verbunden, da das hereinfließende Licht mit den verschiedenen physischen Blockaden zusammenprallt.

„REINIGUNG VON FREMDEN SCHMERZEN“: Diese Reinigung dient vor allem HeilerInnen, ÄrztInnen, TherapeutInnen, Krankenschwestern, MasseurInnen, und allen, die Menschen physisch berühren. Aber auch denen, die stark mit anderen mitleiden, z.B. in der Sterbebegleitung und Alterspflege. Natürlich unterstützt es auch grundsätzlich für alle Menschen, die stark das Leid der anderen übernehmen und fühlen.

Dieses MH funktioniert nur bei menschlichen Holons, da fremde Holons keine menschlichen Schmerzen übernehmen. **Wichtig:** nach dieser Reinigung sollte ein Schutz gemacht werden, z.B. der **„SCHUTZ VOR EMOTIONEN DURCH PHYSISCHE BERÜHRUNG“** Dieses MH ist für alle Seelenanteile geeignet .

Wie schon erwähnt ist der Aufstieg nichts Neues für einen Lichtarbeiter. Alle solche Dienstenergien haben diesen Prozess mindestens einmal auf diesem oder anderen Planeten oder sogar in anderen Galaxien geschafft. Wichtig ist die vollständige Erinnerung, das volle Erwachen aus der kosmischen Amnesie und die vollkommene Aktivierung des Seelensterns im Herzchakra. Der Seelenstern befindet sich ca. 3–4 cm. innerhalb des Herzchakras und ist ein grüner ätherischer Kristall mit 144 pentagonalen Facetten. In der Mitte des Herzkristalls ist eine doppeltetraedale, Mer*Ka*Ba-Struktur und strahlt in einer der Farben der göttlichen Quelle: Gold, Lapis oder Magenta. Diese Farben, auch Flammen genannt, sind das, was uns durch die Inkarnationen mit der göttlichen Quelle verbindet. Die Farbe Ihres Seelensterns zeigt auf den göttlichen Schwerpunkt, den Sie durch alle ihre Inkarnationen leben sollen. Die 3 Teile der göttlichen Quelle, genannt dreiteilige Flamme, haben folgende Bedeutung:
Goldene Flamme: Weisheit, Fülle, Mutterenergie
Blaue Flamme: Kraft, Macht, Mut, Schutz, Vaterenergie
Magenta Flamme: Liebe, Geist, Christusenergie

Die Farbe Ihres Schwerpunktes begleitet Sie durch alle Zeiten. Obwohl die anderen 2 Farben unsichtbar vorhanden sind, wird immer nur ein Schwerpunkt für eine längere Inkarnationsperiode als Inhalt gewählt.

Die meisten Lichtarbeiter, die jetzt hier sind, leben schon größtenteils ihren Lichtkörper. Seit 1987 wurden mit hochfrequenten Impulsen alle Seelensterne im Aufwachprozess aktiviert. Doch nur diejenigen Menschen, die diesen Impuls wahrgenommen und begonnen haben an Ihrer Entwicklung zu arbeiten, schaffen es vollständig den Herzstern zu entfalten. Durch die vielen Verletzungen, die wir erlitten haben, sind viele Facetten unseres Seelensterns matt oder blockiert. Nun beginnen sie sich von alten Mustern, vor allem Selbsthass und Nichtannahme, Ängsten, Begrenzungen und Selbstverurteilungen zu klären, dadurch entsteht eine Rotation die immer mehr Licht in das Herzchakra anzieht.

Lichtarbeiter, wie der aufgestiegene Meister Kuthumi, u.A. als Heiliger Franziskus bekannt, kehren immer wieder freiwillig zurück in die 3. und 4. Dimension um den Menschen beizustehen. Solche Meisterenergien inkar-

REINIGUNG VON FREMDEN SCHMERZEN

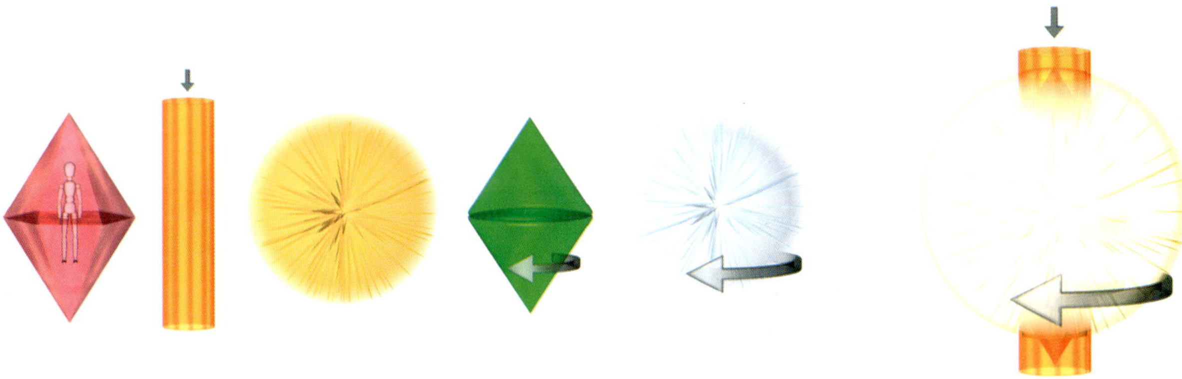

Geometrien: magentafarbene 6-seitige Doppelpyramide, orangefarbenes Lichtstrahl vom Himmel bis in die Erdmitte, goldene Sonne, grüner Doppelkegel im Uhrzeigersinn, weiss-blaue Sonne

SCHUTZ VOR EMOTIONEN DURCH PHYSISCHE BERÜHRUNG

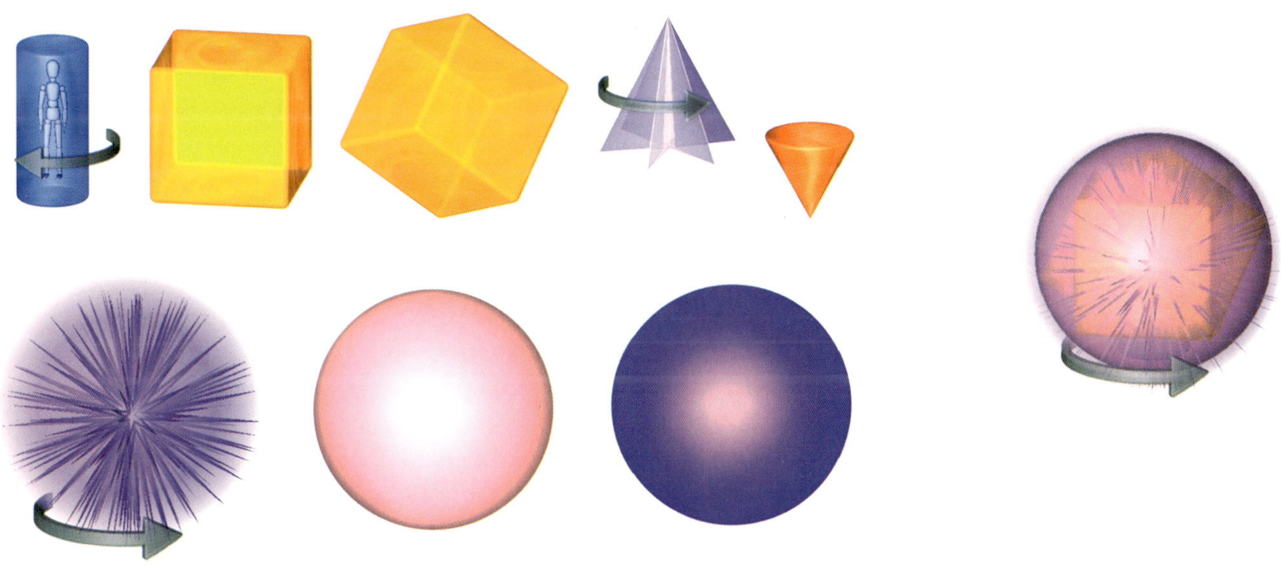

Geometrien: hellblauer Zylinder im Uhrzeigersinn, goldener Würfel auf einer Fläche stehend, goldener Würfel auf einer Spitze stehend, hellviolette Lichtform (wie ein 6-seitiger Stern) gegen den Uhrzigersinn, orangefarbener Kegel, violette Sonne gegen den Uhrzeigersinn, hellrosa-farbene Kugel, violette Kugel

nieren nicht nur in ihren Seelenanteilen im menschlichen Körper, sondern manche von ihnen bevorzugen sich nach Bedarf, so wie St. Germain oder Babaji, zu materialisieren. Diese Technik gehört zu den Fähigkeiten, die einen Aufstieg ermöglichen, nämlich die vollkommene Kontrolle über den physischen Körper. Manche „MeisterInnen" konnten früher ihre Körper nicht mitnehmen, da die Bedingungen in der 3. Dimension besonders schwer waren. Trotzdem haben sie es geschafft in die nächste Dimension aufzusteigen, bevor der physische Körper „gestorben" war. Heilige z.B. die zu Tode gequält wurden, haben den Körper vorher verlassen. Sie wussten, dass der Körper nur eine illusorische Hülle ist und spürten kaum Schmerzen! Manche haben trotz dichter Energieumstände ihren Körper vollständig transformiert, allen voran Jesus und Babaji.

Die genaueren Aufstiegsbedingungen für einen Lichtarbeiter sind:

1. Alle 144 Facetten des Seelensterns im Herzchakra sind rein und aktiviert.
2. Die Begrenzungen des menschlichen Körpers (physischer, Emotional- und Mentalkörper) sind transformiert.
3. Die Dualität ist größtenteils in sich vereint. Die Gegensätze auf der Erde sind akzeptiert und gleichzeitig ruht man in der Ganzheit.

Zur Zeit ist der 3. Punkt eine besonders schwierige Aufgabe. Es bedeutet: nicht zu urteilen, nicht mehr das Licht zu bevorzugen gegenüber dem Dunklen, sondern das Letztere anzunehmen und durch Transformation zu integrieren. Die wenigsten von uns sind schon fähig, Dunkelheit in sich zu assimilieren. Diese Aufgabe ist noch durch die Verpflichtung den ausgeborgten Holon in die nächste Dimension führen zu müssen, erschwert. Auch die Schwingungen der zum Holon gehörenden Seelenfamilie, müssen erhöht werden. Was ist eine Seelenfamilie? Jede menschliche Seele gruppiert sich auf 5. dimensionaler Ebene in eine Familien- oder Gruppenstruktur hinein, die ein ähnliches Bewusstsein hat wie sie selbst. Seelen aus dieser Familie inkarnieren periodisch auf der Erde immer wieder in Bezug zu einander. Sie bilden Beziehungsstrukturen, die sich von Inkarnation zu Inkarnation, ständig wandeln. Es ist wie ein Theaterstück! Das Thema des Bühnenstückes, sowie bedingungslose Liebe, Freiheit, Toleranz, u.s.w., wird im Voraus unter allen Seelenfamilienmitgliedern einstimmig gewählt und es wird nach diesem Thema gespielt. Thema und Spiel dauern mehrere Jahrhunderte bis Jahrtausende, aber die Beseelungen der Protagonisten wechseln. Der Seelenanteil, der zu Beginn des Theaterstückes die Vaterrolle spielte, übernimmt in der nächsten Inkarnation die Rolle des Kindes. Der jetzige Bösewicht wird in nächster Inkarnation das Opfer sein u.s.w. Das Spiel ist das gleiche aber die Seelenfamilienmitglieder haben immer wieder die Chance eine neue Facette des Spiels aus einer anderen Warte selbst zu erleben. So lernen die mensch-menschlichen Seelen das ganze Erfahrungsspektrum in sich zu integrieren und gleichzeitig nicht nur das eigene Bewusstsein, sondern auch das Gruppenbewusstsein der Seelenfamilie anzuheben. Sobald ein Seelenmitglied sich schneller entwickelt als die anderen, verlässt es die Gruppe um sich einer anderen Seelenfamilie anzuschließen, die eine entsprechende höhere Bewusstseinschwingung hat.

Viele gespeicherte karmische Muster im Energiekörper, bzw. Holon, verlangsamen unsere Entwicklung und verhindern dadurch das rasche Ansteigen der Lichtschwingungen aller Körper. Der physische-, emotionale-, mentale- und spirituelle Körper sollten in gleichmäßigen Abständen zu einander, nicht mehr als 2–3 Millionen Frequenzunterschied aufweisen. Im Normalfall ist man in viele Auseinandersetzung des Holons und seiner Seelenfamilie mit den alten karmischen Mustern verstrickt, die durch viele Inkarnationen entstanden sind. Aus diesem Grund sollten Seelenanteile im Dienst beständig ihr (geborgtes) Holon reinigen und transformieren.

Um die Lichtarbeiter von ausgeborgten karmischen Mustern zu befreien, stellen wir hier 3 MH zur Verfügung: **„AUFLÖSUNG KARMISCHER MUSTER IM EMOTIONALKÖRPER“ „AUFLÖSUNG KARMISCHER MUSTER IM MENTALKÖRPER“** und **„AUFLÖSUNG KARMISCHER MUSTER IM SPIRITUELLEN KÖRPER“** (Kristallimplantate im KETHERISCHEN KÖRPER):

Alle diese MH sind nur für menschliche Holons konzipiert, werden nur einmalig angewendet und für 8 bis 12 Minuten programmiert. Das Programm hört automatisch auf zu arbeiten, sobald die karmischen Muster geklärt sind. Diese Auflösung wird in allen 3 Fällen nur im Einklang mit der Seele gemacht. Das bedeutet, Sie müssen Ihre Seele fragen, ob die Auflösung angebracht ist.

Wenn ein Mensch, bewusst oder unbewusst, davon überzeugt ist, noch karmische Lernprozesse noch zu benötigen, oder sich dem Schicksal ausgeliefert fühlt, können diese Metahologramme nicht benutzt werden. Junge Seelen und solche, die in der Dualität bleiben wollen, müssen weiterhin karmische Lernprozesse ausleben. Bei alten Seelen, oder solchen, die bereit sind, in dieser Inkarnation aufzusteigen, lösen, oder lösten sich die Muster bereits auf, sobald sie sich entschließen, bewusst an ihrer Lichtentwicklung zu arbeiten. Es gibt seit 2000 eine Zauberlichtschranke, die sofort in Aktion tritt, wenn man eine bestimmte Lichtfrequenz erreicht hat, nämlich 6 Millionen LS. Bei dieser Frequenz lösen sich die karmischen Muster, wie von Zauberhand. Das geschieht zum Schutz für diejenigen Wesen, die sich entschlossen haben, keinen Aufstieg zu machen, oder auch für die, für die es noch zu früh ist. Somit können auch Mensch-Menschen diese MH benutzen, sobald sie die magische Grenze der 6 Millionen LS erreicht haben, vorher wird es nicht funktionieren. Allerdings bleiben

AUFLÖSUNG KARMISCHER MUSTER IM EMOTIONALKÖRPER

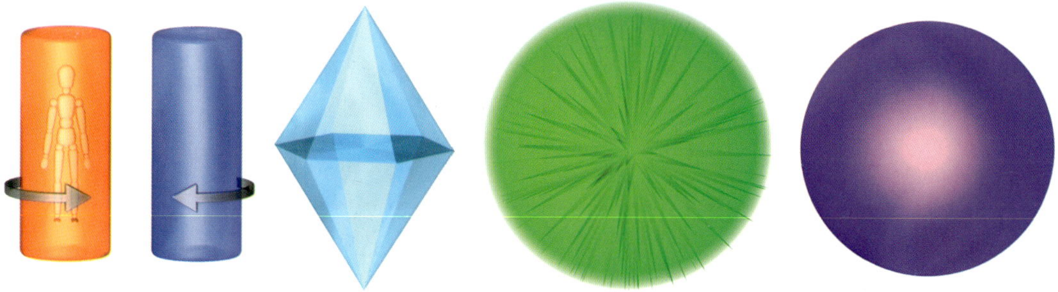

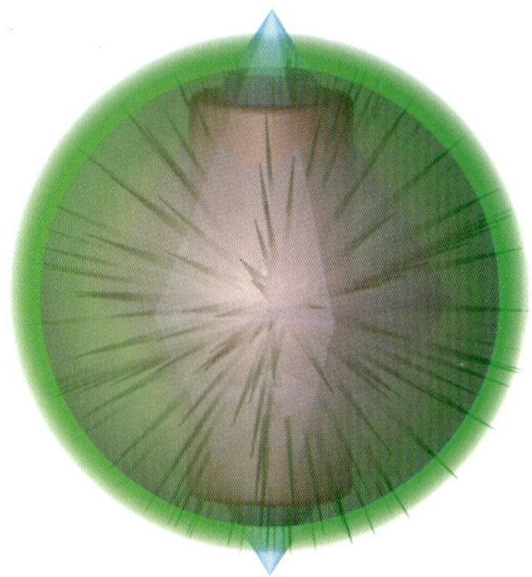

Geometrien: orangefarbener Zylinder gegen den Uhrzeigersinn, blauer Zylinder im Uhrzeigersinn, hellblaue 6-seitige Doppelpyramide, grüne Sonne, violette Kugel

AUFLÖSUNG KARMISCHER MUSTER IM MENTALKÖRPER

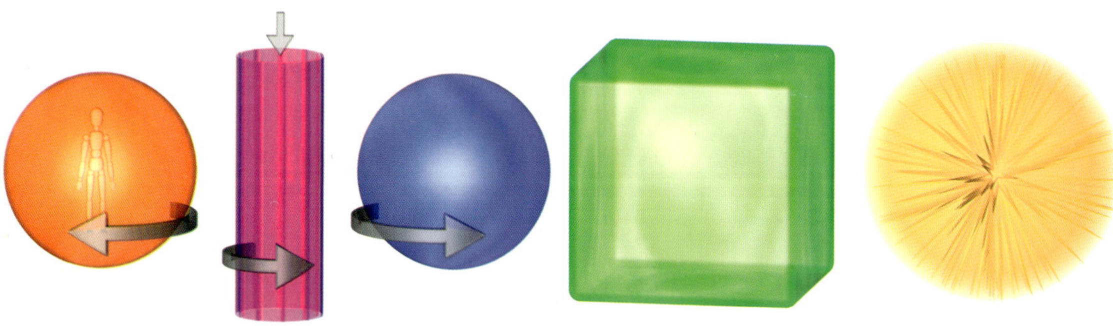

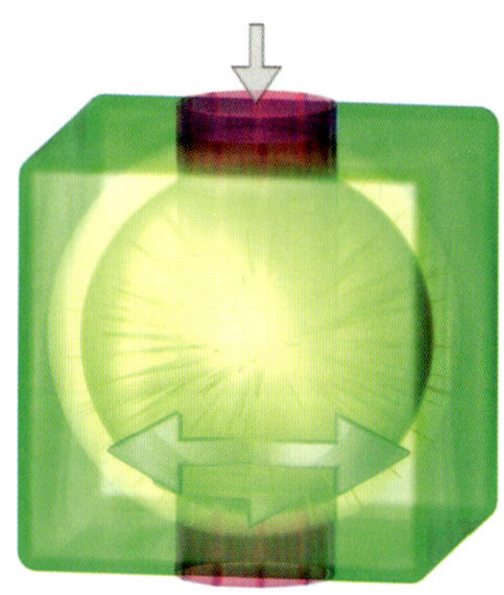

Geometrien: orangefarbene Kugel im Uhrzeigersinn, magentafarbener Strahl, blaue Kugel gegen den Uhrzeigersinn, grüner Würfel, goldene Sonne

aus verschiedenen Gründen manchmal karmische, kristalline Implantate, die nicht mit der Zauberschranke verschwinden erhalten. Für diesen Fall sind die MH eine segensreiche Technik.

Wenn ein Wesen in einem Seelenhologramm gefangen ist, können sich karmische Muster nicht auflösen. In diesem Fall muss zuerst eine Seelenhologramm-Auflösung stattfinden. Dieses Wissen werden Sie im nächsten Band finden. Wenn Sie fühlen, oder merken, dass sich karmische Muster nicht mit den angegebenen MH auflösen, können Sie uns gerne persönlich kontaktieren (siehe Anhang).

Die Nebenwirkungen sind radikal. Manche werden sich davor fürchten, andere sehnen sich sicherlich seit einiger Zeit nach diesem Zustand. Alle karmisch bedingten Beziehungen und Umstände lösen sich schlagartig auf, wie z.B. Partnerschaften, die auf karmischen Lernprozessen basierten, oder karmisch bedingte, begrenzende Umstände, wie z.B. Armut, oder Opfertum. Es entsteht zuerst ein Raum und eine Zeit der Leere, die aber gleichzeitig notwendig ist, um Neues entstehen zu lassen. Überlegen

AUFLÖSUNG KARMISCHER MUSTER IM SPIRITUELLEN KÖRPER

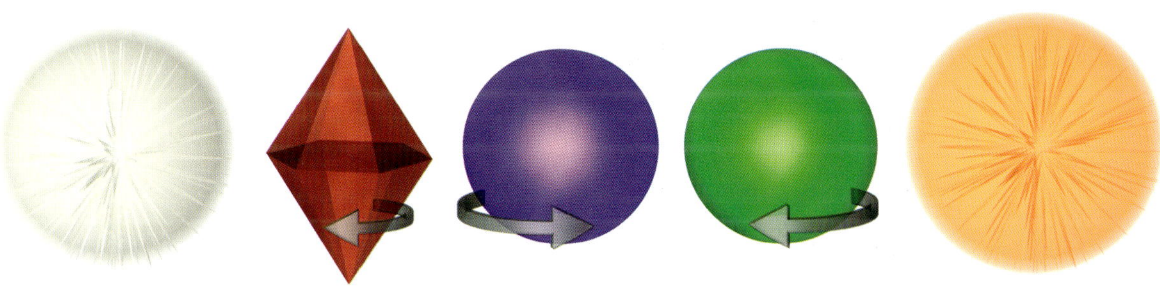

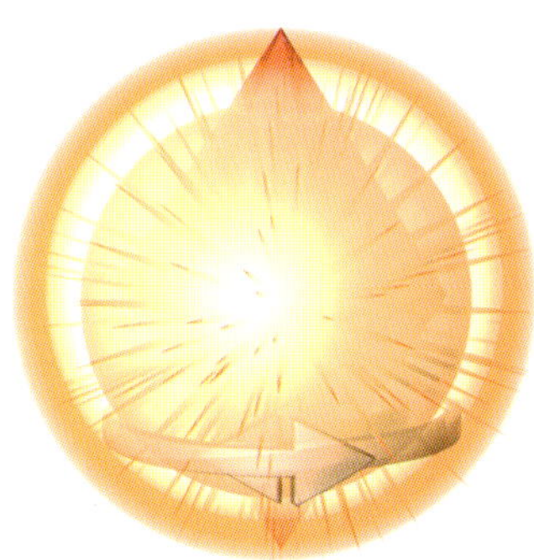

Geometrien: kristallfarbene Sonne, rubinfarbene 6-seitige Doppelpyramide, violette Kugel gegen den Uhrzeigersinn, grüne Kugel im Uhrzeigersinn, orangefarbene Sonne

Sie gut, was Sie sich wünschen, bevor Sie dieses MH benutzen. Wenn die Seele die karmische Auflösung nicht erlaubt, geschieht gar nichts. Man kann diese Geometrien also nicht missbrauchen!

Die karmalosen Lichtarbeiter sind fähig die karmischen Programme ihres Holons zu löschen, ohne sie noch einmal durchleben zu müssen. Allerdings haben die meisten dieses Wissen noch nicht bewusst wahrgenommen. Bei der Arbeit mit karmischen Mustern ist es ausgesprochen hilfreich den Beistand der aufgestiegenen MeisterInnen zu erbitten. Vor allem menschliche Meisterenergien sowie: Jesus, Lady Nada, Buddha Gautama, Hilarion oder Konfuzius, usw.. kennen sich mit der Problematik ihrer jüngeren Brüder und Schwestern auf der Erde gut aus.

5. Außerplanetarische Seeleneinheiten im Dienst:

Ein großer Teil der Fremdbeseelungen ist hier ausschließlich im Dienst. Diese sind Seelenanteile, die zum ersten oder schon zum zigsten mal auf der Erde im menschlichen Körper inkarniert sind, um die jeweiligen Entwicklungssituationen auf der Erde zu fördern. Und das ist genau der Punkt! Diese Inkarnationen fördern im Lichten wie im Dunklen unsere Entwicklung. Das bedeutet, dass es hier sowohl Wesen im Dienst des Lichtes wie, auch Wesen im Dienst der Dunkelheit gibt! Manche Welten in unserer Galaxie bestehen ausschließlich aus dunklen Energien: so wie die Welten der Dinoiden und der Reptoiden der 5. und 6. Dimension, die durch die Jahrtausende damit beschäftigt waren galaktische Welten zu erobern, zu annektieren und zu manipulieren. Sie waren die ausschlaggebende Kraft, sowohl für die Erschaffung der galaktischen Föderation, wie auch für die endlosen galaktischen Kriege. Die dunklen Welten und ihre Machenschaften zwangen die friedliebenden Völker sich zusammen zu schließen um gemeinsam gegen die Aggressoren vorzugehen.

Die meisten der Dienstwesen im Licht stammen aus den Reihen der galaktischen Föderation und werden in Welten, wie die Erde, als Entwickler oder kosmische Krieger geschickt. Diese Föderation besteht aus hunderten Zivilisationen; vornehmlich aus ihren Gründungsmitgliedern vom: Sirius, Arkturus, Aldebaran, Antares, Pleyaden, aus den Welten von Pegasus und Andromeda, aber auch solchen wie Wega, Herkules, Ursa Major, Prokyon, Orion-Beteigeuze, Deneb, Altair, usw.. In jedem Moment werden es mehr und ihre Hoffnungen sind auf unsere Welt gerichtet. Sie erwarten von uns, dass auch unser Planet, in die galaktische Föderation beitreten kann. Wir sind Anwärter auf diese ehrenvolle Mitgliedschaft, aber da wir noch nicht dazu gehören, hat sich ein Kampf um unsere Gunst entwickelt.

Das MH **„SCHUTZ FÜR ORNITOIDE“** schützt diese meist 6. dimensionalen, kristallinen Seelenanteile vor zerstörerischen Emotionen, wie Hass, Neid, Angst, u.s.w., aber auch vor physischen Aggressionen und schädigenden Gedankenstrukturen. Sie sind eine dieser Zivilisationen, die in niederen Dimensionen äußerst empfindlich reagieren, da sie weder Körper, noch Emotionen kennen. Weiters werden sie durch diese Geometrie auch vor 4. dimensionaler Dunkelheit, parasitären Wesen, Besetzungen und Todesenergien geschützt.

Wir möchten hier anmerken, dass alle Wesen, die sich ein Holon ausgeborgt haben, so, wie Ornitoide auch, alle Reinigungen für menschliche Holons aus diesem Buch machen können (um zu sehen, welcher Seelenanteil ein ausgeborgtes Holon hat, oder nicht, siehe die Liste im Kapitel „Wie Fremdseelen einen physisch- irdischen Körper bekommen“).

Mit dem MH **„SCHUTZ FÜR AUSSERIRDISCHE 6. DIMENSIONALE SEELENANTEILE“** werden 6. dimensionale Wesen vor allem, was aus den dualen Dimensionen kommt, wie 3., 4., und 5. dimensionale parasitäre Wesenheiten, 5. dimensionale Programme (sieht aus wie eine Plazenta), geschützt.

Das MH **„SCHUTZ FÜR AUSSERIRDISCHE 5., 6. UND 7. DIMENSIONALE SEELENANTEILE“** schützt Lichtwesen vor 3., 4. dimensionalen, physischen Parasiten, Bakterien, Viren und Astralparasiten. Weiters wirkt dieser Schutz vor 4. dimensionalen Todesenergien und niederen 5. dimensionalen Parasiten.

Auch die Welten der Dunkelheit haben sich in einer Union zusammengeschlossen, allen voran die dinoiden Welten aus der Gegend von Alpha Centaury und Orion-Riegel. Zu dieser Union gehören, wie wir schon erwähnt haben, reptoide Wesenheiten, insektoide Welten, viele 3. dimensionale Welten, wie die uns allen bekannten grauen, arachnoide und amphiboide Wesen, um nicht zu erwähnen die meisten androiden Lebensräume. Die sogenannten Meister der Dunkelheit gebären sich auf der Erde meist im Dienst, aber sie streben genau das Gegenteil von unserer Entwicklung an. Sie hindern uns daran das Licht wahrzunehmen, sie bremsen unsere Befreiung aus den Illusionen und verstärken sogar die daraus resultierenden Ängste. Die Dunkelheit zementiert unsere Vorstellung über die eigene Kleinheit und unser Gefühl dem Schicksal ausgeliefert zu sein. Gleichzeitig stärkt sie aber auch unser Ego, das Machtpotential des Ich Willens und bindet uns immer stärker in die Abhängigkeit der Materie. Parallel dazu werden unsere physischen Körper ständig mit äußerst kreativen Mitteln geschwächt wie: Nahrungszusatzstoffe, Nahrungsersatzstoffe, genetisch-manipulierte Nahrung, bestrahlte Nahrung, die Bestrahlung der menschlichen Körper, Wasserzusatzstoffe und Denaturierung, Impfun-

SCHUTZ FÜR ORNITOIDE

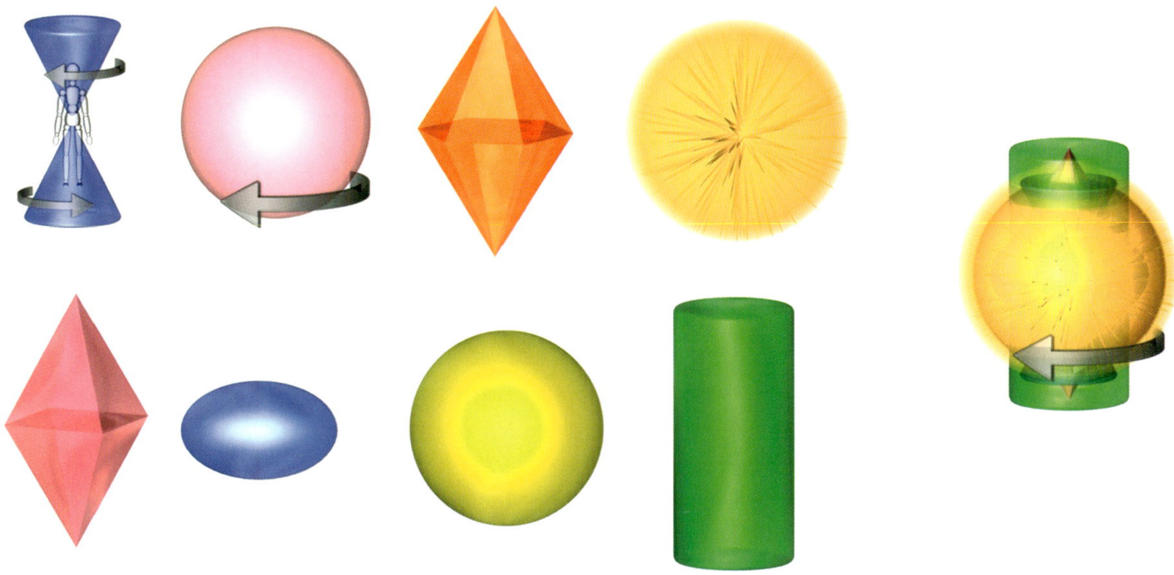

Geometrien: zwei blaue Kegel im Uhrzeigersinn und gegen den Uhrzeigersinn, hellrosa-farbene Kugel im Uhrzeigersinn, orangefarbene 6-seitige Doppelpyramide, goldene Sonne, magentafarbene 4-seitige Pyramide, blaues Oval, goldene Kugel, grüner Zylinder

SCHUTZ FÜR AUSSERIRDISCHE 6. DIMENSIONALE SEELENANTEILE

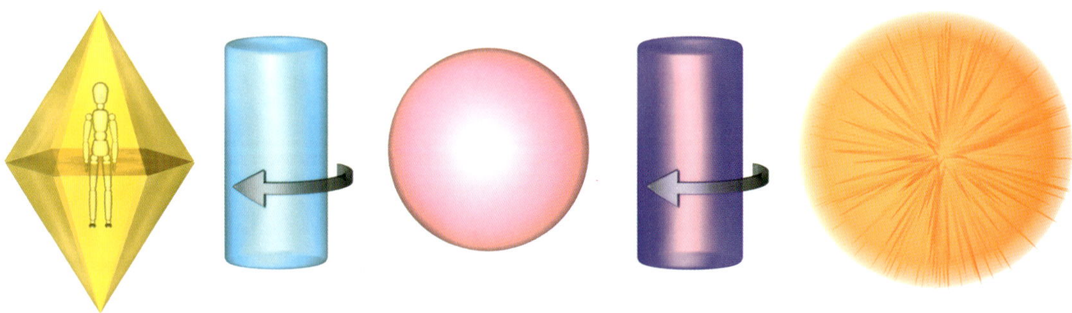

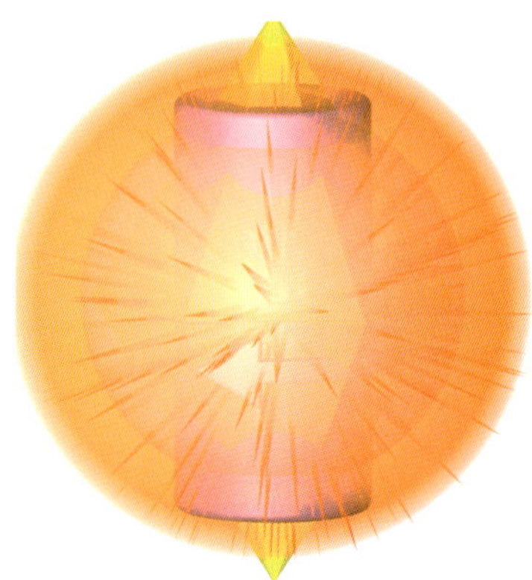

Geometrien: goldene 6-seitige Doppelpyramide, hellblauer Zylinder im Uhrzeigersinn, hellrosa-farbene Kugel, violetter Zylinder im Uhrzeigersinn, orangefarbene Sonne

gen, Schwächung unseres Umfeldes mittels verschiedenartigster Wellen (Funkwellen, Elfwellen, u.s.w.)...

Viele dunkle Dienstinkarnationen sitzen genau an strategisch entscheidenden Positionen in der Politik und der Finanz- und Wirtschaftswelt. Diese Ebene produziert immer wieder neue „Fallen“ Neuartige technische Errungenschaften, bahnbrechende medizinisch- chemische Mittel und finanzielle Systeme fangen uns vollständig in einer holografischen Ebene ein. Zur Zeit ist jeder einzelne Mensch, wie auch die Allgemeinheit als Masse, immer mehr in die illusionäre Erhaltung ihrer Bedürfnisse gebunden. Die meiste Zeit und Energie verwenden wir um scheinbar absolut unerlässliche Technologien aufrecht zu erhalten. Ständige Aufmerksamkeit auf Nachrichten und oberflächliche Informationen des Computers, Handys, Fernsehens,... binden unser Energiepotential. Wir werden ständig dazu geführt uns mit Geldanlegen für die erwarteten Notlagen, Krankheitsfälle und Unfälle in der Zukunft und die Erhaltung der verschiedenen Versicherungen ohne die, wie uns suggeriert wird, wir nicht in Sicherheit sind, zu beschäftigen. Die restliche Zeit verwenden wir paradoxerweise (aber vollständig geplant) damit, für all diese Technologien, Versicherun-

SCHUTZ FÜR AUSSERIRDISCHE 5., 6. UND 7. DIMENSIONALE SEELENANTEILE

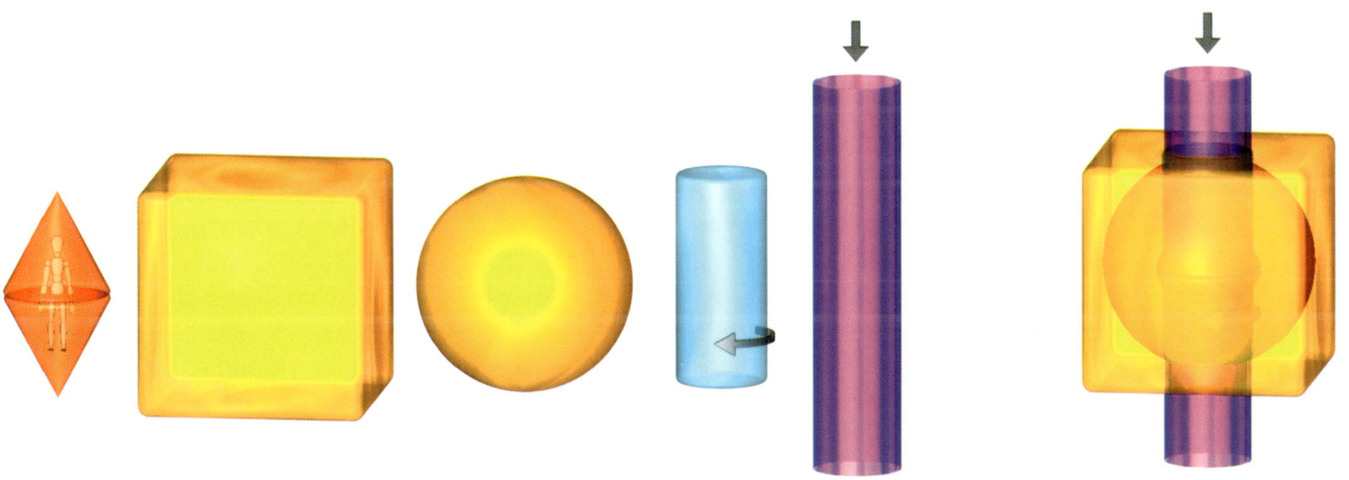

Geometrien: orangefarbener Doppelkegel, goldener Würfel, goldene Kugel, hellblauer Zylinder im Uhrzeigersinn, violetter Strahl vom Himmel bis in die Erdmitte

gen und absolut unerlässliche Materie: wie Autos, Wohnungen, Markenbekleidung, Prestigegegenstände und Statussymbole, zu arbeiten. Und nun schließt sich der Kreis! Die Herren der Dunkelheit verkaufen uns unsere eigene Zeit! Für das was wir scheinbar brauchen, müssen wir rund um die Uhr arbeiten und dürfen zweimal im Jahr Urlaub machen. Allerdings, wie könnte es anders sein, müssen wir für diesen Urlaub meistens noch viel mehr arbeiten. Der Plan ist vollkommen. Wir sind dankbar, dass wir die unendliche Zeit, die uns von Gott gegeben wird, abarbeiten dürfen. Niemand bezweifelt, dass alles in Ordnung ist, denn die wenigsten haben in diesem System Zeit um darüber nachzudenken. Es geht nach dem Motto „Brot und Spiele für die Masse" denn dann erkennt sie nicht wie sie ausgebeutet und manipuliert wird. Auf allen Ebenen bemühen sich die Inkarnationen im Dienst des Dunklen dieses System zu erhalten und sie lassen sich immer wieder Neues einfallen, um die Menschheit an der Leine zu halten. Es werden neue Krankheiten erschaffen, bedrohliche Kriegszustände und tödliche Umweltkatastrophen, um uns in Angst und in Dankbarkeit zu halten. Denn mit allem Schlechtem wird auch gleich die rettende Lösung mitgeliefert. Sie schenken uns neue Impfungen, finanziell aufwendig technische Lösungen, Frieden und Aufbau um den Preis der völligen Abhängigkeit, usw.. Diese Inkarnationen kommen sowohl im aktiven Zustand hierher, das heißt, es sind Generationen die schon an der Macht sind und sie kommen im passiven Zustand als Meisterenergien der Dunkelheit in manchen der neuen Kinder. Diese halten die Aggression, den Hass, Gier aber genauso Angst, Opfertum und Kleinheit in sich. Sie sind die Sabotöre des Lichtzeitalters, aber gleichzeitig fordern sie die Menschheit bis an ihre Grenzen.

Die außerirdischen Inkarnationen des Lichts kommen selbstverständlich in gegensätzlicher Mission. Die Lichten wie die Dunklen finden wir auch oft in höheren Positionen unserer Gesellschaft. Manche Lichtwesen befinden sich in der aufkeimenden Bewegung der ökologischen Politik und andere finden wir an führenden Stellen der Friedensbewegung. Viele führen die Menschen aus den hierarchischen und begrenzenden Religionen oder versuchen die Letzteren zu reformieren. Sie sind die Erschaffer neuer spiritueller Wege! Sie sind aber auch an Plätzen wo sich ganzheitliche Heilungsformen entwickeln und wo soziale Felder verändert werden. Es sind Kämpfer für Freiheit, Gleichheit und Brüderlichkeit. Überall wo sich scheinbar Unerwünschtes, Neues tut, dort wo alte Systeme angegriffen und ins Wanken gebracht werden, finden wir Lichtmeisterenergien im Dienst. Auch hier gibt es die passive Form in den neuen Kindern, welche die Frequenz der Liebe, der Heilung, der Reinheit und der Freiheit in sich halten.

6. Die neuen Kinder

Seit 1992 gebären sich hier ausschließlich die neuen Kinder, früher auch Indigos genannt, im Dienst des Lichtes und der Dunkelheit. Die neuen Lichtkinder, die im Dienst der galaktischen Föderation hier geboren werden, haben einen vollkommen anders gearteten Körper als die Kinder der früheren Zeit. Ihre Körper sind schon bei der Geburt vollständig im Lichtkörperprozess aktiviert. Sie besitzen keine kristallinen, begrenzenden Implantate mit denen die früheren Generationen in Illusion gehalten wurden. Die dunklen Kinder sind nicht Opfer der Begrenzungen, sondern halten freiwillig und bewusst die Dunkelheit in sich. Sie sind MeisterInnen der Dunkelheit! Sie sind unsere Prüfung und trennen das Spreu vom Weizen! Wenn Sie ein derartiges Kind Zuhause haben, kommen intensive Lernprozesse auf Sie zu. Diese Kleinen schüren Zwietracht, Manipulation und Verwirrung in ihrem Umfeld und erzeugen dadurch Druck auf ihre Umgebung. Jedes Familienmitglied wird in seinen negativen Charaktereigenschaften gestärkt und bis zum äußersten getrieben, dadurch entstehen gleichzeitig tiefe Einsichten über die eigene innere Dunkelheit. Durch diese Umstände bekommen alle Familienmitglieder und Freunde die Möglichkeit an der eigenen Erkenntnis zu wachsen oder sich immer tiefer in die eigene Negativität zu verstricken. Die zweite Wirkung die sie auf uns haben, ist ein unermüdliches Training in Sachen Liebe. Viele wissen jetzt wovon wir sprechen denn sie sind durch dieses Training schon durchgegangen. Die dunklen Kinder zwingen uns, bedingungslose Liebe in Tat zu lernen. Jeder Vater, Mutter oder Großmutter, u.s.w. wird unermüdlich gezwungen, jedes Verhalten, jede noch so ruchlose Tat, Grausamkeit oder Berechnung zu akzeptieren und beständig zu lieben. Es ist eine der schwierigsten Lernprozesse der heutigen Zeit.

Die neuen Lichtkinder werden mit ihrem vollen Seelenpotential geboren, da Ihre gesamte ätherische Genetik in der 12-Strang DNS aktiviert ist. Weiters haben sie das, was wir uns mühsam noch erarbeiten müssen – ein ganzheitliches Großraumhirn. In der neuen Form sind beide Gehirnhälften gleichzeitig aktiv, ähnlich wie bei Delphinen. Delphine sind Wesen, die zum Zwecke des Schlafens, eine ihrer Gehirnhälften ausschalten. Dieser Zustand ist der Normalfall in einem Menschen, darum nehmen uns Delphine als schlafend wahr – womit sie nicht ganz unrecht haben. Die Hypophyse und Epiphyse der neuen Kinder wurde niemals atrophiert und ihr Immunsystem ist zweitrangig, dafür ihr Endokrines System ausschlaggebend.

In der neuen Zeitqualität bewegen wir uns aus der Abwehr und Abgrenzung des Immunsystems, in die Annahme und Assimilation des Umfeldes durch das Drüsensystem. Wir werden aufhören uns zu schützen und beginnen alles und jedes in uns zu transformieren und durch Assimilation zu integrieren. Dies ist unser neues Thema für das Wassermannzeitalter, obwohl wir all diese Zustände erst erschaffen müssen. In der Zwischenzeit sind wir, die „Noch-nicht-vollständig transformierten“, in einer prekären Lage. Wir befinden uns in einer Art Zwischenphase, die wir Biophase nennen, in der wir äußerst anfällig gegen alle chemisch- physikalisch- und energetischen Störungen sind. Es ist die Zeit in der wir auch stark beeinträchtigt werden durch dunkle, manipulative Energien. In dieser heiklen Phase, müssen wir lernen auf uns zu achten. Die Ernährung und auch alles was wir auf unseren Körpern tragen und in Form von Kosmetik auftragen, wird wichtig. Genauso müssen wir lernen unser Lebensumfeld gesund zu erhalten. Schutz vor Strahlungen, vor fremden Energien wie Gedanken und Emotionen, vor Besetzungen und anderen dunklen Einflüssen ist von äußerster Wichtigkeit, bevor wir als Meister der Materie alles Störende transformieren und assimilieren können.

„**SCHUTZ FÜR NEUE KINDER**“: Dieses MH bildet eine holografische Ebene, eine Art Schutzblase, in der die Eigenentwicklung in Ruhe vonstatten gehen kann. Es ist wie ein Glashaus, welches die Wesenheit, die drin-

SCHUTZ FÜR NEUE KINDER

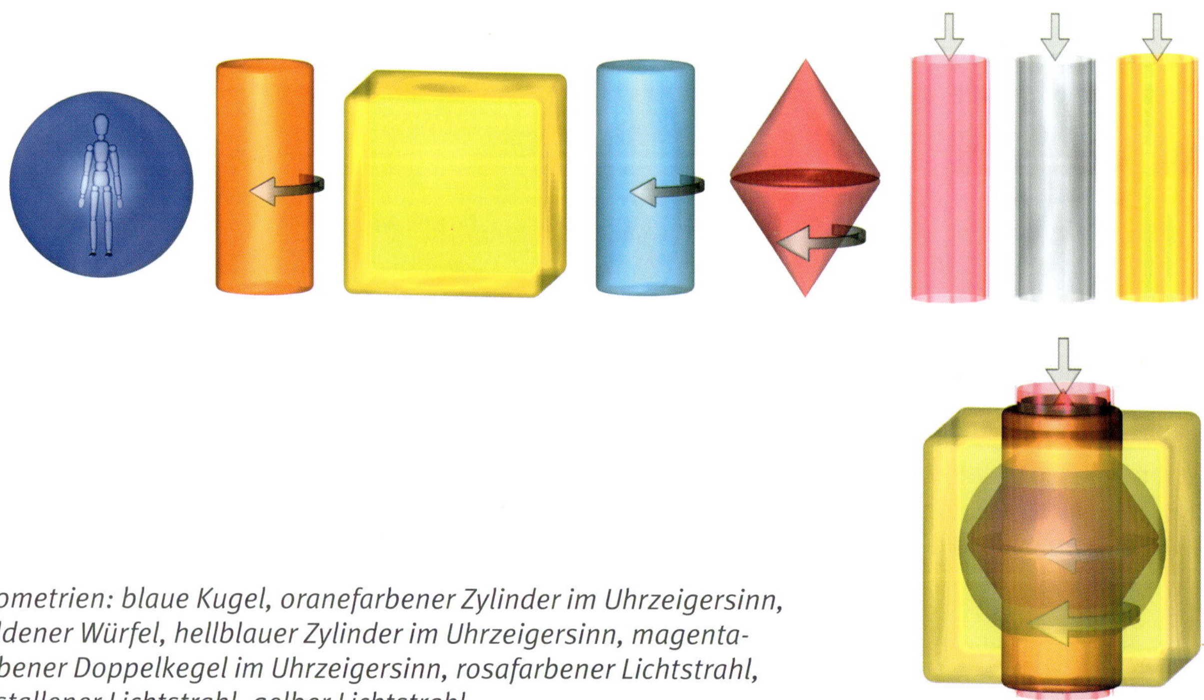

Geometrien: blaue Kugel, oranefarbener Zylinder im Uhrzeigersinn, goldener Würfel, hellblauer Zylinder im Uhrzeigersinn, magentafarbener Doppelkegel im Uhrzeigersinn, rosafarbener Lichtstrahl, kristallener Lichtstrahl, gelber Lichtstrahl

nen wächst, vor zu starken Einflüssen jeglicher Art schützt, und zwar vor magnetischen, physikalischen, biologischen und schwingungsmäßigen Störungen einer schwer technisch belasteten Umwelt. Es schützt vor den biologischen Umwelteinflüssen, wie z.B. Luftverschmutzung, Bakterien, Pilzen, usw.. Es ist für alle Seelenanteile gedacht, die keinen natürlichen Schutz vor den Belastungen der 3. und 4. Dimension in ihrem Aurafeld haben. Eine Fremdbeseelung, die hochfrequent ist, setzt meistens durch diese Hochfrequenz die Schutzmechanismen des Holons außer Gefecht, das Holon und der Körper völlig mit der Integration der neuen, hohen Seelenschwingung überfordert ist. So schafft dieses MH eine Art keimfreie Zone für Seeleneinheiten, die die materiellen Ebenen nicht kennen. Ohne diesen Schutz reagieren sie oft mit Allergien, Neurodermitis, Asthma, usw., also sie zeigen jegliche Zeichen von „nicht assimilieren können". Es ist ein wichtiger Schutz für neue Kinder, die zum ersten Mal auf der Erde sind und noch nicht die eigene Assimilation aktiviert haben. Diese Geometrie sollte so lange programmiert werden, bis der Seelenanteil abgehärtet, stabil und fähig ist, die Giftstoffe zu integrieren, ohne geschädigt zu werden. Es ist eine Art „künstliches Immunsystem"!

Die Lichtkinder sind allesamt als Lichtnährer geboren. Auch wenn es uns wiederstrebt, die alten Überzeugungen über gesunde und ungesunde Ernährung fallen zu lassen, beweisen diese Kinder täglich, dass es für sie unerheblich ist, was sie essen oder ob sie überhaupt etwas essen. Viele dieser kleinen Kinder werden täglich durch die ängstlichen Familien gequält, das essen zu müssen was sich der begrenzte menschliche Geist als notwendig vorstellt, um gesund zu sein. Sie können, im Gegensatz zu ihren Eltern, alles essen, von Junk Food angefangen bis zu vollkommen künstlich erschaffenen sogenannten Nahrungsmitteln, ohne davon krank zu werden. Sie sind unempfindlich gegenüber physikalischen und chemischen Störfaktoren und auch ihre Leber funktioniert wesentlich effizienter als die Unsere. Auf spiritueller Ebene kommen sie mit vollständig offenen kugelförmig geformten Chakren zur Welt. Viele von diesen Kindern werden sogar mit einem hochaktiven zentralen Herzchakra geboren, das den gesamten Körper energetisch durchdringt und einhüllt. Dies sind die Kinder, die hier die Liebe nicht nur verankern sondern auch fühlbar in ihr Umfeld intensiv ausstrahlen. Sie sind die kleinen Lichtengel die unsere Familien beglücken! Seit der Geburt sind die Lichtkinder, mit all ihren 13 Chakren innerhalb und außerhalb des Körpers und mit allen ihren 12 Aurafeldern harmonisch verbunden und uneingeschränkt aktiviert. Das sind genau die Qualitäten die wir, die älteren Generationen, bewusst oder unbewusst wieder zu erschaffen versuchen – nämlich unserer Ganzheit. Die Ganzheit kann nur dann erschaffen werden, wenn alle unsere geometrischen Felder, die Mer*Ka*Ba-Struktur, vollständig restauriert, repariert und aktiviert ist. Und genau das haben die Lichtkinder! Sie werden mit einer vollfunktionierenden Mer*Ka*Ba geboren. Da sie mit allen geometrischen Energienetzen innerhalb ihres eigenen Feldes, mit der Mer*Ka*Ba der Erde, mit der solaren Mer*Ka*Ba und weiter hinaus mit den Bewusstseinsnetzen anderer stellaren und galaktischen Systeme verbunden sind, leben sie beständig in der Einheit der universellen Göttlichkeit.

Obwohl so klein, sind diese Kinder ihren Eltern und Großeltern weit an Wissen, Können, Weisheit und Bewusstsein überlegen. Das Wichtigste aber ist, ihre völlige Bewusstheit. Sie wissen genau warum sie da sind und dass sie im Dienst des Dunklen oder des Lichtes kommen. Da sie ihr Ziel über jede Hürde und gegen jeden Widerstand verfolgen, sind die meisten von ihnen nach unseren Maßstäben unerziehbar. Je mehr sich die Eltern und Familien in ihren Weg stellen, desto leidvoller wird der Erfahrungsweg für das Umfeld. Nichts kann ein „Neues Kind" aufhalten – alle Eltern mit kleinen Kindern erkennen diese Tatsache. Viele von ihnen sind für ihre Familien und das Umfeld wunderbare Lehrer. Die lichten Kinder wiederum sind die Zerstörer der alten Strukturen in unserer Gesellschaft. Gnadenlos lassen sie nichts bestehen, das nicht in Wahrheit oder nicht im Einklang mit göttlichen Gesetzen ist. Ihre ersten Zerstörungsaktionen betreffen das unmittelbare Familienumfeld. Viele Großeltern sind mit diesen Kindern vollkommen überfordert, denn sie reagieren nicht wie wir es von Kindern seit Jahrhunderten gewohnt sind. Sie lassen sich weder bestechen, noch manipulieren, noch bedrohen oder beängstigen und vor allem machen sie nichts, was sie nicht verstehen oder als richtig akzeptieren können. Dieses Verhalten ist fatal für alle Erziehungspersonen, aber es wird noch schlimmer! Die kleinen Lichtkinder spiegeln die Lügen, Begrenzungen, Illusionen, Ängste und Schwächen ihrer Erzieher unbarmherzig. Als Vorübung für ihre Zukunft, demaskieren sie alles Scheinheilige. Sobald sie genug mit ihren Familien geübt haben, erweitert sich ihr Zerstörungsfeld in das irdische Schulsystem hinein. Sie terrorisieren Kindergärtnerinnen und Lehrer. Mittags lehnen sie ab alles zu essen was auf den Tisch kommt, zu schlafen und in begrenzten Formen zu spielen. Sie wehren sich, unsinnige Informationen auswendig zu lernen, sogar zu rechnen und zu lesen, sich unverständlichen Regeln zu beugen und verweigern Respekt wo keiner angebracht ist. Diese Kinder können Erwachsene, die nur körperlich und an Erdenjahren größer und älter sind als sie, aber an Weisheit und Bewusstsein unterentwickelt, nicht respektieren. Sie sind hier wie kleine Termiten! Unzählige von ihnen werden geboren um unsere begrenzten gesellschaftlichen Systeme, an die wir uns schon so gut gewöhnt haben, an den Wurzeln zu zerfressen und zerfallen zu lassen. Sie sind die Lichtrevolution welche die Gesellschaft an der Basis zerstört, während die Lichtarbeiter von oben die Säulen der Gesellschaft zu Fall bringen. Wir werden hin und her gerissen! Zwischen den manipulierenden, begrenzenden und unsere alte Welt zementierenden, dunklen Kindern und der zerstörenden Lichtwelle, die uns gleichzeitig in die neue Zeit trägt, haben wir alle Möglichkeiten. Die menschliche Rasse sitzt, wie in einer Falle gefangen und die Lösung ist zweifach – mit dem Zerfall untergehen oder die neue Welt beginnen mit aufzubauen!

„ERINNERUNGSRAUM FÜR AUSSERIRDISCHE SEELENANTEILE“: Dieses MH ist besonders aufregend! Es schafft einen Erinnerungsraum, eine Art multidimensionales Kino, wo Sie die eigene außerirdische Heimat wieder erleben können, Informationen aus Ihrer eigenen Welt bekommen und sich, im altbekannten Umfeld, allgemein regenerieren können. Folgerichtig funktioniert es für alle Seelenanteile aus fremden Welten, die hier Heimweh haben. Andererseits hindern Sie sich daran, wenn Sie diesen Raum jede Nacht benutzen, andere wichtige Erfahrungen und Astralreisen zu machen, die für die Inkarnation hier wichtig sind. Hauptsächlich ist dieses MH eine Art Inkarnationserleichterung für fremde Seelenanteile, denn diese fühlen sich hier oft einsam und verloren, vor allem wenn sie zum ersten Mal hier sind. **Anwendung:** Es wird über dem Bett aufgebaut.

Primär wollen wir hier feststellen, dass sobald Sie herausgefunden haben, welchen Seelenanteil Sie vor sich haben und woher das neue Kind stammt, alle MH in diesem Buch, entsprechend der Herkunft, verwendet werden können.

7. Gruppenwesen und Außeruniverselle Seeleneinheiten

In diesem Kapitel möchten wir nur am Rande Gruppenwesenheiten anführen, denn die vielfältigen Informationen haben erst im 2. Band Platz. Gruppenwesen sind in Entwicklung und haben immer mehr als 12 Seelenanteile, die individuell hier inkarnieren können. Sie können auch als kollektive Beseelung, zu mehreren Seelenanteilen in einem physischen Körper inkarnieren.

Die häufigste Gruppeninkarnation, die wir in unseren Klienten gefunden haben, ist eine insektoide Rasse. Sie ist hier offensichtlich in Eigenentwicklung und zwar meistens als Meisterenergie, die für ihre eigene Welt neue Informationen sammelt. Es sind zentral gesteuerte, instinktive Gruppenwesen, ähnlich wie die Ameisen oder Bienenvölker in unserem Tierreich. Ihr vornämlicher Lernprozess hier ist die Individuation und auch die Vielfalt unserer emotionalen Welt zu erfahren. Für diese Rasse haben wir hier 3 MH gechannelt, die sehr gute Wirkung zeigen.

„ERDVERBINDUNG FÜR INSEKTOIDE GRUPPENSEELENANTEILE“: Gerade die Stabilisierung der Gruppeninsektoide mit der Erde ist deswegen wichtig, weil sie sich oft verloren, unverstanden und einsam fühlen. Sie versuchen verzweifelt Anschluss an die menschliche Gesellschaft zu finden und sind bereit, jedes, noch so absurde, Opfer zu bringen, nur um

ERINNERUNGSRAUM FÜR AUSSERIRDISCHE SEELENANTEILE

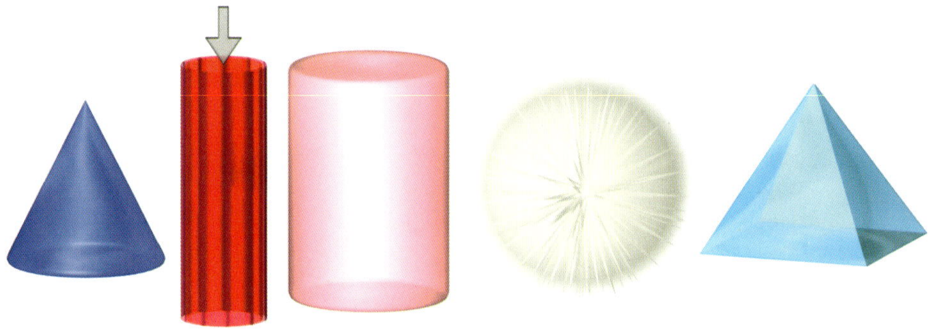

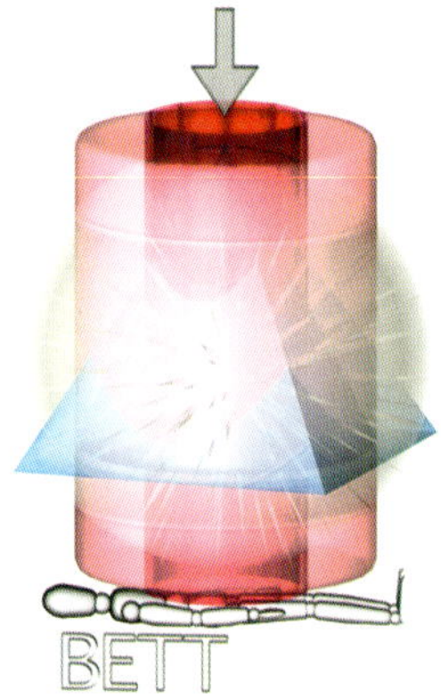

Geometrien: blauer Kegel, rosafarbener Zylinder, rubinfarbener Lichtstrahl, weiße Sonne, hellblaue 4-seitige Pyramide

ERDVERBINDUNG FÜR INSEKTOIDE GRUPPENSEELENANTEILE

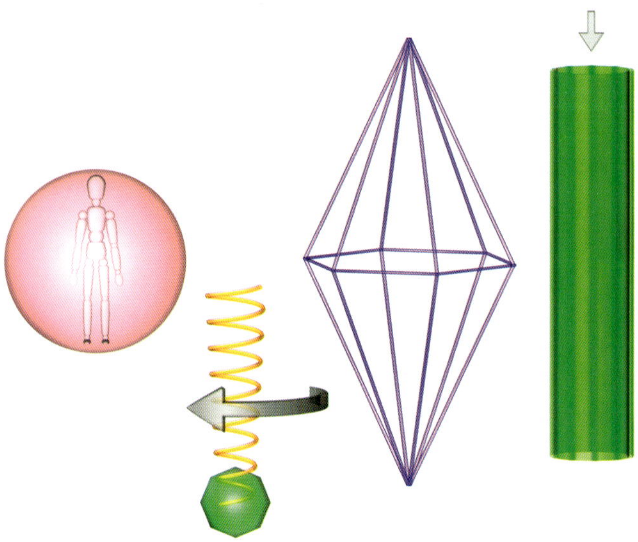

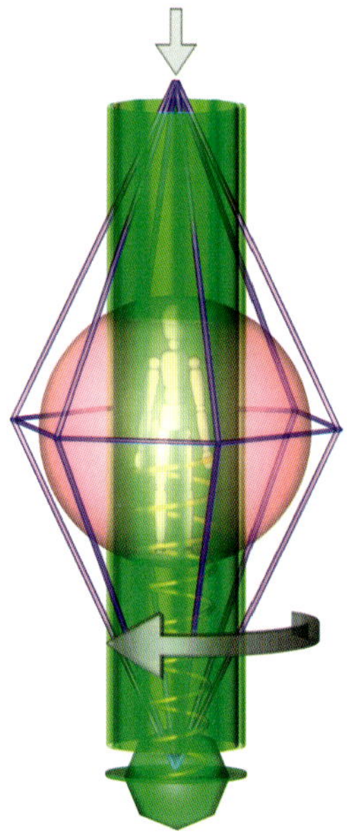

Geometrien: hellrosa-farbene Kugel, goldene Spirale im Uhreigersinn, violette Doppelpyramide aus 12 Lichtstreben, grüner Lichtstrahl, grüne Verankerung

REINIGUNG FÜR INSEKTOIDE GRUPPENSEELENANTEILE

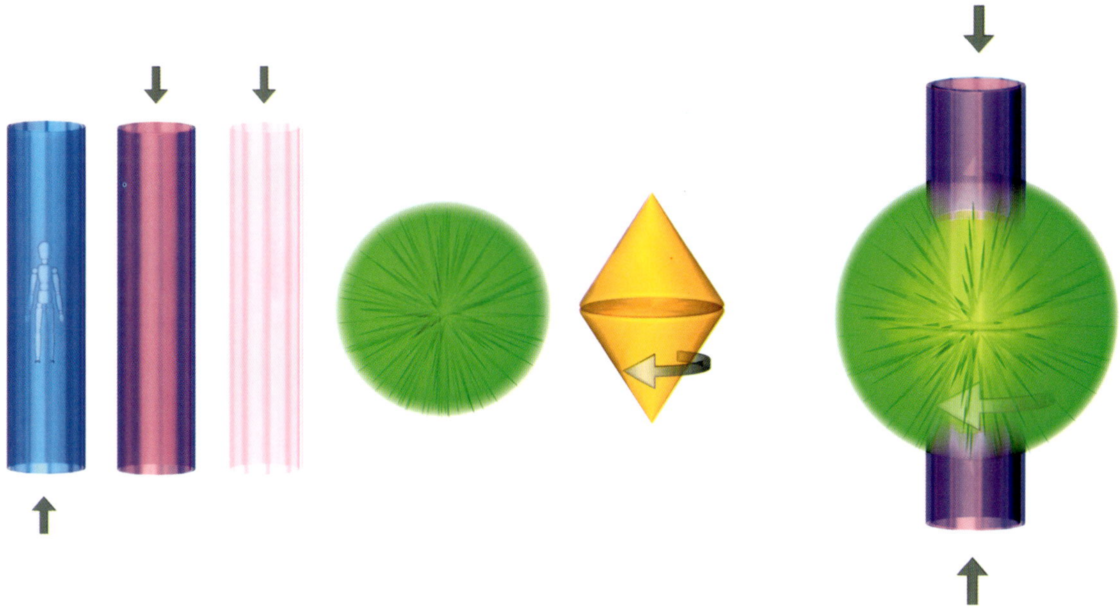

Geometrien: blauer Strahl, violetter Strahl und hellrosa-farbener Strahl vom Himmel bis in die Erdmitte, grüne Sonne, goldener Doppelkegel im Uhrzeigersinn

SCHUTZ FÜR INSEKTOIDE GRUPPENSEELENANTEILE

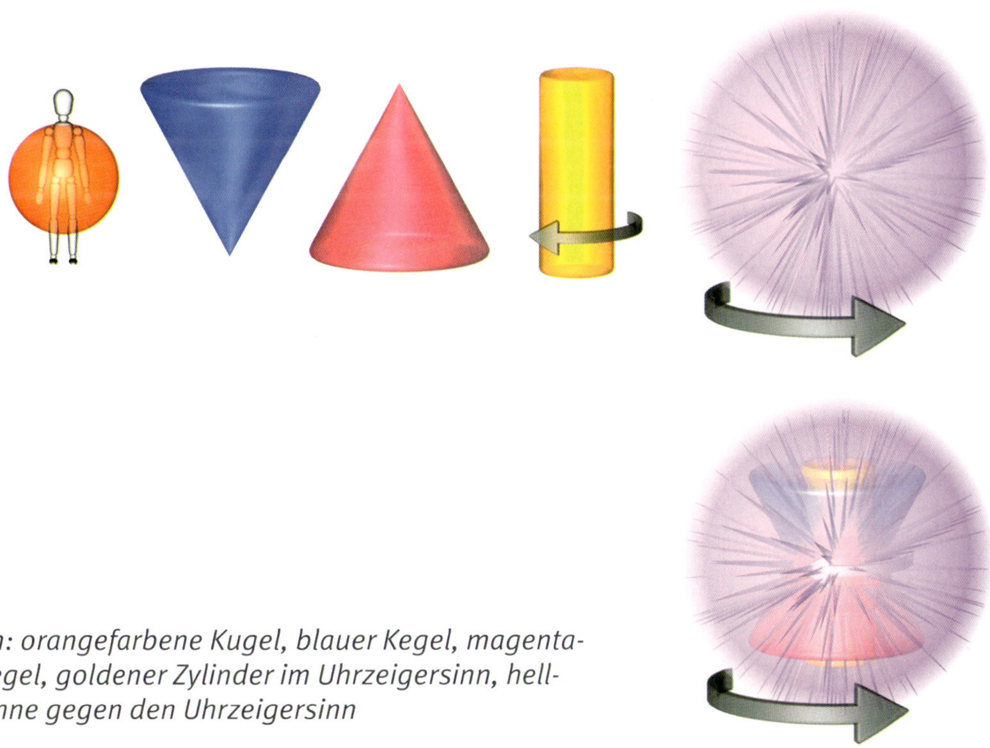

Geometrien: orangefarbene Kugel, blauer Kegel, magentafarbener Kegel, goldener Zylinder im Uhrzeigersinn, hellviolette Sonne gegen den Uhrzeigersinn

angenommen zu werden. Sie sind z.B. bereit viel Alkohol zu konsumieren und mitzurauchen, obwohl sie gar kein Bedürfnis danach haben, Drogen zu nehmen, obwohl sie sich davor fürchten und jegliche Gruppenaktion mitzumachen, nur um nicht alleine zu sein. Dieses MH verbindet diese Wesen so stark mit der Erde, dass sie aus dieser Stabilität heraus beginnen können, ihre individuelle Entwicklung zu gestalten.

„REINIGUNG FÜR INSEKTOIDE GRUPPENSEELENANTEILE“: Dieses MH reinigt den Emotionalkörper des insektoiden Gruppenbewusstseins. Diese Wesen sind voneinander emotional abhängig. So geschieht es, dass, wenn ein Wesen Panik spürt, sich dieses Gefühl wellenartig ausbreitet und zu den hier in menschlichen Körpern Inkarnierten und auch zu den in ihrer Welt gebliebenen Gruppenmitgliedern gelangt und so die ganze Gesellschaft erfasst. Dieses Reinigungs-MH funktioniert in der selben Weise, wie sich die Panikwellen ausbreiten. Die Reinigung ist wellenartig, ergreift genauso die ganze Gruppe und klärt schwerwiegende Emotionen bei allen Beteiligten.

„SCHUTZ FÜR INSEKTOIDE GRUPPENSEELENANTEILE“: Dieses MH schützt insektoide Gruppenwesen vor dem morphogenetischen, mentalen Feld der Menschen und hilft ihnen eigenständige Gedankenstrukturen zu entwickeln.

Aus den vorhergenannten Gründen, werden wir auch die außeruniversellen Wesen hier nur am Rande erwähnen. Selten, aber jetzt immer öfter, inkarnieren Wesen aus anderen Universen im menschlichen Körper um die momentanen Entwicklungen auf der Erde zu unterstützen. Sie kommen ausschließlich im Dienst und haben keine eigenen Lernprozesse außer der Tatsache, dass sie sich erinnern müssen, wer sie sind und warum sie gekommen sind. Sie sind diejenigen, die oft Probleme mit dem Einklinken der fremden Mer*Ka*Ba-Struktur in die einheimische Mer*Ka*Ba-Struktur des menschlichen Holons haben, da diese Beseelungen immer einen Holon ausborgen müssen. Die heute bekanntesten außeruniversellen Energien sind z.B. Metatron und Kryon.

IV. MANIFESTATION DER ENGELHIERARCHIEN IN MENSCHLICHER FORM

1. Seraphim und Cherubim:

Seraphim und Cherubim sind die oberste Ebene der göttlichen Hierarchie. Sie sind eine Art Energie die alles umfasst und alles durchdringt. Traditionell werden die Seraphim als die beschrieben, die unmittelbar vor Gottes Thron stehen. Sie sind diejenigen Vierflügeligen, die den göttlichen Atem durch ihre Flügel in alle 4 Himmelsrichtungen im Universum verteilen. Die Cherubim werden traditionell als kindliche Puppen dargestellt, die in dieser Form Menschen spielerisch beistehen. Symbolisch repräsentieren sie die freudige, kreative Energie in Leichtigkeit. Wir haben alle diese Formen nicht gefunden, aber dafür die Tatsache, dass sich Engelenergien nur aus den unteren Hierarchien dem Menschen zeigen und dann nur so wie sie wissen, dass der Mensch sie als Form annehmen kann. Diese Form von Darstellung ist für den Menschen beruhigend. Würde sich ein Engel als geflügelter Hund, Kuh, Baum oder Stein zeigen, könnten die Menschen nicht sofort einen Kontakt ohne Vorurteile aufnehmen. Nun, von unserer Warte aus sind diese Wesen körper- und flügellos. Die biblische Form ist ausschließlich symbolisch. Primär um darzustellen, dass sie sich schnell durch den Himmel bewegen, die Energie durch 4 Flügel in alle Himmelsrichtungen verteilen und da sie unmittelbar beim göttlichen Thron stehen, bedeutet es, dass sie die erste göttliche Erschaffung sind. Nach unserem Wissen wurden Seraphim und Cherubim am Anfang aller Zeiten als sich ergänzende Energiequalität erschaffen. Wir beschreiben die Engel wie den Kreislauf unseres Atems. So wie der Atem durch unseren Körper fließt, sich in den roten Blutkörperchen verankert, und in jede kleinste Zelle durch die Blutbahnen transportiert wird, so fließt die Engelenergie in alle Ebenen des universellen Körpers. Engelhierarchien transportieren und verteilen nicht nur das göttliche Bewusstsein, sondern reduzieren dessen Schwingung in die jeweiligen niedrigeren Dimensionen hinein. Wäre dem nicht so, könnten Wesen in dichten Welten das göttliche Licht nicht empfangen ohne zerstört zu werden. Die Hierarchien der Engel in jeder Form, sind in Wahrheit ein universelles Energiesystem das immer gleich ist, bar jeglicher Lernprozesse und bar jeglicher Entwicklung. Sie sind der Atem, die Liebe Gottes und keine Seelenenergie! Die Seelenenergie ist eine Bewusstseinsstufe, göttlicher Gedanke, die sich nur in Wesen in Entwicklung befindet, die aus der Ebene der Elohim geboren wurden. **Siehe Bild 18: göttlicher Energiefluss.**

Zuerst schauen wir uns an wie Engelwesen entstanden sind. Die ersten Erschaffungen aus dem Herzen unseres Universums waren die Energien der Seraphim und der Cherubim. Die ELOHIMS (Mitschöpfer), waren der nächste Schritt in der göttlichen Entfaltung. Sie sind die kosmischen

GÖTTLICHER ENERGIEFLUSS

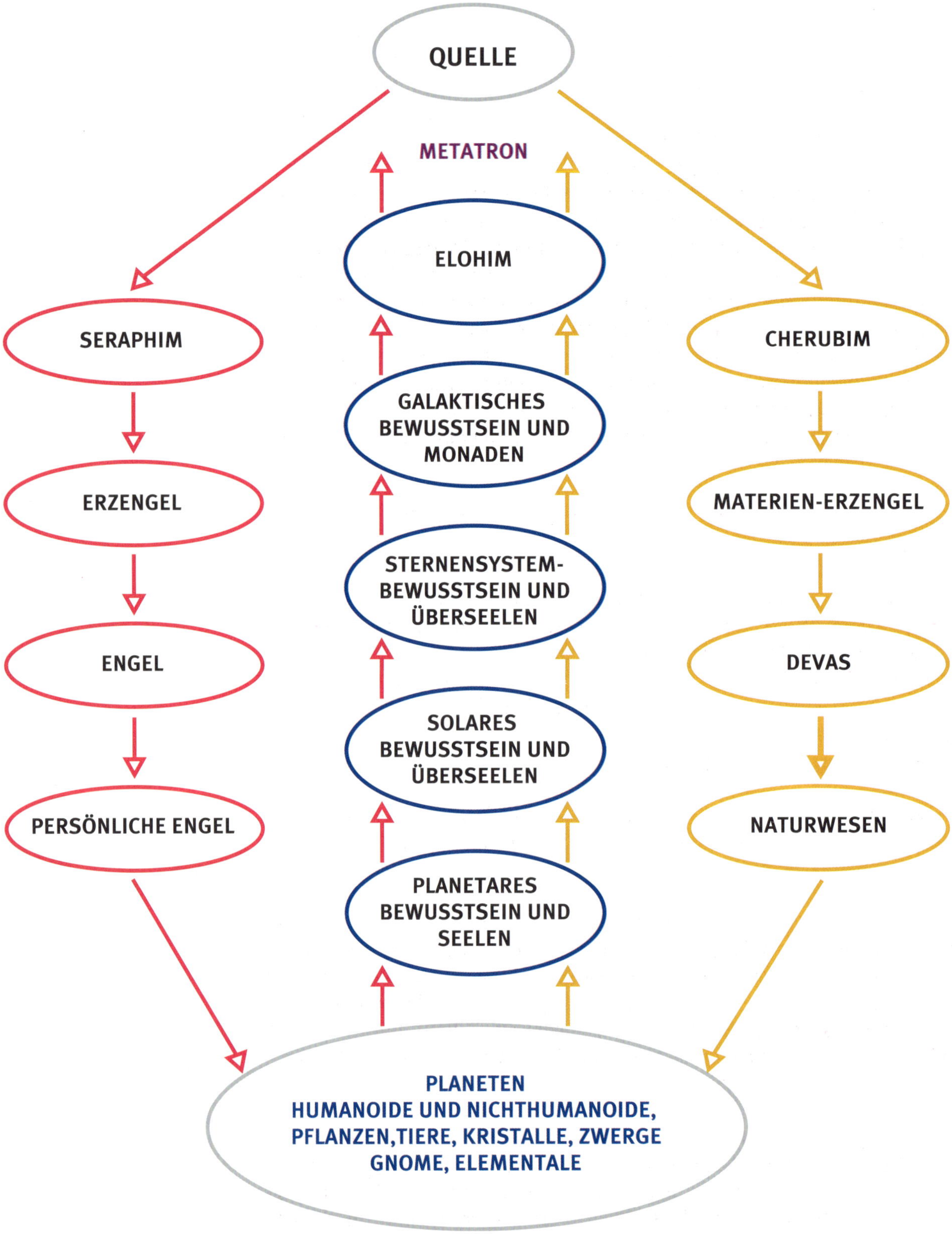

Strahlen oder auch Gedanken Gottes genannt. Aus diesen 2 grundlegenden Entwicklungen der Göttlichen Quelle begann sich der universelle Körper zu bilden und beständig auszuweiten. Nun erschufen die Elohims Wesen in Wachstum: so wie galaktische Wesenheiten, die in sich eine Galaxie beinhalten oder umgekehrt das Bewusstsein einer Galaxie sind. Diese wiederum erschufen die Wesen oder Bewusstseine der Sternensysteme, die sie in sich tragen. Die Sternensystemwesen sind die Creatoren der solaren Stufen oder Sonnen und ihres Bewusstseins. Unsere Sonne KENICH AHAU, oder auch HELIOS genannt, ist eine von diesen und sie gebar die planetaren Stufen dieses Sonnensystems: die planetaren Bewusstseine der Erde, der Venus, Jupiters, Mars u.s.w. Weiters entstanden aus den Elohims auch sogenannte Individual- oder Einzelseelen, aus denen sich letztendlich alle Humanoiden Seeleneinheiten in Begrenzung, (z.B. Menschen, Leonide, Reptoide, Ornitoide,...) alle Nichthumanoiden (z.B. Cetacoide, Arachnoide,...) und alle Gruppenseelen (z.B. Insektoide, Mykoide, Amphiboide,...) rekrutieren.

Die Seraphim und Cherubim begannen aus sich selbst die übergeordneten Erzengel zu erschaffen.

- Seraphim NATHANAEL gebar Erzengel GABRIEL und RAZIEL.
- Seraphim SANDALPHON gebar Erzengel JOPHIEL und später ZADKIEL.
- Seraphim KAEYLARAE gebar Erzengel MICHAEL und später CHAMUEL.
- Seraphim HAMIED gebar Erzengel URIEL und später RAPHAEL.
- Cherubim BARIEL gebar Erzmaterienengel MURIEL und später RAMAELA.
- Cherubim AMARUSHAYA gebar Erzmaterienengel SOPHIA und später ANAEL.
- Cherubim ARIEL gebar Erzmaterienengel LUZIFER und später CAMAEL.
- Cherubim HANIEL gebar Erzmaterienengel ALOHA DAATH und später PASCHAR.

Jeder dieser Erzengelwesen gestaltete aus sich selbst eine 12-fache Hierarchie. **Siehe Bild 19: Engelhierarchien**. Wir nennen es bei den Seraphim ENGEL und bei den Cherubim MATERIENENGEL. Jeder Engel der 12-fachen Hierarchie repräsentiert einen Entwicklungsschwerpunkt und teilt sich selbst in vielfache Anteile, die wir bei den Seraphim UNTERGEORDNETE ENGEL (persönliche Engel) und bei den Cherubim NATURWESEN (Feen, Elfen, Undinen,...) nennen.

Der Energiekreislauf der Engelwesen fließt aus dem Herzen allen Seins. Einerseits fließt er als kreative Energie durch die Cherubim, über die Erzmaterienengel in die tiefsten Ebenen der 3. dimensionalen Welt, verdichtet sich immer mehr und erschafft Materie in den niederen Ebenen, um durch die Seeleneinheiten im Lernprozess ausgelebt zu werden. Das heißt: Ga-

BILD 19: ENGELHIERARCHIEN

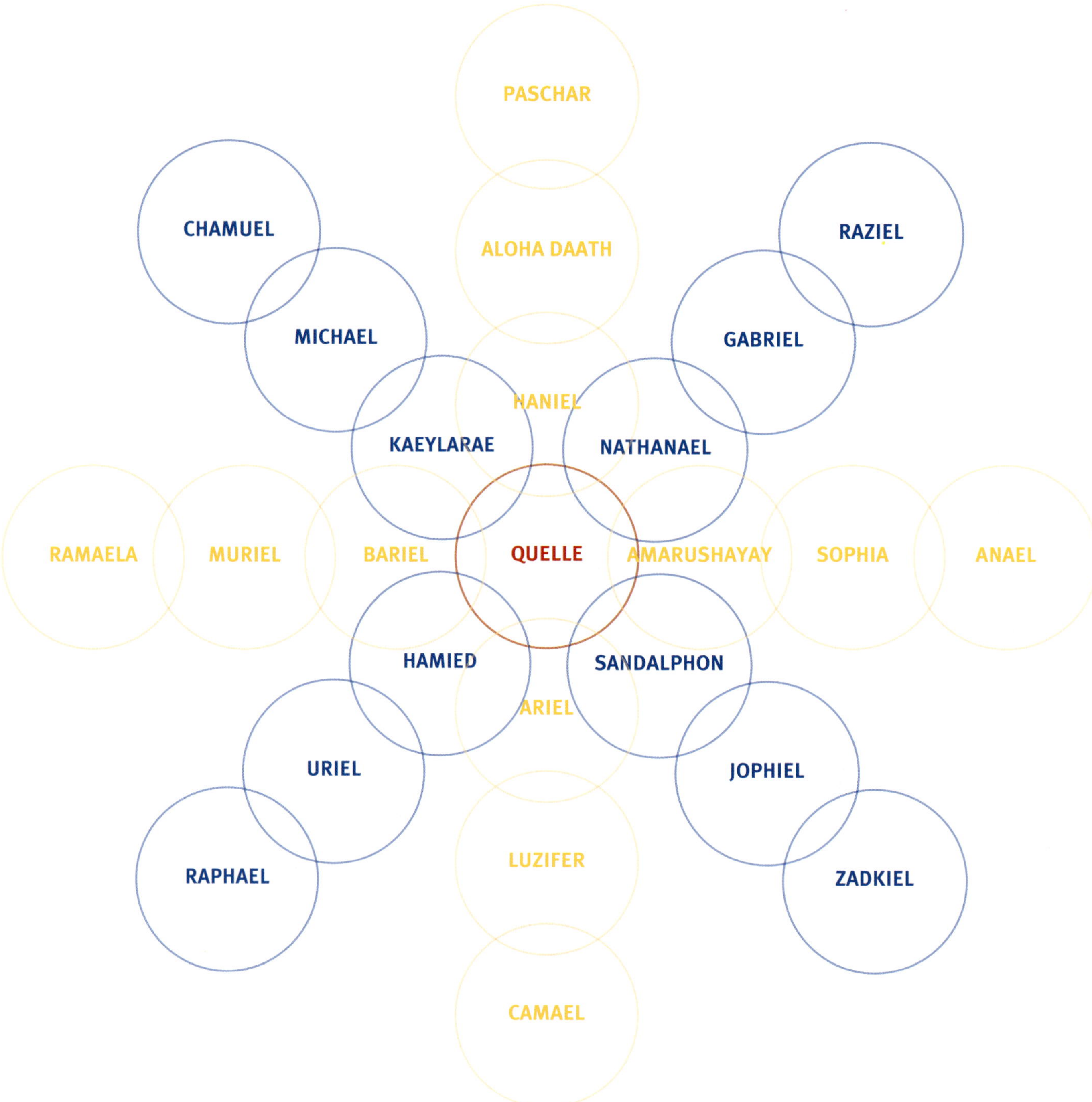

laxien, Sonnen, Planeten, Pflanzen, Humanoide, Nichthumanoide, Tiere, Kristalle,.... Durch die verdichtete, göttliche kreative Energie entstehen in allen Dimensionen, bis zur 9. Ebene, Erfahrungsprozesse und Neuerschaffungen. Eine transformierte, bereicherte, „Ernte" Energie fließt über die höheren Stufen der Bewusstseine im Lernprozess wieder hinauf in die Quelle, um diese an Erfahrung wachsen zu lassen. Mit jedem Erfahrungsschub dehnt sich das Bewusstsein der Quelle und dringt immer weiter in Grenzbereiche der Möglichkeiten auf der Ebene der Kreativität.

Andererseits fließt das göttliche Licht durch die Seraphim Ebenen hinunter, bis in die Tiefen der materiellen Kreation um diese, mit der Liebe zu bereichern. In allen Dimensionen fließt das göttliche Bewusstsein in die jeweiligen Entwicklungsstufen der Wesen in Lernprozessen. Es erhebt die Erschaffer aus niederen Welten in immer höhere Wachstumsebenen hinein, bis diese Bewusstseinskraft in die Quelle zurückfließen kann. Vereinfacht ausgedrückt, unterstützt der Cherubim – Energiefluss Jedes und Alles in Eigenschöpfertum, als Meister der Erschaffung und der Manifestation, also der Eigenmacht, Eigenkraft oder auch Individualität innerhalb des göttlichen Körpers. Auf der anderen Seite unterstützt der Seraphim-Energiefluss jedes und alles Lebendige in der Wahrnehmung der Einheit, der göttlichen Ganzheit, die alles durchdringende Licht-, Liebe-, Bewusstseinsebene. Die Engel unterstützen uns in der Erkenntnis, dass wir in Wahrheit kein Selbst, kein Ichwille und kein Individuum sind, sondern ein untrennbarer Teil des Ganzen, eingebettet in der allgegenwärtigen Liebe unserer universellen Göttlichkeit.

Alle diese Engelenergien sind auch fähig sich in einem Holon zu verkörpern. Da die Engel selbst im allgemeinen keine Lernprozesse haben, besitzen sie auch keinen eigenen Holon, da dieser ein Entwicklungsprogramm darstellt. Sie haben sich durch alle Zeiten immer wieder in menschlichen und nichtmenschlichen Körpern auf der Erde, aber auch an anderen Plätzen des Universums inkarniert. In früheren Zeiten „beseelten" die sogenannten Engel auf Erden nur sporadisch menschliche Körper und zwar in Zeiten großer Umbrüche oder schwerer Not. Diese Dienstinkarnationen „mieten" bei jedem Herabstieg in die Materie einen anderen Holon. In jeder Engelinkarnation sind somit fremde Muster, Kodierungen und Erfahrungen im Holon, die das Engeldasein auf Erden erheblich erschweren. Die menschlichen Körper mit Engelbeseelung inkarnieren gerade in die schwierigsten Umfelder hinein. Sie bevorzugen menschliche Familien, die lieblos, berechnend, aggressiv und in den eigenen Begrenzungen verloren sind. Besonders in diesen Familien ist es wichtig Liebe einfließen zu lassen. Viele Engelenergien wählen die Inkarnation eines Behinderten, sowie in den meisten mongoloiden Kindern, um einen tiefen Lernprozess der Liebe und Annahme in ihrem Umfeld auszulösen. Da Engel grundlegend keine eigenen Lernprozesse haben, erscheint es uns paradox, wenn gerade Engel auf Erden extrem schwere Inkarnationsbedingungen wählen.

Da Engelenergien, vor allem neue Kinder aus der Seraphim Richtung, Schwierigkeiten haben, sich zu erden und zu stabilisieren, ist das MH **„ERDVERBINDUNG FÜR ENGEL, DEVAS, PERSÖNLICHE ENGEL UND NATURSEELENANTEILE“** äußerst wichtig. Hier wird der Seelenkörper in einem 3./4. dimensionalen Holon verankert und wirkt als eine Art Ausgleich zwischen den niederen Dimensionen und der hohen Engelschwingung. Zu verwenden ist es ausschließlich für Engel, Devas und Naturseelenanteile, nicht für gefallene Engel. Dieses MH erleichtert den Dienstenergien die Handhabung der 3. und 4. Dimension, wie auch die Anpassung an das Umfeld, um sich im Körper nicht fremd zu fühlen. Es hat eine heilende (auch vorbeugende) Wirkung bei Neurodermitis, niedrigem Blutdruck, Nahrungsunverträglichkeit und bei der Unfähigkeit den eigenen Körper zu beherrschen, sowie bei geistiger Abwesenheit.

Das MH **„REINIGUNG FÜR ENGELHIERARCHIEN“** klärt alle Aurafelder, inklusive dem physischen Körper, die mit den unteren 3 Chakren verbunden sind. Es reinigt niedere Emotionen, niedere Gedanken-, Macht- und Egostrukturen. Alle diese Zustände zeigen sich im physischen Körper als Verdichtung in den Zellen. Es ist dabei unerheblich, ob es sich um die eigenen Muster aus der momentanen Inkarnation handelt, oder um ausgeborgte Holonmuster aus vergangenen Leben. Je mehr das Holon begrenzt und verschmutzt ist, um so stärker wird die Reaktion auf dieses MH sein. Deshalb sollten Sie vorsichtig sein und erst langsam herausfinden, wie lange und wie oft Sie es benutzen können.

„SCHUTZ FÜR ENGEL IM DIENST“ wirkt vor 3., 4. und 5. dimensionalen Astralparasiten (bis zur 6. Ebene der 5. Dimension). Weiters schützt es vor Todesenergien und Besetzungen aus der 4. und 5. Dimension durch emotionale und mentale Energien, sowie der 5. dimensionalen, irdischen, schwarzmagischen Ebene.

Es ist hier zu unterscheiden zwischen Eigenlernprozess, so wie bei den Mensch-Menschen, die lernen müssen Liebe zu erfahren, anzunehmen, zu geben und zu teilen, und dem Erinnerungsprozess eines Engelwesens im Dienst, der lernen muss sich nicht mit dem menschlichen Körperumfeld zu identifizieren. Die meisten Engelinkarnationen sind auf den Schwerpunkt und Inhalt der Engelqualität in der sie hier dienen, zielgerichtet. z.B.das Ziel einer Erzengel Raphaelenergie ist die Heilung, das Ziel einer Erzengel Chamuelenergie ist das Öffnen des menschlichen Herzens oder der Inhalt einer Zadkielenergie ist die allgemeine oder spezifische Transformation der menschlichen Begrenzungen.

ERDVERBINDUNG FÜR ENGEL, DEVAS, PERSÖNLICHE ENGEL UND NATURSEELENANTEILE

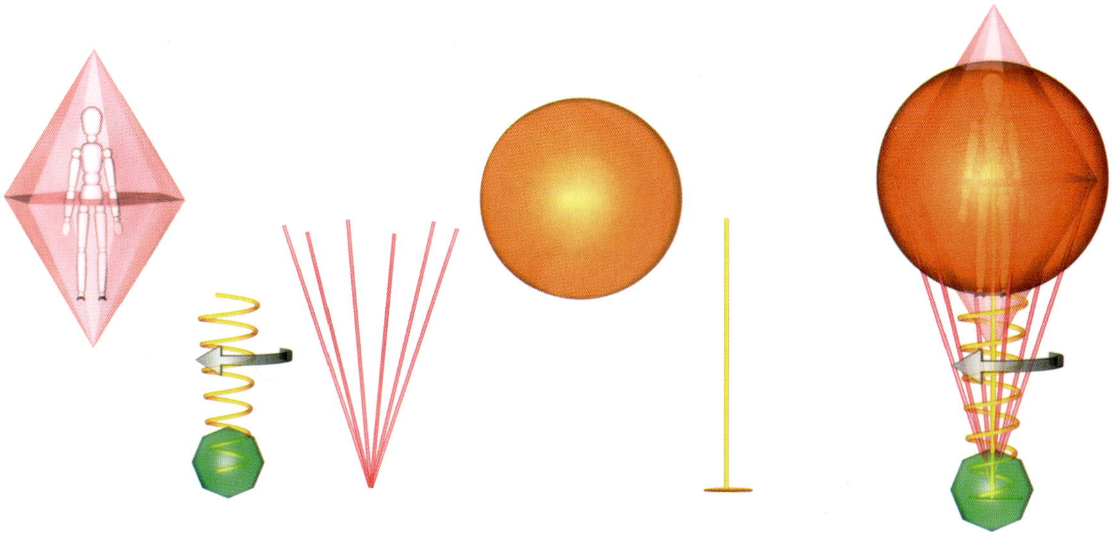

Geometrien: hellrosa-farbene 6-seitige Doppelpyramide, goldene Spirale im Uhrzeigersinn, rosa Lichtstreben, orangefarbene Kugel, goldene Lichtstrebe mit Verankerung

REINIGUNG FÜR ENGELHIERARCHIEN

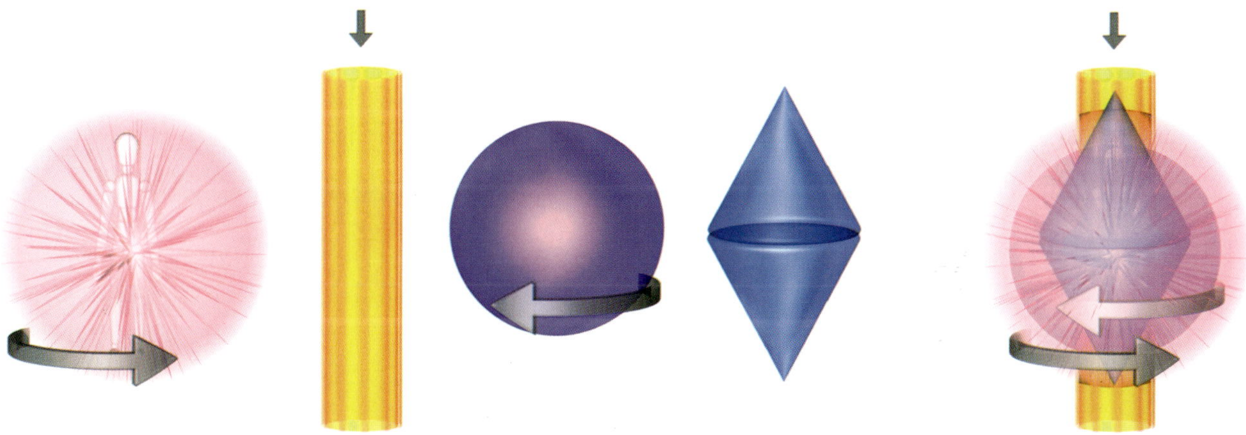

Geometrien: hellrosa-farbene Sonne gegen den Uhrzeigersinn, goldener Strahl vom Himmel bis in die Erdmitte, violette Kugel im Uhrzeigersinn, blauer Doppelkegel

Auf jeden Fall ist es für einen solchen Engel immens wichtig, sich seiner Macht bewusst zu werden. Viele dieser Inkarnationen kämpfen vor allem am Anfang mit der Überwindung der menschlichen Emotionen und den von außen aufoktroyierten Begrenzungen. Jeder dieser lichtvollen Inkarnationen muss sich seiner Macht, seines Dienstes und dessen Inhaltes voll bewusst werden, um verantwortlich damit umzugehen. Eine erwachte Engelenergie wird täglich machtvoller. Schwerwiegende Beeinflussungen und Manipulationen des Umfeldes, die nicht im Einklang mit dem Engeldasein sind, können entstehen. Viele Engel, die in sich die eigene Wahrheit wissen oder fühlen und auch diejenigen, denen die wahre Identität durch Channeling mitgeteilt wurde, entwickeln oft eine höchst ungesunde, egozentrische Überheblichkeit. Doch eines ist gewiss – durch dieses Verhalten schwindet die Macht des Lichtes im dienenden Engelwesen, denn seine Kraft ist die Liebe in Demut. Göttliche Lichtenergie verstärkt in uns alle Eigenschafen, nicht nur die positiven Seiten, sondern auch die negativen, die vielleicht unterdrückt wurden. Da diese Tatsache für alle Wesen gilt, ist es im Lichtkörperprozess immens wichtig, die negativen Charakterzüge zu zähmen und zu transformieren. Das Ziel

SCHUTZ FÜR ENGEL IM DIENST

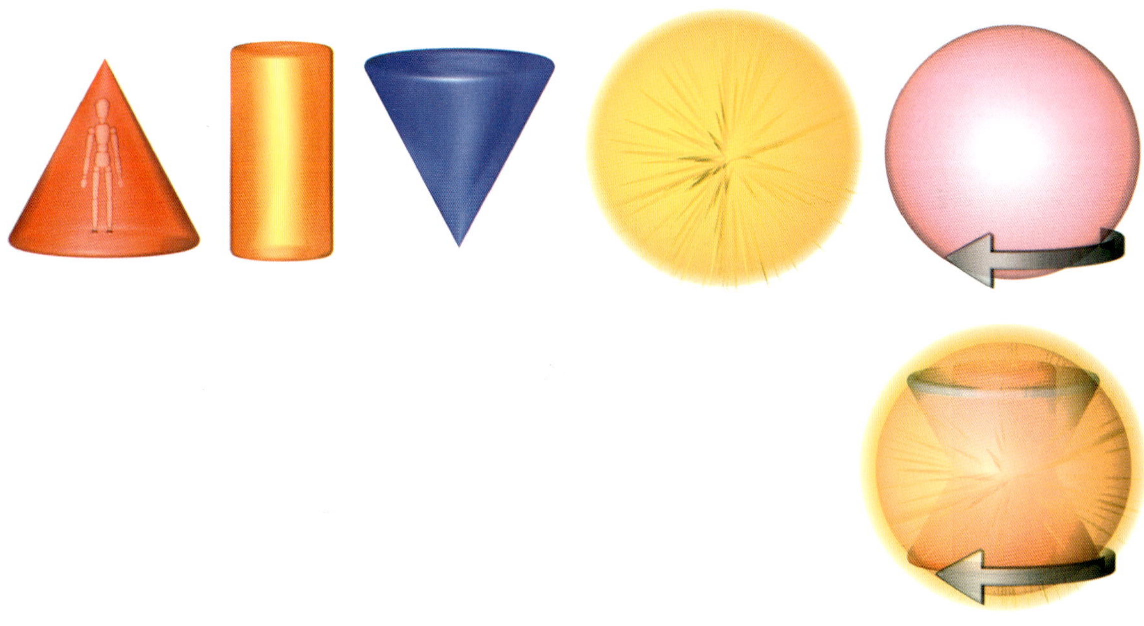

Geometrien: roter Kegel, orangefarbener Zylinder, blauer Kegel, goldene Sonne, hellrosa-farbene Kugel im Uhrzeigersinn

ist also nicht nur die Bewusstseinsschwingung in sich anzuheben, sondern auch gleichzeitig die sich zeigenden negativen Züge zu bearbeiten. Engelwesen, vor allem die Linie Cherubim, haben Fähigkeiten die stark in Richtung Manifestation, Erschaffung und Wissen auf kosmisch, wissenschaftlicher Ebene sind. Für diese Engel wird es oft schwierig nicht nur die Emotionslosigkeit zu erlangen, sondern sich auch im gleichen Maße aus der linearen Begrenzung ihres Mentalkörpers zu befreien. Sie müssen fähig sein höchstes göttliches Wissen nicht herzlos, überheblich und mental weiterzugeben, sondern durch Liebe, Güte und Akzeptanz. Die Engel aus der Linie Seraphim tragen in sich die Schwerpunkte ganzheitliches Bewusstsein, Einfühlungsvermögen und spirituelle Kraft. Auch sie fallen oft in elitäres, spirituell betontes Gehabe und doch müssen sie fähig sein durch bedingungslose Liebe und Barmherzigkeit Heilkraft zu erzeugen.

Seit 1987 inkarnierten sehr viele Engelbewusstseine, zum ersten Mal hier. Vor allem in den neuen Kindern des Lichts kommt die Engelenergie häufig vor. Viele haben keine dezidierten Aufgaben oder Ziele, denn sie sollen die Liebe nur verankern und ausstrahlen. Auf übergeordneter Ebene erhöht jedes geborene Engelwesen durch seine Anwesenheit die Lichtfrequenz auf diesem Planeten um ein Vielfaches.

Vor allem für diese Kinder ist das MH **„SCHUTZ FÜR ALLE ENGELSEELENANTEILE“** wirkungsvoll. Es schützt sie vor jeder Form von 3. und 4. dimensionaler Dunkelheit, in dem es einen Raum erzeugt, der die eigene, innenwohnende Lichtbeseelung in Sicherheit hält.

Nicht zuletzt sind die menschlichen, morphogenetischen Felder äußerst bremsend für jedes Lichtwesen im Dienst. Das MH **„SCHUTZ FÜR ALLE ENGELSEELENANTEILE VOR MORPHOGENETISCHEN FELDERN“** bis 8 Mio. LS im physischen Körper ist vor allem für diejenigen, die sich durch die kosmische Amnesie mit den menschlichen, morphogenetischen Feldern identifizieren, geeignet.

2. Engel – freiwillig und unfreiwillig gefallen

Auf dem Planeten Erde gibt es eine Form von Engelinkarnationen, die in der Bibel als die Gefallenen beschrieben werden. Nun ist es elementar wichtig zwischen freiwillig und unfreiwillig gefallenen Engeln zu unterscheiden. Wir haben festgestellt, dass jeder Engel, sowohl Cherubim als auch Seraphimanteile, bis hinunter zu den Hierarchien der Naturwesen, fallen kann. Was bedeutet freiwillig gefallen? Dies ist eine Engelenergie, die sich zutiefst von der Macht des Dunklen, der illusionären Materienwelt Luzifers, angezogen fühlt. Engelenergien jeder Art ließen sich am Anfang der Zeit, freiwillig in die dunklen Energievortexe hineinziehen. Diese spi-

SCHUTZ FÜR ALLE ENGELSEELENANTEILE

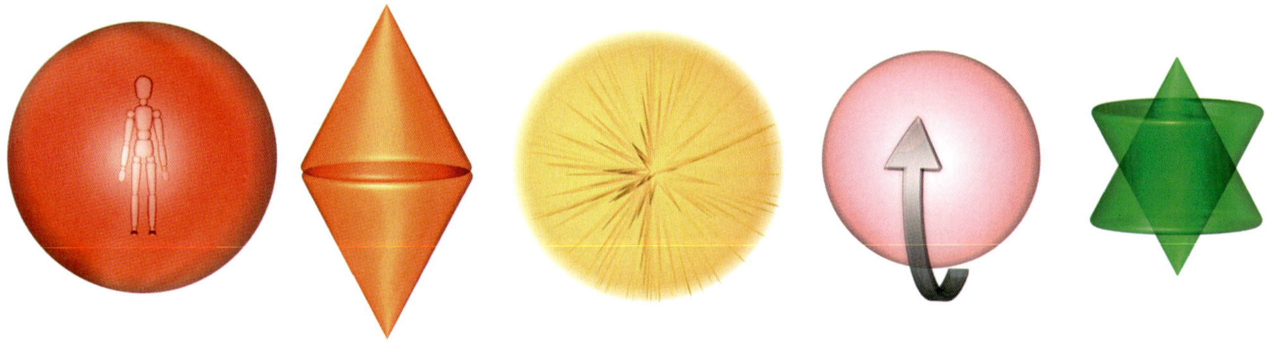

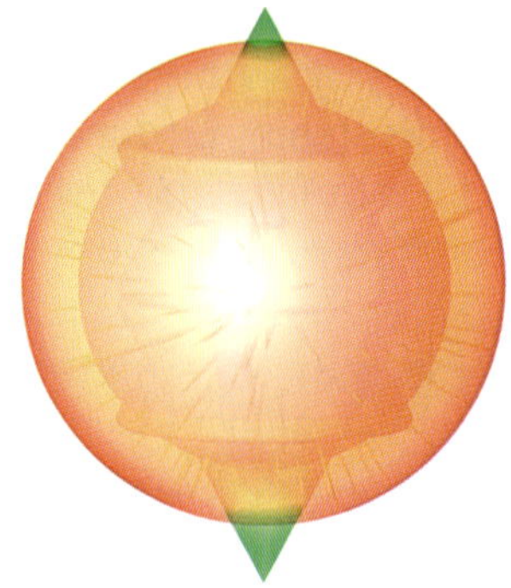

Geometrien: rote Kugel, orangefarbener Doppelkegel, goldene Sonne, rosafarbene Kugel von unten nach oben, zwei grüne Kegeln

SCHUTZ FÜR ALLE ENGELSEELENANTEILE VOR MORPHOGENETISCHEN FELDERN

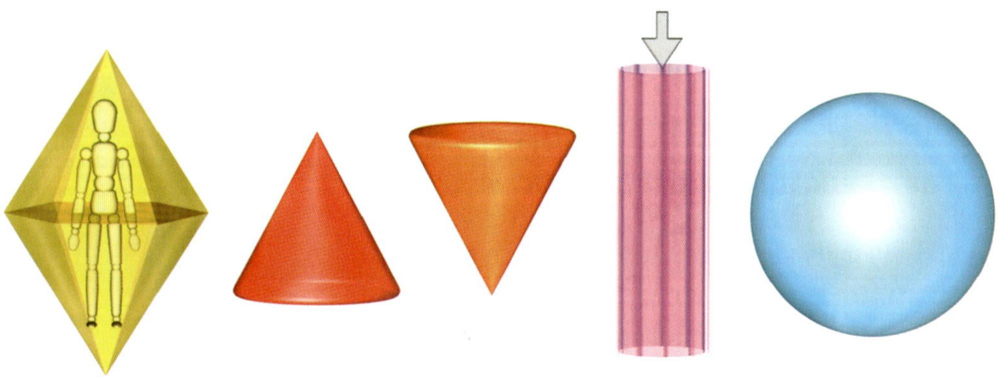

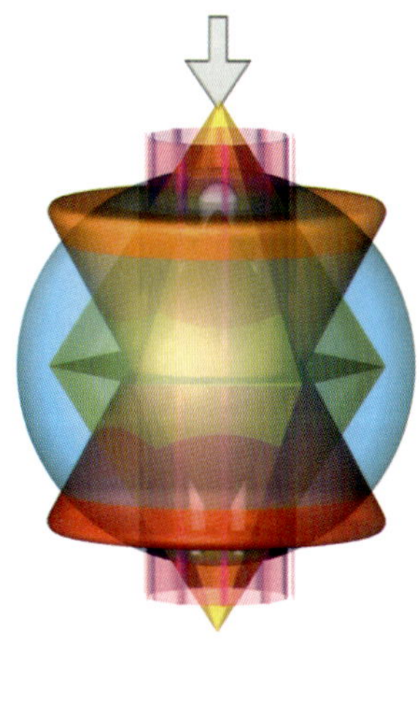

Geometrien: goldene 6-seitige Doppelpyramide, roter Kegel, orangefarbener Kegel, rosa-violetter Lichtstrahl, hellblaue Kugel

ralförmigen luziferischen Programme beinhalten auch seine Erschaffung der Zeit. Die lineare Zeit läutete die dunkle Ära der illusionären Parallelrealitäten ein. Die künstliche Welt Luzifers umfasst alle unteren Schwingungsebenen bis zur Mitte der 6. Dimension, in der sich alles noch mehr oder weniger in Trennung zwischen Dunkel und Licht befindet. Dieser wunderschöne Lichtengel Luzifer gebar, in seinem Bestreben Gott gleich zu sein, ein Konkurrenzprojekt zur göttlichen Welt. Sein schillerndes Projekt zog viele Engelenergien an, wodurch sich das erhaltende Energiesystem des Universums spaltete, allerdings wie immer, Gott gewollt! Viele dieser Engel fielen, hauptsächlich in später atlantischer Zeit, in materielle Körper hinein. Sie fielen nicht nur in unsere planetare Realität, sondern auch in andere luziferische Welten in dieser Galaxie. Der galaktische Quadrant, in dem sich unser solares System befindet, ist größtenteils dem luziferischen Versuchsprojekt gewidmet. Nach dem Fall wurden die Engelenergien unmittelbar an das schon erschaffene und vorhandene **SCHWARZMAGISCHE FELD** der Erde gebunden. Jede dieser freiwillig gefallenen Engel verstärkt, vornämlich durch seine Taten der Macht und Manipulation einerseits das dunkle morphogenetische Erdfeld; andererseits wird er symbiotisch mit diesem Feld verbunden. Hier nun beginnt die Problematik dieser Engelwesen – denn obwohl makellos geboren, bar jeglicher Entwicklungsprozesse, begeben sich diese lichten Wesen in eine parallele Illusionäre Welt und müssen duale Lernprozesse durchmachen. Durch unsere Channelingerfahrungen, haben wir immer wieder festgestellt, dass die Befreiung solcher freiwillig gefallenen Energien, vor allem der Cherubim, Seraphim, Materien- und Erzmaterienengeln, äußerst problematisch ist. Diese Wesen sind primär unglaublich machtvoll! Mögen sie hier, in einem menschlichen Holon, noch so begrenzt erscheinen, entwickeln sie oft extrem duale Aktivitäten sobald man sie aus einem **SEELENHOLOGRAMM** befreit. Jede freiwillig gefallene Engelenergie wird mit einem Seelenhologramm umgeben um es vollständig auf einen Bruchteil seines Bewusstseins zu reduzieren und es somit in der luziferischen Illusion zu halten. Ein solches begrenzendes Hologramm zwingt die Seeleneinheit in das Spiel der dualen Erfahrungen. Erst wenn sich ein Engelwesen soweit durch die 3. dimensionale Erfahrungen durchgearbeitet hat, dass es sich wage an sein Ursprungslicht beginnt zu erinnern beginnt, kann auf natürliche Art eine Befreiung aus dem geometrischen Gefängnis anfangen. Entwickelt sich aber der Engel nicht zurück zu seinem Lichtpotential, sondern führt die eigene Macht immer mehr in das Feld der Dunkelheit, erschafft oft ein anderes lichtes Wesen ein Schutzfeld um den ganzen Engelanteil. Es ist ein Schutz für die Umwelt vor der Macht des gefallenen Engels. Es sind nicht nur Engel, die solche Arten von Hologrammen bekommen, sondern alle Wesen die sich auf Seelenebene selber begrenzen oder durch machtvolle dunkle oder lichte Energien begrenzt werden. Nun kehren wir zurück zur Entwicklung eines befreiten gefallenen Engels.

SCHWARZMAGISCHES FELD: *siehe detailierte Beschreibung im Kapitel„ Erkenmtnisse über die Transformation der Dunkelheit.*

SEELENHOLOGRAMM: *Eine begrenzende illusorische Welt, die mittels einer geometrischen Struktur, die Seeleninkarnation daran hindert sich im vollen Potential zu entfalten.*

Einerseits kann machtvolle Lichtentwicklung entstehen, wobei der Engel seine Kraft in das menschliche Wachstum und die Entwicklung der Erde im Dienst einfließen lässt. Genauso aber kann sich eine gewaltige dunkle Wesenheit, die sofort beginnt manipulative, begrenzende und zerstörrerische Aktivitäten in ihrem Umfeld einzuleiten, entfalten. Deswegen sollte man vorsichtig sein und nur dann freiwillig gefallene Engelenergien befreien, wenn alles darauf hinweist, dass die Wesenheit ihren Lernprozesse in der Dunkelheit der Inkarnationen soweit gelernt hat, dass eine intensive Sehnsucht zurück in die Lichtebene vorhanden ist.

Es gibt aber auch gefallene Engel die unfreiwillig sind! Dieser unfreiwillige Fall in die Materie, in die Ebene der luziferischen Illusionen, geschah immer wieder in der Vergangenheit. Vor allem in atlantischer Zeit, in der viel mit schwarzmagischen Energien experimentiert wurde und auf anderen Planeten der reptoiden und dinoiden Welten, die ihrerseits äußerst kreativ mit luziferischer Macht waren und sind, geschah dies. Schwarzmagische Experimente aktivierten immer wieder riesige schwarze Energievortexe, die sich durch die Galaxie windend, alles das nicht vollkommen im Licht stabil war, magnetisch anzogen. Das gleiche geschah durch die Entwicklung des Lichts. Bewusstseinsexperimente erschufen genauso lichte Energievortexe, die alles das nicht in der Dunkelheit stabil ist, magnetisch anzogen. Viele Engelenergien aus allen Ebenen wurden aus ihrer Ewigkeit herausgerissen und fielen in die Materie. Alle unfreiwillig gefallenen Engelenergien fanden sich plötzlich vollkommen verwirrt und nicht verstehend in Körpern der Menschen, der Tiere, der Pflanzen oder der Kristalle. Sie verbrachten oft viele Inkarnationen in Begrenzung, ausschließlich im Bemühen sich zu erinnern wer sie wirklich waren und woher sie kamen. Sobald sich eine solche Engelenergie ihrer Selbst bewusst wurde und sich erinnerte, geschah immer das Gleiche – sie begann sofort alle ihre Kräfte und Fähigkeiten dem lichtvollen Entwicklungsprozess der Umgebung zufließenzulassen. Ein derartiger Engel auf Erden, hatte dann zwei Möglichkeiten: nach der Inkarnation des Erwachens oder Erinnerns wieder zurück in die heimische Lichthierarchie einzufließen oder, und das geschah sehr oft, einen Dienstvertrag einzugehen. Aus solchen Engelenergien rekrutieren sich viele Lichtarbeiter, die schon genügend Erfahrung im Erdendienst gesammelt haben.

Ein Erdungshologramm ist bei gefallenen Engelenergien meistens nicht notwendig, denn sie haben im Gegenteil Mühe, sich aus der Materie zu befreien. Die optimale Klärung für alle Engelwesen, gefallen oder nichtgefallen, ist das MH „REINIGUNG FÜR ENGELHIERARCHIEN“ im Kapitel „Cherubim und Seraphim“.

3. Inkarnierte Devas und Naturwesen

Die nächste besondere Inkarnationsgruppe, die wir hier beschreiben wollen, sind die vielfältigsten Formen der Naturwesenheiten. Sie sind selbstverständlich, genauso wie die Engelwesen, hier im Dienst inkarnierend, können aber auch, wie schon erwähnt, gefallene Energien sein. Vor allem während der dimensionalen Verschiebungen der Vergangenheit in Lemurien und in Atlantis, fielen viele Naturwesen in Tierkörper, Bäume, aber auch in Kristalle und menschliche Körper hinein. Sogar Elementarwesen wurden während der atlantischen Zerstörung in menschliche Körper eingesogen – es war eine sehr chaotische Zeit. Diese Elementale befinden sich heute immer noch in unseren Holons und erzeugen gröbere Störungen in unserer Entwicklung durch die Elementale Frequenz der Angst. Es ist ein Thema über das wir auch in Detail im 2. Band schreiben und auch die entsprechenden MH bereit stellen werden.

Seit dem Fall Lemuriens inkarnieren vor allem Feen und Elfen als „Seelenanteile“ in menschlichen Körpern freiwillig. Sie sind hier hauptsächlich um die Menschen in Verbindung zum Erdbewusstsein zu bestärken. Jedes inkarnierte Naturwesen ist mit dem Herzen der Erde, oder besser gesagt mit dem Astralkörper der Erde, verbunden. Sie haben hier oft den Liebesdienst durch Heilung an Tier, Pflanze und Mensch und das zeigt sich auch an den Berufen die sie wählen z.B. als GärtnerIn, BauerIn, LandschaftsplanerIn, TierarztIn, TierpflegerIn, Hebamme, Krankenschwester, ArztIn, HeilerIn, KindergärtnerIn, aber auch Ökologe oder Umweltschützer,... Da sie ein Teil der Herzqualität der Erde sind, öffnen sie in allem was sie tun die Liebesfähigkeit und das Mitgefühl der Menschen.

Die meisten Devas, wir nennen sie auch Naturengel, sind verbunden mit Elementarkräften. Sie sind hierarchisch den Naturwesen übergeordnet und überleuchten oder tragen die Patronanz über größere Naturzusammenhänge. Manche dieser Lichtwesenheiten betreuen ein ganzes Meer, ein ganzes Land oder eine Bergkette; aber sie können genauso eine Stadt oder ein Dorf hüten. Wasserdevas z.B., müssen am Wasser leben oder mindestens Wasser in Form von Wasserbrunnen, Aquarien, Schwimmbiotopen, u.s.w. in ihr Leben einbringen. Mineraldevas sollten sich mit Kristallen und Steinen jeder Art umgeben und auch steinerne Häuser bevorzugen. Baumdevas brauchen dringend Kommunikation und natürlich auch physischen Kontakt mit Bäumen. Manche devische Inkarnationen sind regelrecht an einen Ort gebunden. Sobald sie im menschlichen Holon inkarnieren, werden sie ständig an den Ort der Geburt zurückgeführt wenn sie diesen verlassen haben. Die inkarnierte devische Energie eines Berges, z.B. wird es nicht zulassen, dass der menschliche Holon diesen Berg, auf dem sie geboren wurde, verlässt. Diese Wesenheit ist im Dienst des Berges und innigst mit diesem verbunden. Das bedeutet vielleicht

Rodungen und Zerstörung des Bergumfeldes zu verhindern und es grundsätzlich vor Missbrauch und Verzerrung seiner Kraft zu bewahren. Inkarnierte Devas wählen Berufe wie Umweltschützer oder Lokalpolitiker, der sich intensiv mit der Erhaltung des Umfeldes beschäftigt. Sie können aber auch Meeresbiologen oder Geologen sein, die sich mit der Erkundung der Erde, zum Zwecke diese zu schonen oder zu heilen, beschäftigen. Geomanten und auch Förster sind oft devische Inkarnationen. Eine ganz bestimmte Art der Devas, zugehörig zum Element Feuer, beschäftigt sich in jeder Weise mit dem Herzen der Erde und allem Lebendigen. Sie sind die übergeordneten Heiler, Sozialarbeiter, Erschaffer von sozialen Einrichtungen, Tierheimen, Altersheimen, Kinderdörfern u.s.w. Bekannte Devas waren z.B. Mutter Theresa und Benjamin Franklin. Grundsätzlich ist der Schwerpunkt der Devischen Wesen die Astralebene des Herzens. Devas erkennt man schwer, denn sie benutzen jede Form von Körper, aber das was sie auszeichnet ist eine kraftvolle Persönlichkeit. Sie sind charismatisch, willensstark und zielgerichtet und wenn vollkommen erwacht, scheuen sie auch nicht öffentliche Auftritte oder Popularität. Sie sollen danach streben, aus der Physis, den Emotionen und der mentalen Ebene der Menschen auszuklinken. Devas sind die spirituellste Form der Naturwesenheiten die wir kennen.

Ein Allzweck-Metahologramm für 5. dimensionale Devische und Feenenergien ist das MH **„SCHUTZ FÜR DEVAS“**. Hier werden alle 3. und 4. dimensionalen niederen Energien abgehalten, wie Astralwesenheiten, Astralparasiten, Todesenergien, 4. dimensionale Besetzungen und Projektionen. Ein Schutz gegen niedere, menschliche Emotionen und Gedankenstrukturen, die aggressiv, manipulativ, zerstörerisch, oder schwarzmagisch sind. Weiters schützt es vor physischen Angriffen und Attacken.

Feenwesen, die weibliche Energie repräsentieren, inkarnieren ausschließlich in weiblichen Körpern. Sie erscheinen selten, von unserer Warte gesehen, und sind vollkommen andersartig als der Rest der Naturwesenheiten. Stark verbunden mit dem spirituellen Körper der Erde, zeichnen sie sich durch vollständige Absonderung vom menschlichen Emotionalfeld aus. Im optimalen Zustand sind sie völlig emotionslos, stehen außerhalb der Situationen die Schmerzen, Angst, Hass, u.s.w. erzeugen, sind aber zutiefst still liebevoll. Gefühle sind äußerst hinderlich und schädigend für Feen und solange sie diesen im menschlichem Körper verfallen, können sie nicht wirklich ihren wahren Liebesdienst antreten. Sie sind schwer zu beschreiben, denn eine vollentwickelte Feeninkarnation ist in ihrem Charakter nicht fassbar. Sie scheinen auch niemals das zu bestätigen was man von ihnen hält, denn wenn man sich eine Meinung über sie gebildet hat überraschen sie den Betrachter mit einer neuen Qualität. Sie sind wie der Wind den man nicht konkret einfangen kann. Jede Fee die sich in begrenzte Parameter fangen lässt und sich nach dem Menschen orientiert, lebt nicht ihr volles Potential. Obwohl zutiefst weiblich, sind sie niemals in dem Sinne mütterlich wie wir es erwarten – sie sind nicht die alles hegende, pflegende Mutterfigur. Feen sind diejenigen, die sich nicht mit der Materie verflechten sollten. Ihre wahre Aufgabe ist zu inspirieren, anzuregen, neue Inhalte zu initiieren, auf neue Wege zu leiten oder Denkanstösse und neues Verhalten zu fördern. Ihr Schwerpunkt ist nicht die Physis und schon gar nicht die Emotionen, aber sie haben einen klaren Geist und sind fähig strukturierte, mentale aber nichtpragmatische Eigenschaften zu entwickeln. Praktisch gesehen ist das Leben einer Fee in Symbiose mit den Menschen. Die starke Energie einer Fee delegiert und benutzt die Menschen als Verankerungspunkte, als Filter, oder als Vermittler zwischen sich und der Materie. z.B. in der Partnerschaft einer Fee sollte alles der menschliche Partner besitzen: das Haus, die Firma, die Finanzen... Sogar alle Verträge und Verantwortungen sollte der Mensch haben. Die Fee selbst leitet, aktiviert, initiiert die Handlungsweise, die Wege und das Wachstum des Partners. Sie ist der Drahtzieher hinter den materiellen Erschaffungen und Erneuerungen. Die meisten Feen müssen auf noch wesentlich höheren Ebenen die Drahtzieher sein. Sie sind diejenigen, die gleichgesinnte Gruppen zusammenfließen lassen. Neue Projekte miteinander verbinden, die dem Wohl der Erde, der Natur, der Tiere aber auch den Menschen selbst dienen. Sie sind die stillen Berater hinter positiven, die Erde und die Menschen fördernden, politischen Entscheidungen. Feen treten selten in der Öffentlichkeit auf und bevorzugen aus dem Hintergrund die Fäden zu ziehen. Berühmte Feen sind z.B. Marlene Dietrich und Königin Viktoria (beide haben nicht wirklich ihr wahre Feendasein gelebt).

Das MH **„SCHUTZ FÜR FEEN“** ist ein spezieller Schutz für diese Seelenanteile vor individuellen Emotionalfeldern aus der Umgebung, welche niedere Gefühle, wie Angst, Trauer, depressive Zustände, Hoffnungslosigkeit, u.s.w. beinhalten.

Elfen, die sehr stark verbunden sind mit dem Emotionalkörper der Erde, aktivieren positive Emotionen wie Freude, Lachen, Spontaneität, kindliches Spielen, aber auch Zärtlichkeit und Sanftmut in ihrem Umfeld. Man könnte sogar sagen, dass sie ein Bestandteil des Emotionalkörpers der Erde sind. Elfen gibt es in dualer Form, männlich und weiblich, obwohl sie ein androgynes Äußeres zeigen. Ihre Dualität ist wesentlich schwächer ausgeprägt als unsere und wir haben festgestellt, dass viel mehr Elfenenergie in weiblichen Körpern inkarniert als in männlichen. Elfenwesen sind leicht zu erkennen, denn die meisten haben einen zarten Körperbau, ungewöhnlich viele von ihnen haben rotes Haar und helle Haut und sie lieben es sich in der Natur barfuss aufzuhalten. Elfen und Elfer fühlen sich sehr weich, weiblich und zart an. Sie lachen gerne und die meisten lieben es ihren Körper in Bewegung zu fühlen z.B. im Ausdruckstanz, beim

SCHUTZ FÜR DEVAS

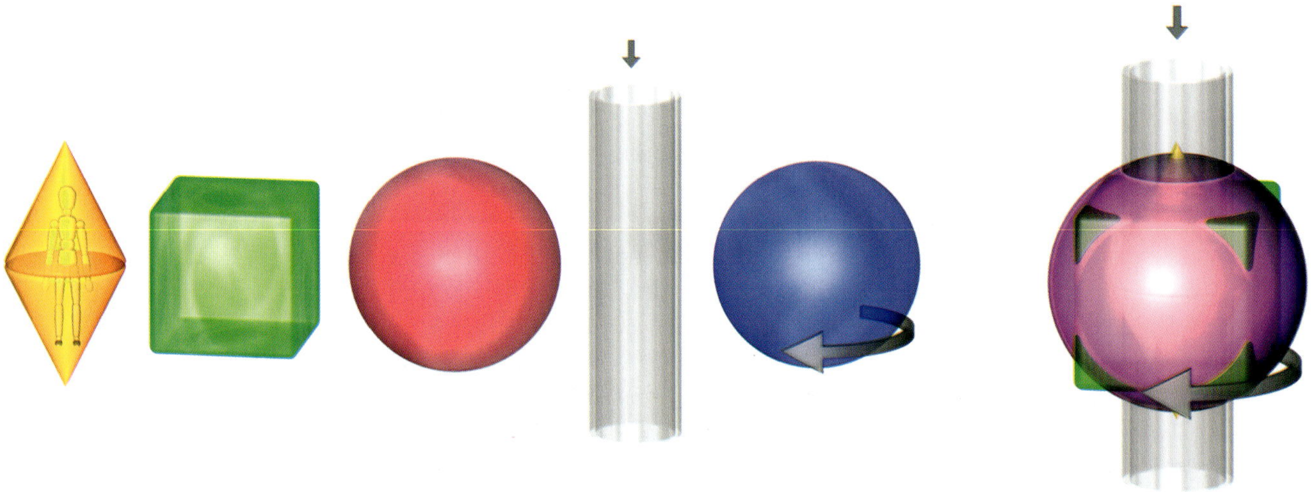

Geometrien: goldener Doppelkegel, grüner Würfel, magentafarbene Kugel, weißer Strahl vom Himmel bis in die Erdmitte, blaue Kugel im Uhrzeigersinn

SCHUTZ FÜR FEEN

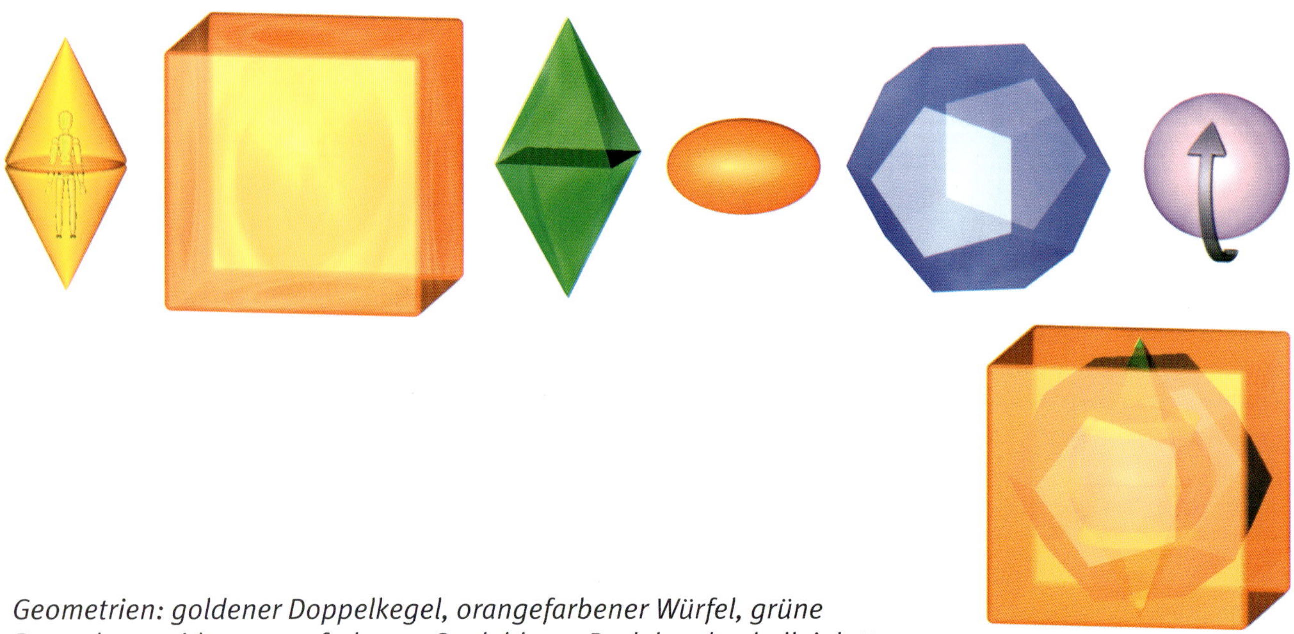

Geometrien: goldener Doppelkegel, orangefarbener Würfel, grüne Doppelpyramide, orangefarbenes Oval, blauer Dodekaeder, hellviolette Kugel von unten nach oben drehend

Laufen oder beim Schwimmen – allerdings nicht unbedingt sportmäßig. Weiters ist es auffällig, dass Elfen sich von Natur aus asexuell verhalten und keinen natürlichen Sexualtrieb besitzen. Daraus resultiert, dass eine Elfeninkarnation in der Kindheit von ihrer Umgebung lernt sich sexuell zu verhalten. Obwohl Elfen die Erwartungen der Menschen versuchen zu erfüllen, kommen sie vor allem in ihren Partnerschaften immer mehr in Schwierigkeiten. Der menschliche Partner ist grundsätzlich auf Sexualität ausgerichtet, während die Elfe sich nach Zärtlichkeit, Streicheln, Kuscheln, einfach nach dem Einklang der Seelen sehnt. Offensichtlich entsteht dadurch Spannung in der Partnerschaft, denn mit der Zeit lebt die Elfe, aus Liebe zu ihrem Partner, die Sexualität nur im Opfertum. Diese meist zarten Wesen haben keinen intellektuellen Schwerpunkt, außer sie sind blockiert durch die Erziehung und die Gesellschaft und haben die eigene Kraft noch nicht wahrgenommen – ihr Einfühlungsvermögen. Dieses ist auch der Grund warum Tiere und kleine Kinder sich besonders zu Elfen hingezogen fühlen.

Wenn Sie eine/n Elfe/r als PartnerIn haben, vermeiden Sie es das arme Wesen in eine Stadtwohnung, womöglich noch im 12. Stock, umgeben mit Chrom, Plastik und Glassmöbeln, bar jeglicher Pflanzen und tierischer Gesellschaft, einzusperren. Das ist ein Elfen-Horrorszenario! Eine derartig misshandelte Elfe bleibt in ihrem Umfeld ausschließlich aus Liebe zu ihrem Partner. Sie wird aber die Partnerschaft verlassen, sobald die Opferhaltung sie zu schwächen und zu schädigen beginnt. Alle devischen und elfischen Inkarnationen müssen im innigen Kontakt mit der Erde leben, nah an Wäldern, Bäumen, Pflanzen, Gärten und meistens auch mit Tieren. Sie bekommen ausschließlich durch die Verbindung zur Natur Kraft, sowie z.B. Jacques Cousteau. Manche Elfen sind aber auch mit Musik verbunden so wie Wolfgang Amadeus Mozart, Judy Garland und Shirley Temple.

In der Kategorie der Wesen, die zum Planeten Erde gehören, gibt es noch Inkarnationen der Erdbewusstseinsanteile oder Erdenwesen, die wir aber aus Mangel an detaillierten Informationen erst im zweiten Buch behandeln werden.

Ein ideales MH für diese Naturseelenanteile ist **„SCHUTZ FÜR 5. DIMENSIONALE ELFENSEELENANTEILE“**, denn die inkarnierten Elfenseelenanteile im menschlichen Körper stammen aus der 5. Dimension. Durch diese Geometrien werden alle negativen Energien aus der 3. und 4. Dimension, ausgenommen schwarzmagische, abgehalten.

Das MH **„REINIGUNG DER KÖRPERFLÜSSIGKEITEN“** ist nicht nur für alle Naturseelenanteile der Erde, sondern auch für alle Tier-Tiere, Pflanzen und Mensch-Menschen geeignet, sowie für alle Wesen, die zur Erde gehören. Dieses Symbol **(siehe Bild 20: Reinigung der Körperflüssigkeiten)**

SCHUTZ FÜR 5. DIMENSIONALE ELFENSEELENANTEILE

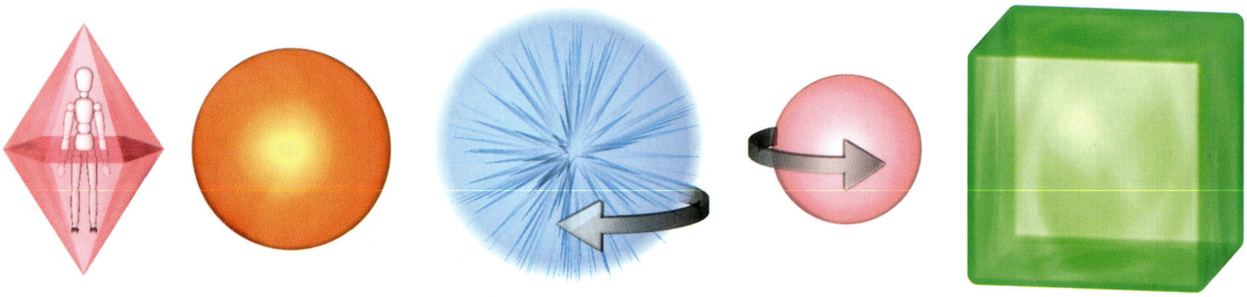

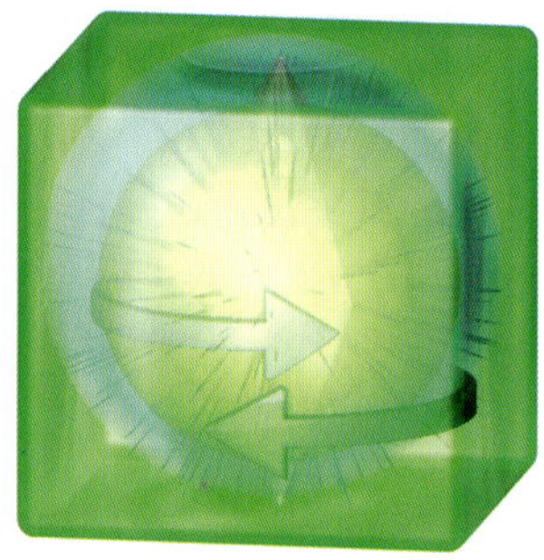

Geometrien: hellrosa-farbene 6-seitige Doppelpyramide, orangefarbene Kugel, blaue Sonne im Uhrzeigersinn, rosafarbene Kugel gegen den Uhrzeigersinn, grüner Würfel

REINIGUNG DER KÖRPERFLÜSSIGKEIT

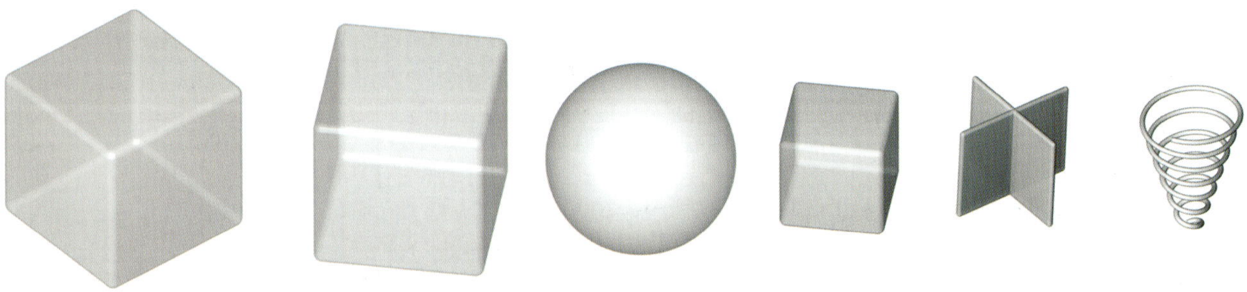

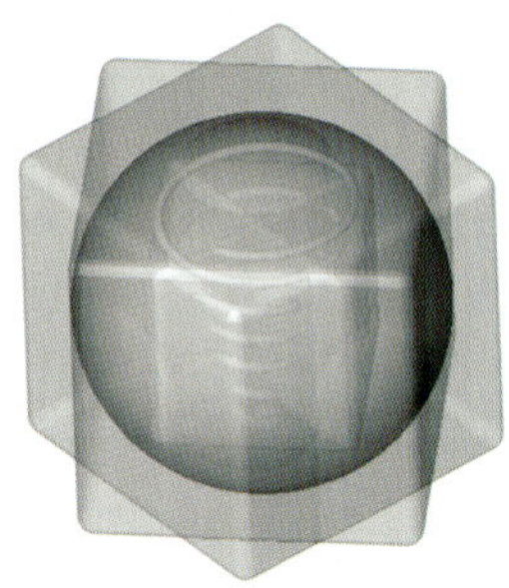

Geometrien: klarer Würfel auf einer Spitze stehend, klarer Würfel auf einer Fläche stehend, klare Kugel, klarer Würfel, klare kreuzförmige Wände, klare Spirale

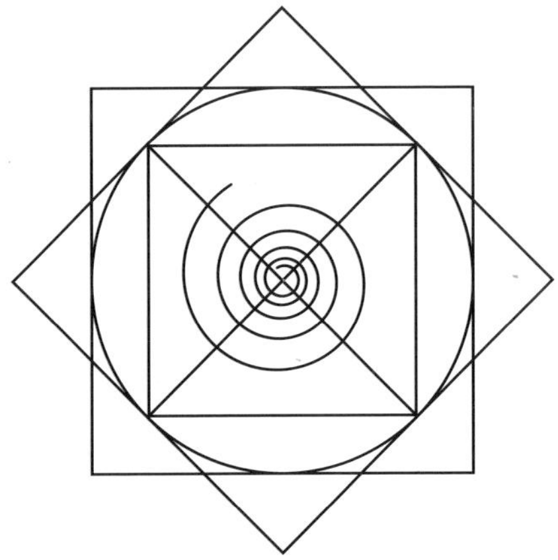

Bild 20: Reinigung der Körperflüssigkeit

zeichnen Sie entweder auf das Kreuzbein, oder Sie können auf dieser Zeichnung schlafen, oder sitzen. Die Wirkung ist stark entgiftend: Medikamente (Kortison), Impfungen, Hormonelle Behandlungen (Achtung Pille! Während Sie in hormoneller Behandlung sind, oder die Pille nehmen, sollten Sie es nicht benutzen, da es jegliche Wirkung eliminiert), Nahrungsmittelgifte, Wassergifte, Atemgifte, Chemotherapie, usw.. Das Symbol wirkt nur während der Zeit wo es benutzt wird, d.h. wenn es auf der Haut aufgezeichnet wird, solange, bis es verblasst. Somit kann man z.B. während evtl. Pausen zwischen Hormonbehandlungen damit entgiften. Die Reinigung erlaubt den Zellen sich zu regenerieren und zu verjüngen, Sie müssen aber mit Entgiftungsnebenwirkungen rechnen. Unter anderem werden Gifte aus dem Gehirn und der Leber ausgeleitet und dabei können Schmerzen entstehen, wenn man das Symbol zu oft benutzt. Bitte setzten Sie es in entsprechend großen Abständen ein, immer so, dass Sie fühlen, dass es Ihnen gut tut. Grundsätzlich gilt: je belasteter der Körper ist, um so stärker sind die Entgiftungserscheinungen! Wenn Sie z.B. Alkoholprobleme haben, sollten Sie langsam mit der Entgiftung beginnen, z.B. für die Dauer von einer halben Stunde, oder einer ganzen Stunde wirken lassen, alle 7 Tage wiederholen und dabei beobachten, wie Sie sich fühlen. Wenn Sie noch Leberschmerzen haben, kann man das Symbol auch nur alle 14 Tage einsetzen. Bitte beachten Sie, Giftstoffe, die losgelöst werden, müssen nicht nur durch den ganzen physischen Körper laufen, um ausgeschieden zu werden, sondern brauchen auf energetischer Ebene 7 Tage, um durch alle 7 Hauptchakren und alle niederen Energiekörper zu laufen. Eine Wiederholung ist daher jedenfalls frühestens nach 7 Tagen durchzuführen. Natürlich können Sie diese Geometrie genauso für kranke Pflanzen und Tiere verwenden. Auch Getränke jeglicher Art, welche Sie auf ein derartiges Symbol permanent stellen, werden rechtsdrehend.

Dieses Symbol können Sie auch als 3. dimensionales MH sehr effizient geistig um eine Hauptwasserzuleitung herum aufbauen, wodurch die Wasserschwingung energetisch umgepolt wird, sodass rechtsdrehendes Wasser entsteht. Wie Sie schon bemerkt haben, gilt dieses Prinzip auch für die Zellen unseres Körpers. Da unser Körper größtenteils aus Wasser besteht, ist überall dort, wo Schlacken, Gifte und Stagnation in den Zellen herrscht, linksdrehende Flüssigkeit. Mit Hilfe dieses MH wird die Molekularstruktur des Wassers verändert. Zuerst werden Emotional- und Mentalmuster gelöscht, danach Bakterien, Viren, usw.. entfernt und in weiterer Folge physische Verunreinigungen gelöst. Jedes Wassermolekül beginnt sich wieder an seine ursprüngliche Information zu erinnern. Ursprüngliches Wasser beinhaltet den übergeordneten Evolutionsplan für diesen Planeten, da es unweigerlich durch die ätherische Blaupause der Erde geprägt ist. Durch die Heilung der Wasserinformation in jeder Zelle, beginnen wir uns selbst an unsere grundlegende, evolutionäre Holonprogrammierung auf dieser Erde zu erinnern.

In den meisten Fällen ist das öffentliche Wasser in unseren Städten, aber auch in Kläranlagen, in vielen Seen, Bächen und Flüssen linksdrehend (tot). Wenn Sie dieses MH um einen See, oder Fluss programmieren, sollten Sie immer die Mitarbeit der lokalen Naturwesenheiten anfordern und miteinbeziehen. Sie sind diejenigen, die alleine die Seelenkomponente des Wassers im Heilungsprozess einbringen können. Da die Naturwasserwesen mit der Blaupause der Erde verbunden und in diesem Fall für die Seelenenergie des Wassers zuständig sind, werden sie selbst auch aus ihrer Lethargie und Hoffnungslosigkeit, bedingt durch das sterbende Wasser, herausgeholt und geheilt.

Das letzte MH **„SCHUTZ FÜR ALLE NATURSEELENANTEILE VOR MORPHOGENETISCHEN FELDERN“** bis 8 Mio. LS im physischen Körper, ist sowohl für Devas, Feen, wie auch für Elfen, die ihre Identität vergessen haben und sich mit den menschlichen, morphogenetischen Feldern jeglicher Art identifizieren.

SCHUTZ FÜR ALLE NATURSEELENANTEILE VOR MORPHOGENETISCHEN FELDERN

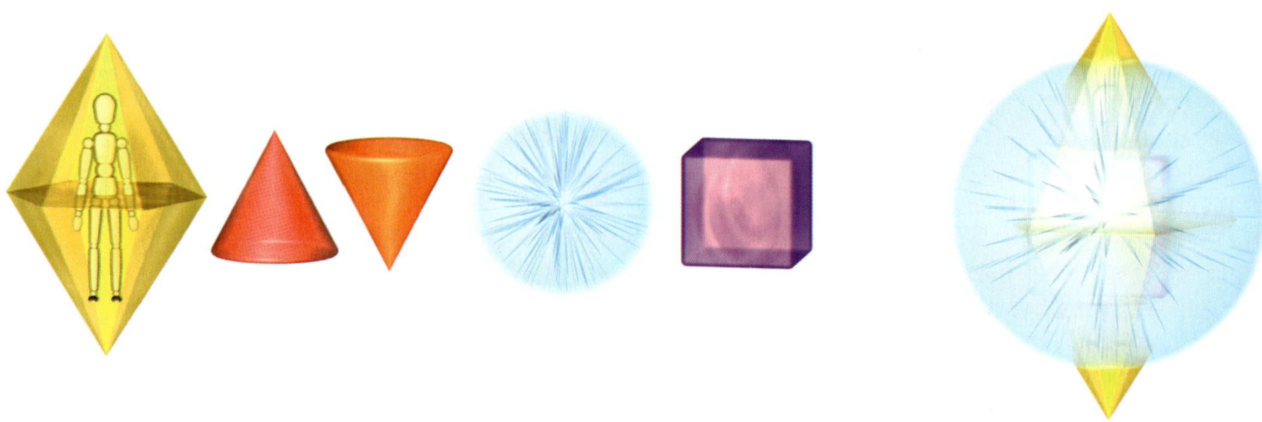

Geometrien: goldene 6-seitige Doppelpyramide, roter Kegel, orangefarbener Kegel, hellblaue Sonne, violetter Würfel

V. NEUE ERKENNTNISSE ÜBER DIE TRANSFORMATION DER DUNKELHEIT

1. Luzifers Welt

Der Engel des Lichts, Luzifer, wurde zur selben Zeit wie Erzengel Michael und der Rest der obersten Erzengelhierarchie erschaffen. Aus Licht geboren, brachte trotzdem sein Erscheinen die dunkle Komponente in das göttliche Sein. Dies geschah nicht zufällig, denn unsere Quelle erschafft nichts aus Zufall. Es ist offensichtlich, dass die Kraft des Dunklen notwendig für die Entwicklung dieses Universums ist und war. Luzifer, der Schöne, kreierte sozusagen ein Gegenprojekt zu seinem eigenen Erschaffer – ein Paralleluniversum. Er wollte gottgleich sein doch errichtete er seine künstliche Welt ohne Licht, ohne Liebe und ohne Hoffnung. Durch diese Aktion entstand als Erstes große Aufruhr in den Himmeln. Viele zuvor makellose Wesen ohne Lernprozesse, Engel- und Naturwesen, begannen sich zu diesem neuen Projekt der Dunkelheit und Macht hingezogen zu fühlen. Jene, die auf die Seite Luzifers wechselten, nannte man durch alle Zeiten „die Gefallenen". Luzifer zog in gigantischen dunklen Vortexen, erschaffen durch seine Kraft, viele gerade beginnende Welten in seinen hypnotischen Bann. Obwohl Luzifers Parallelwelt nicht nur toleriert und akzeptiert, sondern auch von der göttlichen Quelle geplant war, musste dieses Projekt eingeschränkt werden. So begrenzten die lichten Wesen eine Art Experimentalzone für dieses dunkle Projekt, in der Luzifer und seine Anhänger frei schalten und walten konnten. Der Großteil der Seelen, die in dieser Experimentalzone geboren wurden, taten dies freiwillig, denn nirgendwo im Universum konnte man in so extremer Art und atemberaubender Geschwindigkeit die eigene Entwicklung vorantreiben. Sie werden wahrscheinlich schon ahnen, dass sich diese Experimentalzone auch zur Zeit dort befindet wo unser Sonnensystem existiert. Aber es gehören auch noch viele andere Welten noch dazu. So die Welten des Sternensystems Orion, Teile von Taurus, die Systeme Triangulum, Andromeda und Pegasus, ein Teil des Scorpio, Lyra und Ursa Majoris, aber vor allem das zentrale Sternensystem Centaurus. Viele andere Welten sowie die Pleyaden gehörten noch dazu bis sie sich selbst wieder ins Licht befreiten. Durch die erbitterten und endlosen galaktischen Kriege wurden viele Planeten von der Dunkelheit annektiert um später von lichten Zivilisationen gerettet zu werden. Das ganze Projekt hat sich verselbstständigt, denn die Wirkungen der Dunkelheit laufen jetzt eigendynamisch weiter, wie bei einem Dominospiel. Wir leben jetzt die Konsequenzen aus den Ursachen, die vor Jahrtausenden begannen. Luzifer erschuf die Zeit und so gehen fast alle 3. und 4. dimensionalen Welten, außer die Zeitlosen, auf sein Konto. Im Zuge dieser Entwicklung entstand logischerweise das Rad der Wiedergeburt, der Zustand der kosmischen Amnesie, die Trennung der Geschlechter und die massive Begrenzung unseres göttlichen Potenzials. Es ist ein großartiges kosmisches Bewusstseinsspiel! Luzifer gibt allen Wesen die Möglichkeit das Göttliche von der eigenen, illusionären holografischen Welt unterscheiden zu lernen. Denn das ist was es ist – Luzifer erschuf ein galaktisches Hologramm.

2. Fremdenergien und Besetzungen

Die luziferischen Hologramme brauchen immer auf den 3. und 4. dimensionalen Planeten eine Verankerung im schwarzmagischen Feld. Auf der Erde, ist dieses Feld in der 5. Ebene innerhalb des Planeten, der insgesamt 7 Ebenen aus denen die Erde besteht. Aus der Mitte nach Außen gezählt, kann es von uns als das Magma-Feld identifiziert werden, eine flüssige Erdschicht, die immer wieder durch Vulkane an die Erdoberfläche hinausfließt. Es erinnert doch stark an die Hölle, die in vielen Religionen beschrieben wird, obwohl wir vollkommen davon überzeugt sind, dass die wahre Hölle jede Inkarnation ins Experimentalfeld ist! Auf energetischer Ebene ist dies eine Art morphogenetisches, dunkles Feld. Es wird beständig genährt und wächst durch die Aktionen der Macht, aber auch durch die Reaktionen der sogenannten Opfer auf die Kraft der luziferischen Realitäten. Alles Dunkle auf 3. dimensionalen Planeten ist mit dem planetaren schwarzmagischen Feld durch: Pakte, Gelübde, Versprechen, Verbindungen u. Verankerungen, schwarzmagische Implantate innerhalb der Energiekörper, Projektionen, schwarzmagische Programme und nicht zuletzt schwarzmagische Hologramme und Seelenhologramme verbunden. Durch diese Werkzeuge sind auch alle Menschen mit der Illusion der Erde auf schwarzmagischer Ebene fest verankert. Es ist wie ein Spinnennetz. Kaum hat man sich von einer Verbindung gelöst, schon wird man wie eine Fliege mit dem nächsten klebrigen Faden außer gefecht gesetzt!

Die Lage der Inkarnierten wird noch verschlimmert indem sie mit dunklen Besetzungen invadiert werden. Alles was hier stirbt und nicht bereit ist den Weg des Lichts zu gehen, bleibt als sogenannte „erdgebundene Todesenergie“ haften. Manche dieser Energien versuchen einen Körper zu bekommen, um quasi durch ein anderes Wesen weiterzuleben, wahrzunehmen, zu empfinden oder auch Rache zu üben. So werden viele unserer Mitmenschen von solchen Todesenergien als Mittel zum Zweck benutzt.

Siehe Kapitel „1978 DER GROSSE UMBRUCH“: MH „SCHUTZ: EIGENENTWICKLUNG für 3. und 4. dimensionale Seelenanteile“

Weiters bitten wir Sie, die entsprechenden Kapitel aufzuschlagen, die Ihrer Art von Beseelung entsprechen.

Es gibt hier noch andere Fremdenergien, die uns alle beeinflussen können. Nicht nur irdische und nichtirdische Besetzungen benutzen unsere

Körper und Holons für die eigenen Zwecke, sondern auch parasitäre Wesen aus der 3. 4. und 5. Dimension. Drittdimensionale Parasiten wie Würmer, Viren, Pilze, Bakterien, Flöhe, Läuse, usw.. kennt jeder. Wahrscheinlich sind Sie sich der Astralparasiten aber nicht bewusst, die das emotionale Energiefeld Ihres Körpers anzapfen! Diese 4. dimensionalen Astralparasiten nähren sich ausschließlich von der Energie Ihrer niederen Emotionen: Angst, Wut, Hass, Neid, Gier, Trauer, Depression, usw.. Solche Parasiten gibt es in abgewandelter Form übrigens auch in Ihrem Haus. Es sind Wesen, die sich von Emotionalfeldern in Räumen nähren wie z.B. von Wut in Familien, die ständig untereinander streiten.

Weniger spektakulär, aber sehr unangenehm, sind fremde Gedanken, Emotionen und physische Schmerzen, die wir in uns aufnehmen. Das heißt, wir haben Gefühle der Frustration oder Depression wenn wir uns z.B. in einem Zimmer mit depressiven Menschen befinden und können nicht mehr unterscheiden ob diese Gefühle zu uns gehören oder nicht. Genauso übernehmen wir fremde Gedankenstrukturen und glauben sie selber zu denken – diese Tatsache nutzen übrigens viele manipulative Mitmenschen um ihre Macht auszuüben. So z.B. werden wir so weit von einem Firmenmanagement manipuliert, dass wir letztendlich als Angestellte glauben, dass die uns aufgezwungen Umstände, unsere eigene Entscheidung und unser Wille ist. Im Zustand des Mitleids können wir physische Schmerzen leicht übernehmen. Viele Heiler, Krankenschwestern, Pfleger, Ärzte/Innen, aber auch Menschen, die Familienmitglieder pflegen, ziehen durch Mitleid unwillkürlich Schmerzen aus den Patienten in den eigenen Körper hinein. Hier ist der grundlegende Schutz Mitgefühl statt Mitleid! Wesentlich effektiver sind jedoch unsere Metahologramme:

Siehe Kapitel „DIE ENTSTEHUNG DER ERDE“
MH „REINIGUNG VON FREMDEMOTIONEN UND GEDANKEN“, oder
MH „REINIGUNG VON EMOTIONALFELDERN AUS ATLANTIS“

Siehe Kapitel „DIMENSIONEN – SCHWINGUNGSEBENEN“
MH „SCHUTZ VOR NEGATIVEN EMOTIONEN DER ANDEREN“
MH „SCHUTZ VOR NEGATIVEN GEDANKENSTRUKTUREN“

Siehe Kapitel „URSPRUNG DER MENSCH-MENSCHEN“
MH „RAUMSCHUTZ VOR NEGATIVEN, FREMDEN GEDANKEN“ und
MH „RAUMSCHUTZ VOR NEGATIVEN, FREMDEN EMOTIONEN“

Siehe Kapitel „WIE DIE SEELE IN EIN KÖRPERHOLON INKARNIERT UND IHREM LEBENSPLAN FOLGT“
MH „SCHUTZ VOR MENTALEN VERSTRICKUNGEN“
Siehe Kapitel „1987 – DER GROSSE UMBRUCH – BEGINN DES LICHTKÖRPERPROZESSES“

MH „ABKOPPLUNG BEWUSSTER, FREMDER, MANIPULATIVER VERBINDUNGEN“
MH „ABKOPPLUNG UNBEWUSSTER, FREMDER, MANIPULATIVER VERBINDUNGEN“
MH „SCHUTZ VOR NEUEN VERBINDUNGEN“

Siehe Kapitel „SEELENEINHEITEN IM DIENST: WAS IST EIN „LICHTARBEITER“?“
MH „REINIGUNG VON FREMDEN SCHMERZEN“
MH „SCHUTZ VOR EMOTIONEN DURCH PHYSISCHE BEHRÜHRUNG“

Wir können in diesem Buch das weite Feld der Fremd- und schwarzmagischen Energien nur grundlegend erwähnen, können uns aber mit diesem Thema erst im nächsten Buch detailliert auseinandersetzen. Es sind jetzt schon viele Metahologramme für fremdenergetische Zustände vorhanden, doch möchten wir hier dezidiert darauf hinweisen, dass es ratsam ist, sich zuerst mit den in diesem Buch vorhandenen MH zu beschäftigen und zu üben, bevor man das heikle Thema der schwarzmagischen Felder angeht. Es ist ein Leichtes durch Unwissen und Mangel an Übung, aber auch durch zu niedrige Bewusstseinsschwingung, schwarzmagische Energien zu übernehmen. Das ist für uns der Hauptgrund warum wir dieses Thema erst im nächsten Werk angehen.

VI. PRAKTISCHE ANWENDUNGEN FÜR DIE HOLISTISCHE HEILUNG MIT METAHOLOGRAMMEN

1. Anleitung zur Arbeit mit Metahologrammen

Schrittweise Anleitung zur Information über Seelenherkunft

Schließen Sie die Augen und verbinden Sie sich im Herzen, durch Ihre Sehnsucht, direkt mit Ihrer Seele. Gleichzeitig rufen Sie Ihre geistigen Führer, aufgestiegene Meisterenergien, oder Engel Ihrer Wahl um Hilfe und Unterstützung .

Nicht jedem wird es auf Anhieb gelingen, sich mit der Seele zu verbinden, denn die Fähigkeit dazu, setzt etliche Entwicklungsschritte voraus. Bevor all Ihre oberen Chakren offen sind, Sie mit Ihrem Höheren Selbst verbunden sind* und Ihre physische Körperschwingung nicht mindestens 6 Millionen erreicht hat, werden Sie ausschließlich Information aus Ihrem Holon bekommen. Wir möchten hier darauf hinweisen, dass in diesem Fall jegliche Form von Pendeln, Muskeltest, Tarotkarten ziehen, astrologische Berechnungen und alle gängigen Formen der nichtmentalen Testmethoden, ausschließlich die Information des Holons eruieren. Nur ein bewusstes Wesen, das die Seelenebene bereits vollständig in sich verankert hat, ist fähig, die Akashachronik der Seelen-Mer*Ka*Ba-Struktur anzusprechen. Hier möchten wir betonen, dass nur ein hochschwingendes SEELEN-CHANNELING, im Gegensatz zu einem READING (Lesen der Informationen im Holon), klares Wissen aus der Seelenebene vermitteln kann.

** Wenn Sie kein höheres Selbst haben weil Sie ein Engel oder Naturwesen sind, müssen Sie die Verbindung in Ihre Hierarchie Verankern. In Wahrheit durchdringt und verbindet sich die Hierarchie mit Ihrem Körper.*

Sobald Sie merken, dass Sie, im Bestreben, Informationen über Ihre eigene Beseelung zu erhalten, beim Pendeln immer wieder andere Antworten bekommen, raten wir Ihnen, einen entsprechenden Seelenchannel aufzusuchen, oder uns zu kontaktieren (siehe Anhang).

Schwierigkeiten beim Pendeln der Seeleninformationen bedeuten entweder, dass Sie selbst noch nicht mit Ihrer Seelenebene verbunden sind, oder die Verbindung noch nicht stabil ist. Es kann aber auch bedeuten, dass Sie sich in einer chaotischen Lichtkörperentwicklungsphase befinden. Viele Lichtarbeiter und Wesen, die immer lichter werden, machen sprunghafte Entwicklungen durch, in welchen sich die Energiekörper erst in ihrer Schwingung harmonisch aneinander angleichen müssen, bevor sie wieder stabil sind. In diesen Phasen der Stabilisierung können sogar versierte Channels und spirituelle LehrerInnen falsche Informationen, sowohl beim Pendeln, wie auch beim Channeln, bekommen.

Benutzen Sie die „Tabelle I“, z.B. unter Verwendung folgender Fragen:

- Wie viele Beseelungen befinden sich in meinem Holon?
- Welche Art von Holon habe ich?
- Wenn Sie Doppelbeseelung haben oder testen: Was ist meine 2. Beseelung während dieser Inkarnation?
- Wenn Sie dreifache Beseelung haben oder testen: Was ist meine 3. Beseelung während dieser Inkarnation?

Anmerkung: Bei kollektiver mehrfacher Beseelung sind meistens alle Anteile aus der selben übergeordneten Seele. In diesem Fall sind alle aus einem Kollektiv stammenden Seelenanteile als eine Seele zu behandeln.

Benutzen Sie die „Tabelle II: Universelle Zuordnung“, z.B. unter Verwendung folgender Fragen:

Testen Sie für jede Beseelung die entsprechende Zuordnung aus der sie stammt:
- z.B. aus welchem System stammt meine 1. Beseelung?
- z.B. aus welchem System stammt meine 2. Beseelung?

Benutzen Sie die „Tabelle II A“, z.B. unter Verwendung folgender Frage:

- Welche dieser Informationen trifft auf meine 1. Beseelung zu?

Fragen Sie in dieser Weise jede Ihrer Beseelungen ab.

Wenn Sie Nichthumanoid testen, benutzen Sie „Tabelle II B: NICHTHUMANOID“, z.B. unter Verwendung folgender Frage:

- Zu welcher dieser Rassen gehört meine Beseelung?

Wenn Sie hier z.B. Insektoid auspendeln, benutzen Sie „Tabelle V: Dimensionen“, um herauszufinden, aus welcher Dimension die Beseelung stammt.

Wenn Sie in „Tabelle II A“ Humanoid testen, benutzen Sie „Tabelle II C: HUMANOID“ und anschließend „Tabelle V: Dimensionen“, z.B. unter Verwendung folgender Fragen:

- Zu welcher Zuordnung gehört meine Beseelung?
- Aus welcher Dimension stammt meine Beseelung?

Wenn Sie in „Tabelle II A“ Engelhierarchie testen, benutzen Sie „Tabelle III: INKARNIERTE ENGELHIERARCHIE“ oder „Tabelle III A: INKARNIERTE

MATERIEN-ENGELHIERARCHIE", je nachdem, aus welcher Hierarchie Sie stammen, z.B. unter Verwendung folgender Frage:

- Welche Art von Engelenergie ist meine Beseelung?

Eventuell testen Sie auch noch aus welcher Dimension mit „Tabelle V: Dimensionen".

Wenn Sie ein Naturseelenanteil sind, benutzen Sie „Tabelle IV; INKARNIERTE NATURSEELENANTEIL-HIERARCHIE" und anschließend „Tabelle IV A; ELEMENTARE ZUORDNUNG für NATURSEELENANTEILE", wenn erforderlich „Tabelle V: DIMENSIONEN", z.B. unter Verwendung folgender Frage:

- Welche Art von Naturseelenanteil ist meine Beseelung?
- Wenn meine Beseelung zu einem Element gehört, zu welchem?
- Aus welcher Dimension ist meine Beseelung?

Schrittweise Anleitung zur Information über Fremdenergien:

Benutzen Sie „Tafel VI: FREMDENERGIE IM HOLON", z.B. unter Verwendung folgender Frage:

- Welche dieser Fremdenergien befinden sich innerhalb meines Holons?

Fragen Sie so lange, bis Ihnen das Pendel eindeutig keine Fremdenergie mehr anzeigt (entweder durch Stillstand, oder beständiges Weiterkreisen). Sollten Sie die Antwort „schwarzmagische Energie" oder „aggressive-passive Besetzungen" oder „außerirdische Besetzungen" austesten, können sie uns zwecks eines persönlichen Termins kontaktieren (siehe Anhang). Im zweiten Buch werden wir detailiert auf schwarzmagische Energien und Besetzungen eingehen und auch entsprechende MH vorstellen.

Sollten Sie das Gefühl haben, Ihr Haus oder Ihre Wohnung ist mit Fremdenergien belastet, wenden Sie sich entweder an andere Experten, die sich mit energetischen Raumverunreinigung beschäftigen, oder wenden Sie sich bezüglich Ihrer Anfrage an uns.

TABELLE 1

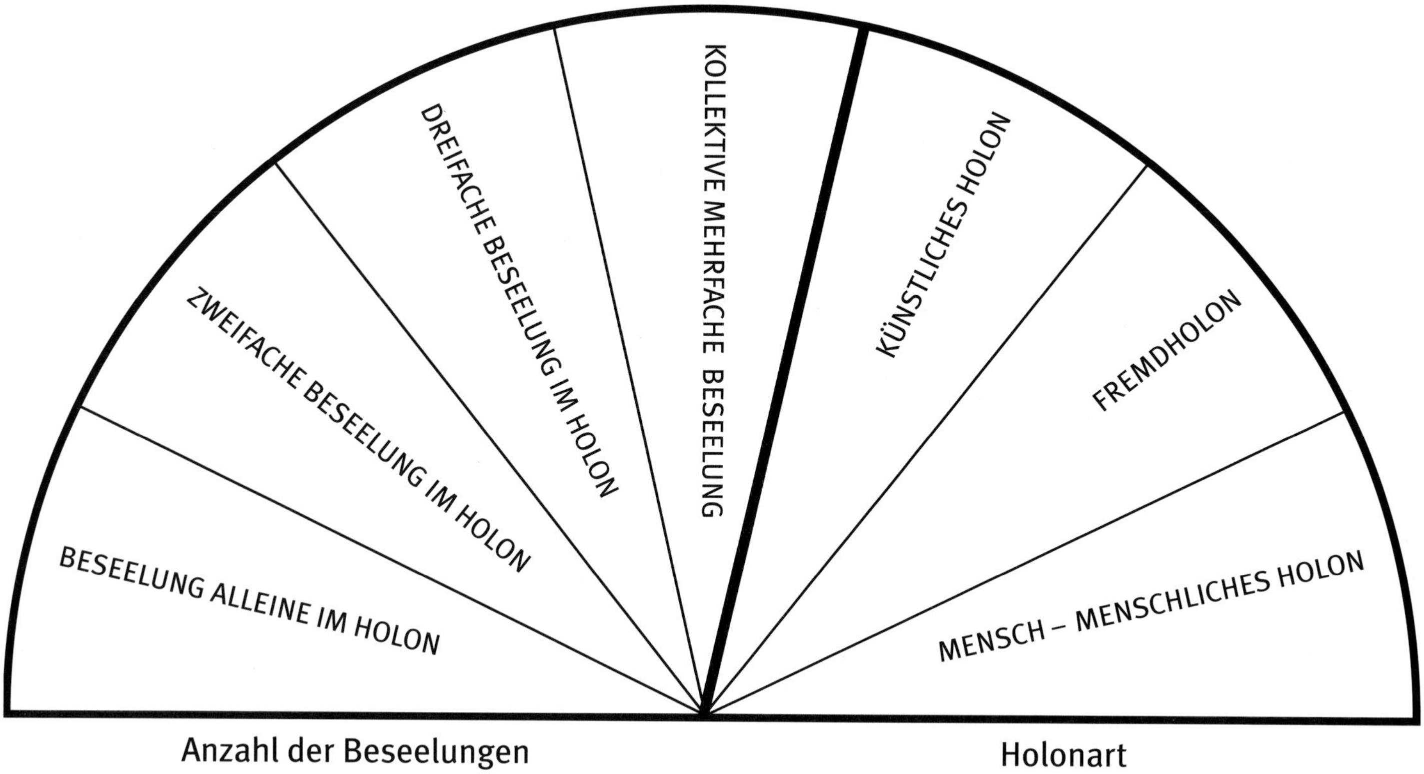

TABELLE 2: UNIVERSELLE ZUORDNUNG

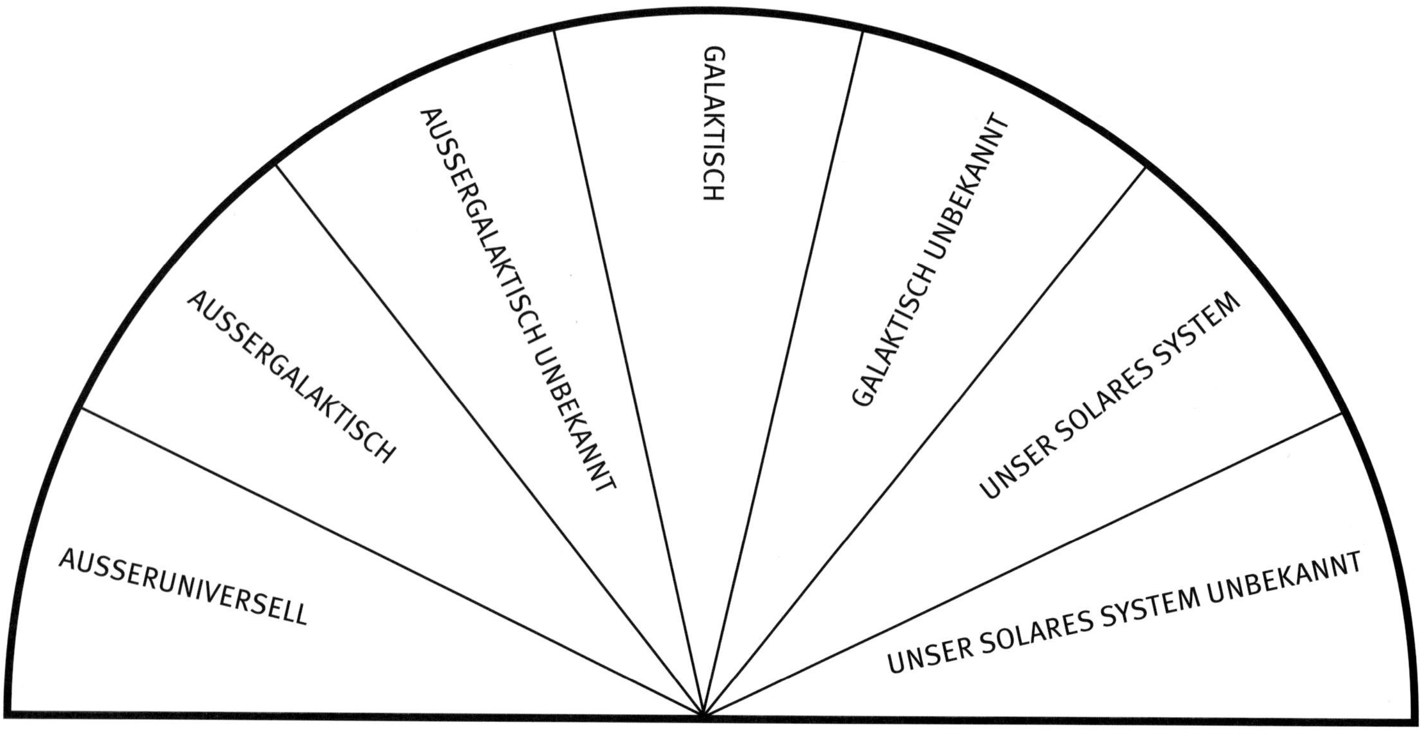

TABELLE 2A: WESENSARTEN

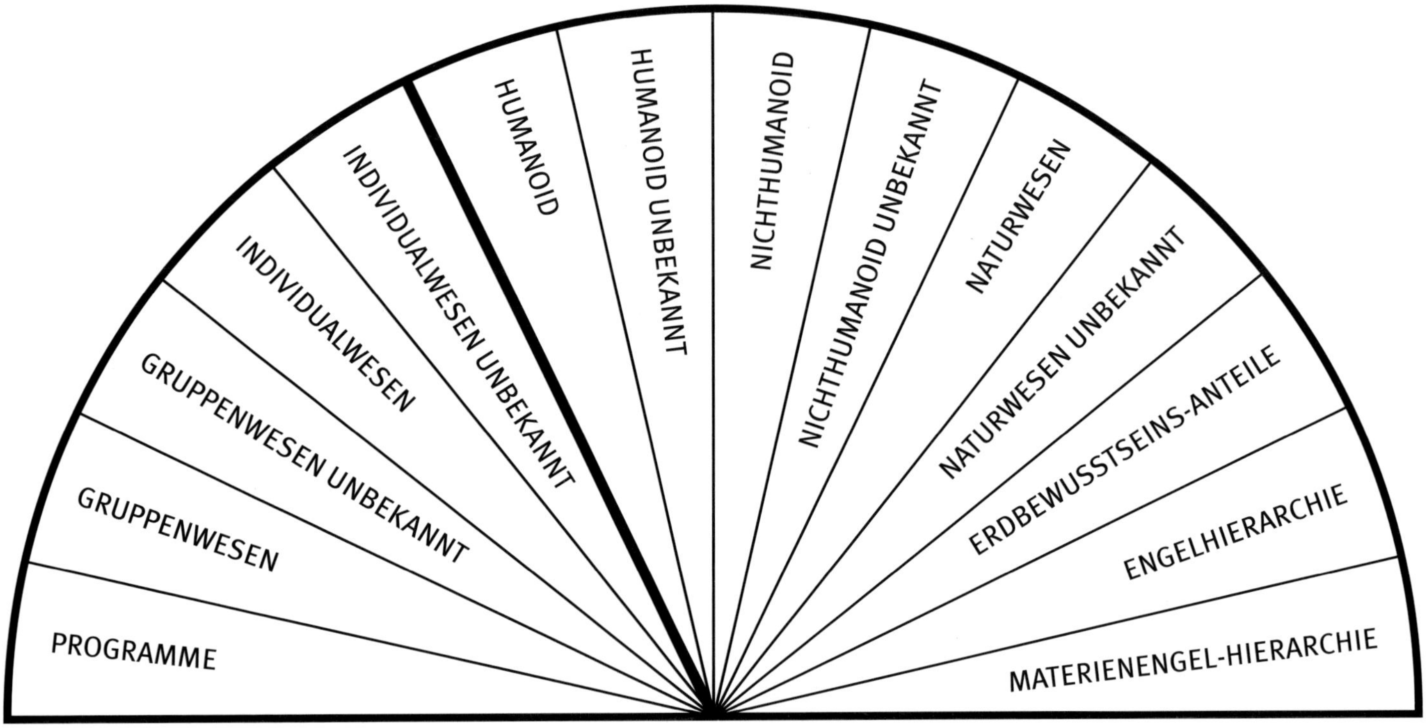

TABELLE 2B: NICHTHUMANOIDE

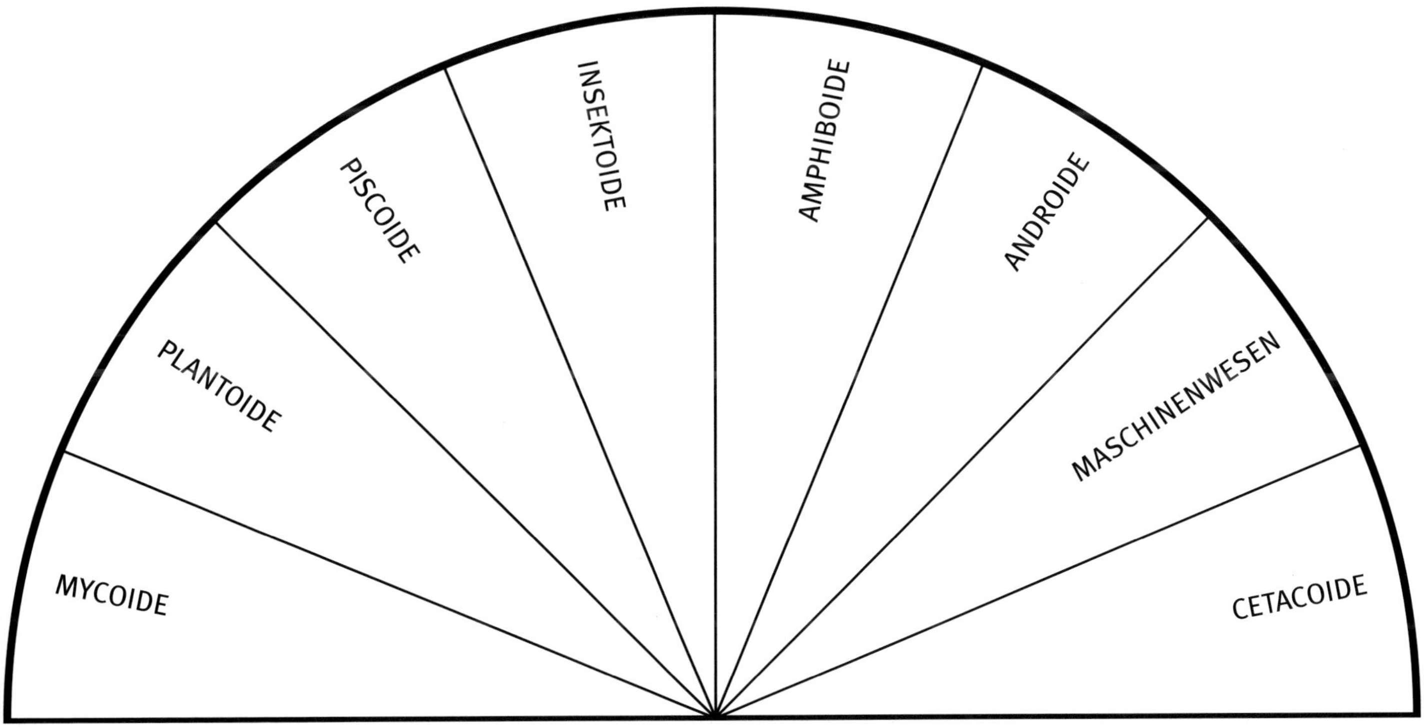

TABELLE 2C: HUMANOIDE

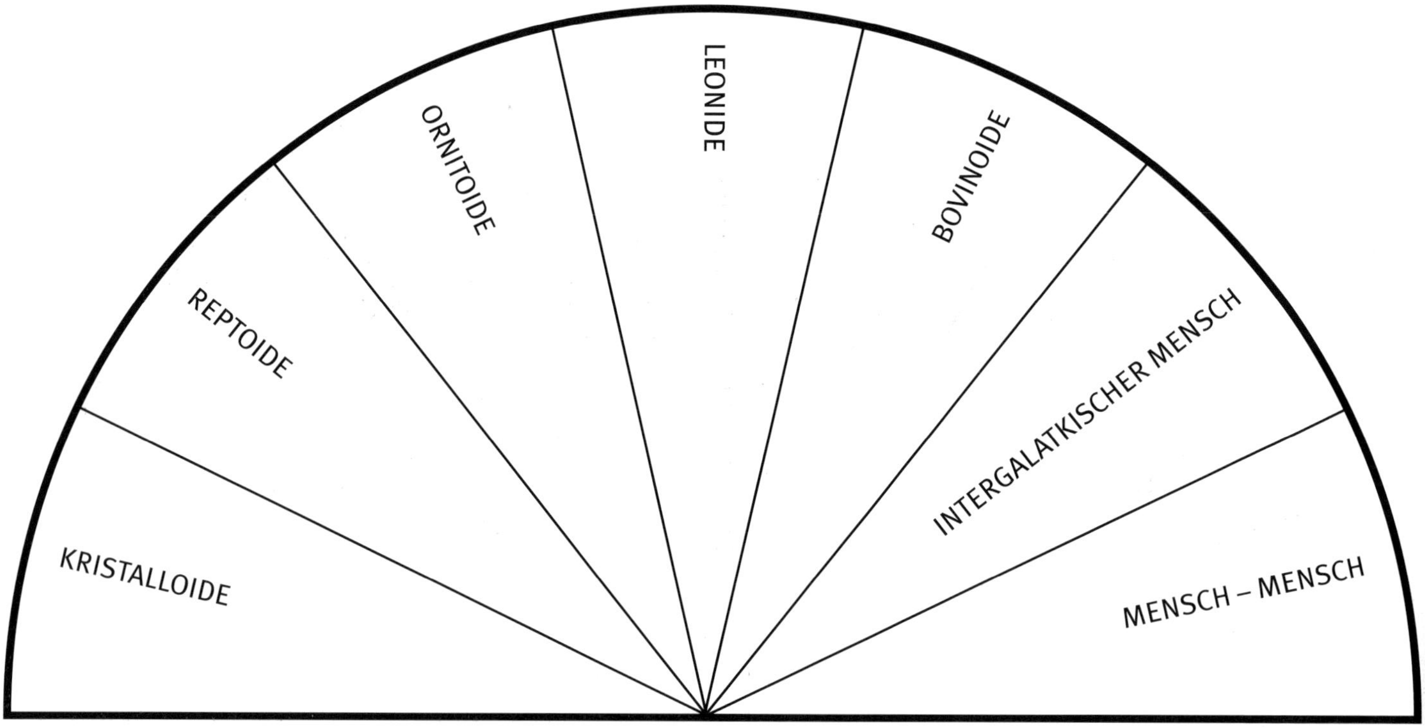

TABELLE 2D: WESEN IN ENTWICKLUNG

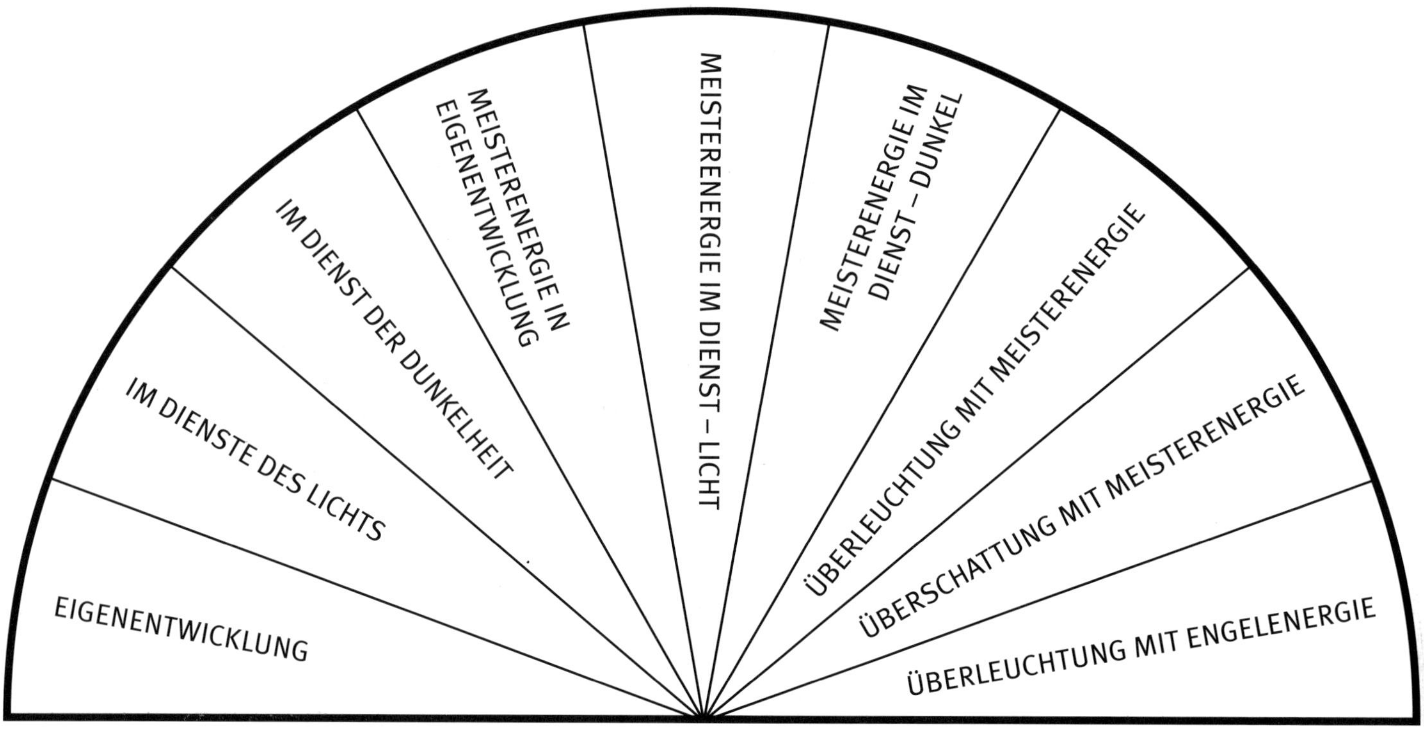

TABELLE 3: INKARNIERTE ENGELHIERARCHIE

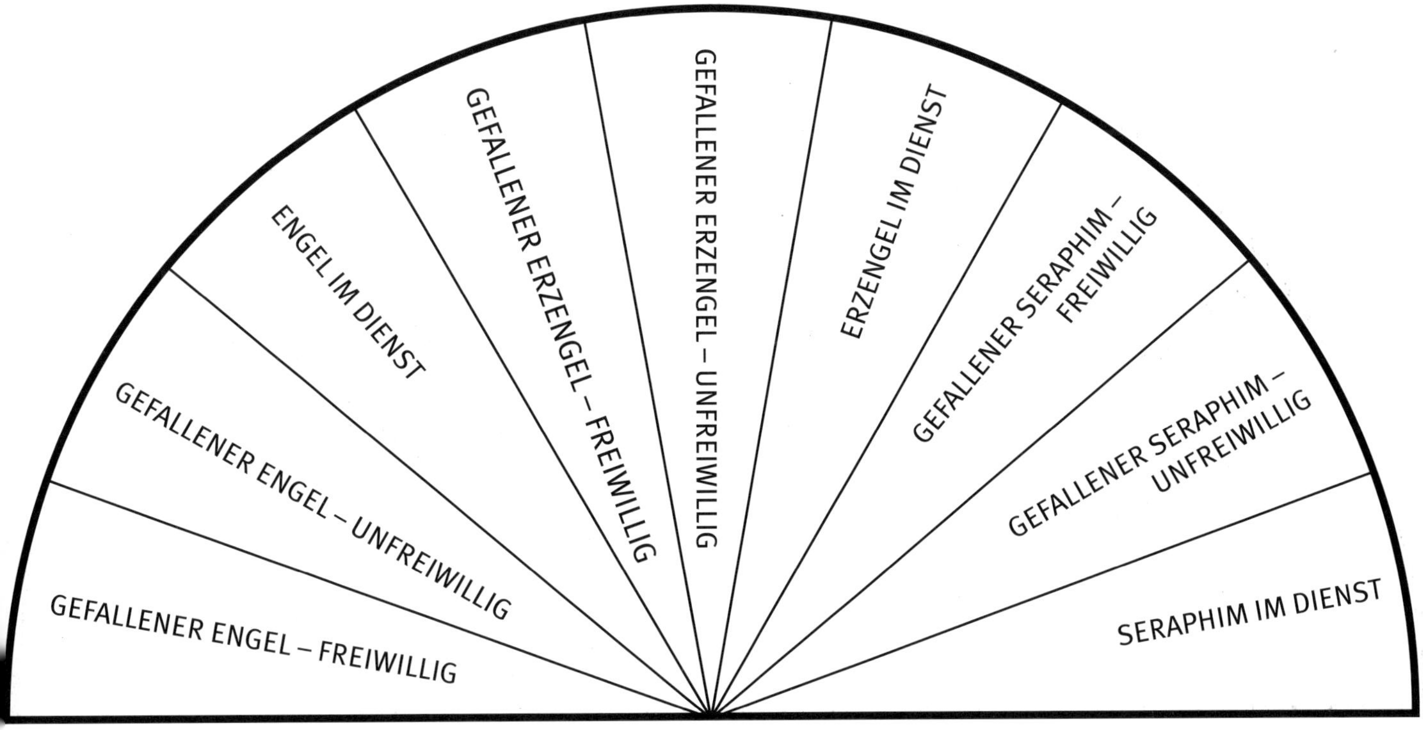

TABELLE 3A: INKARNIERTE MATERIENENGEL-HIERARCHIE

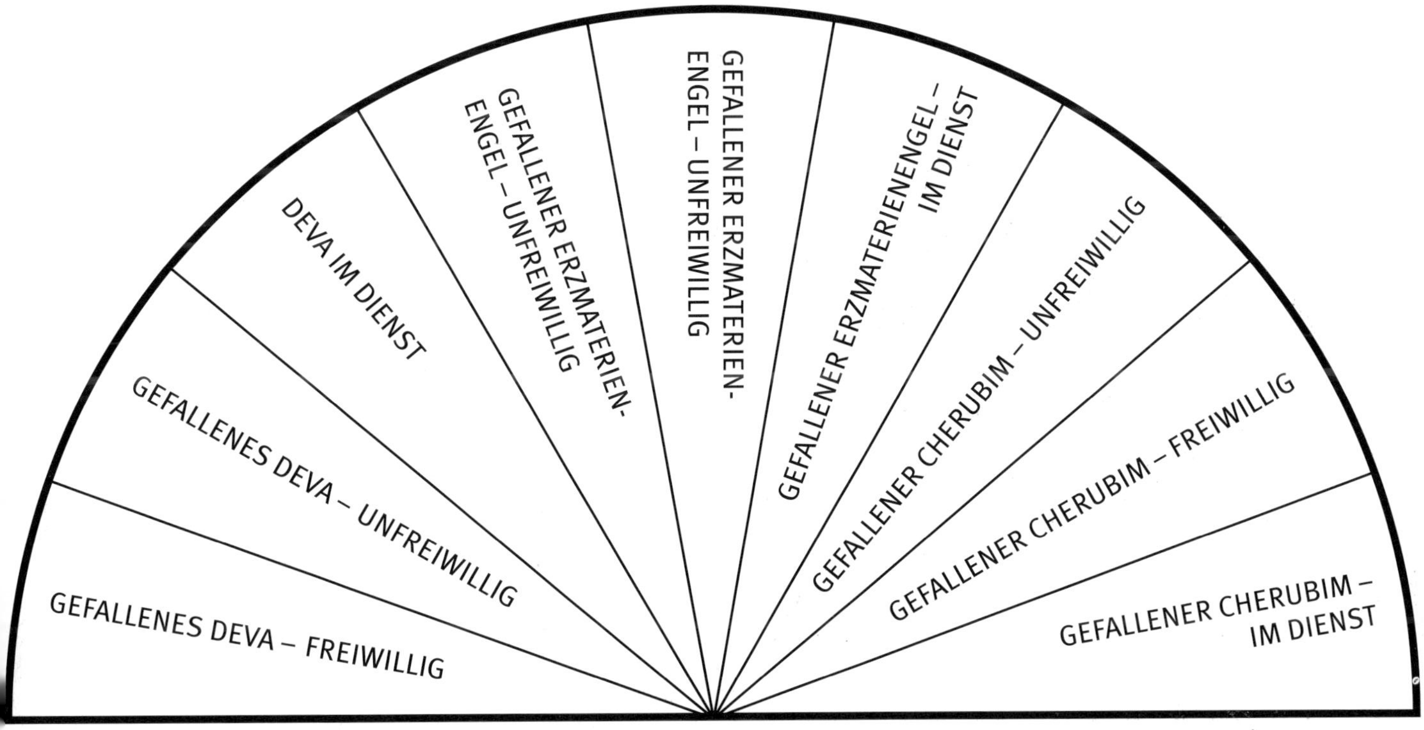

TABELLE 4: INKARNIERTE NATURWESENHIERARCHIE

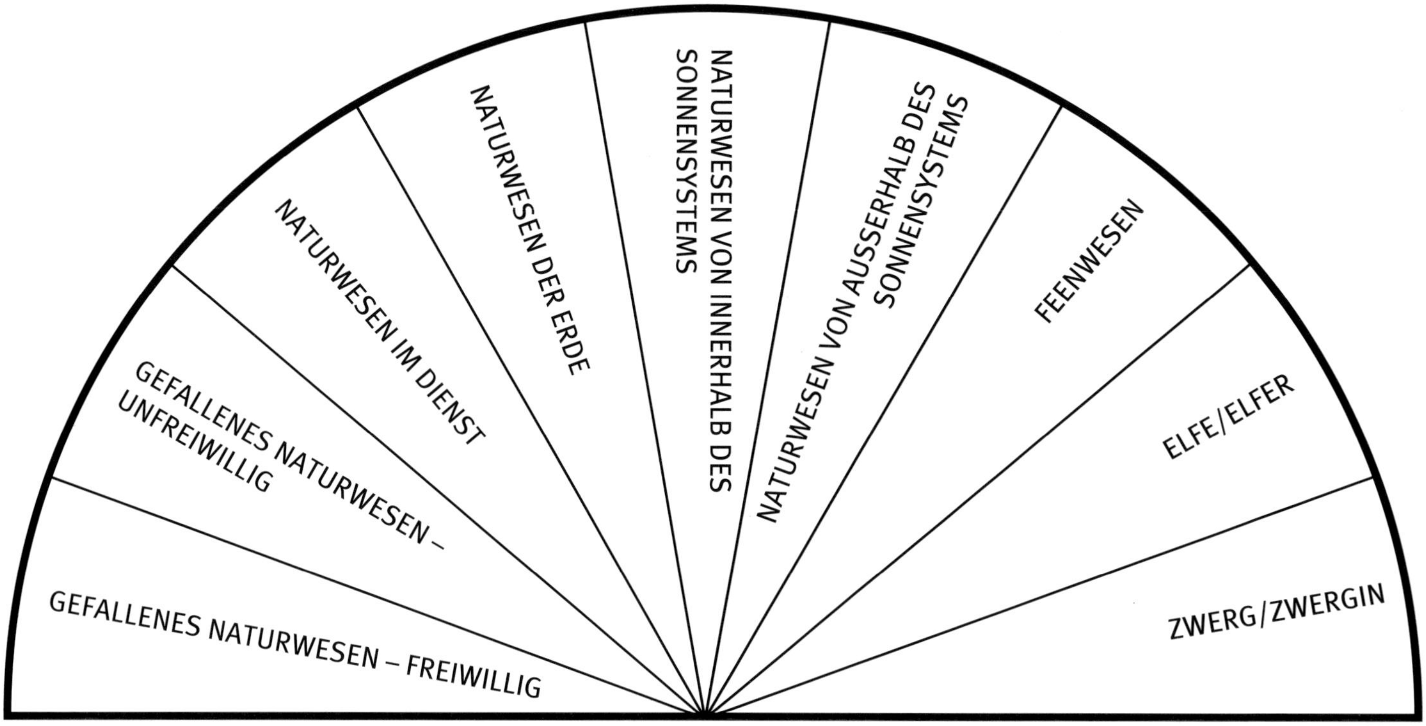

TABELLE 4A: ELEMENTALE ZUORDNUNG FÜR NATURWESEN

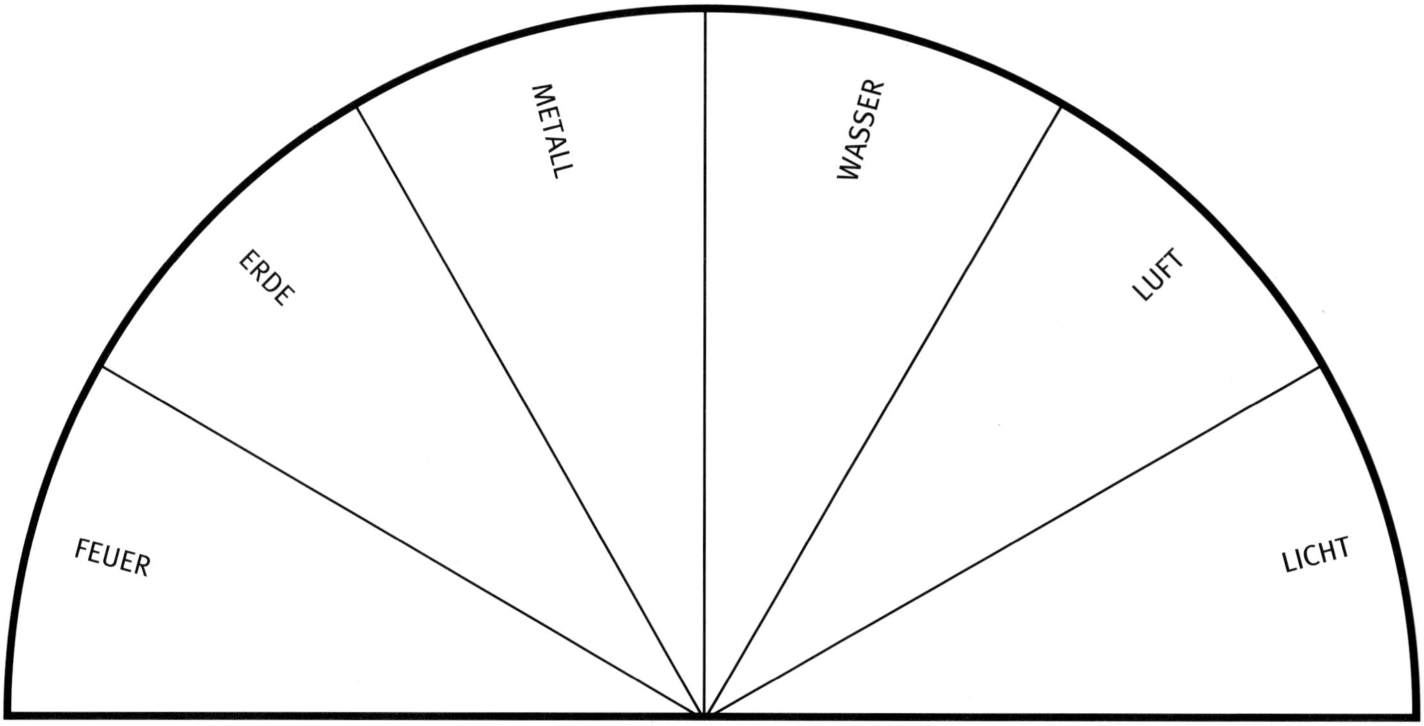

TABELLE 5: DIMENSIONEN

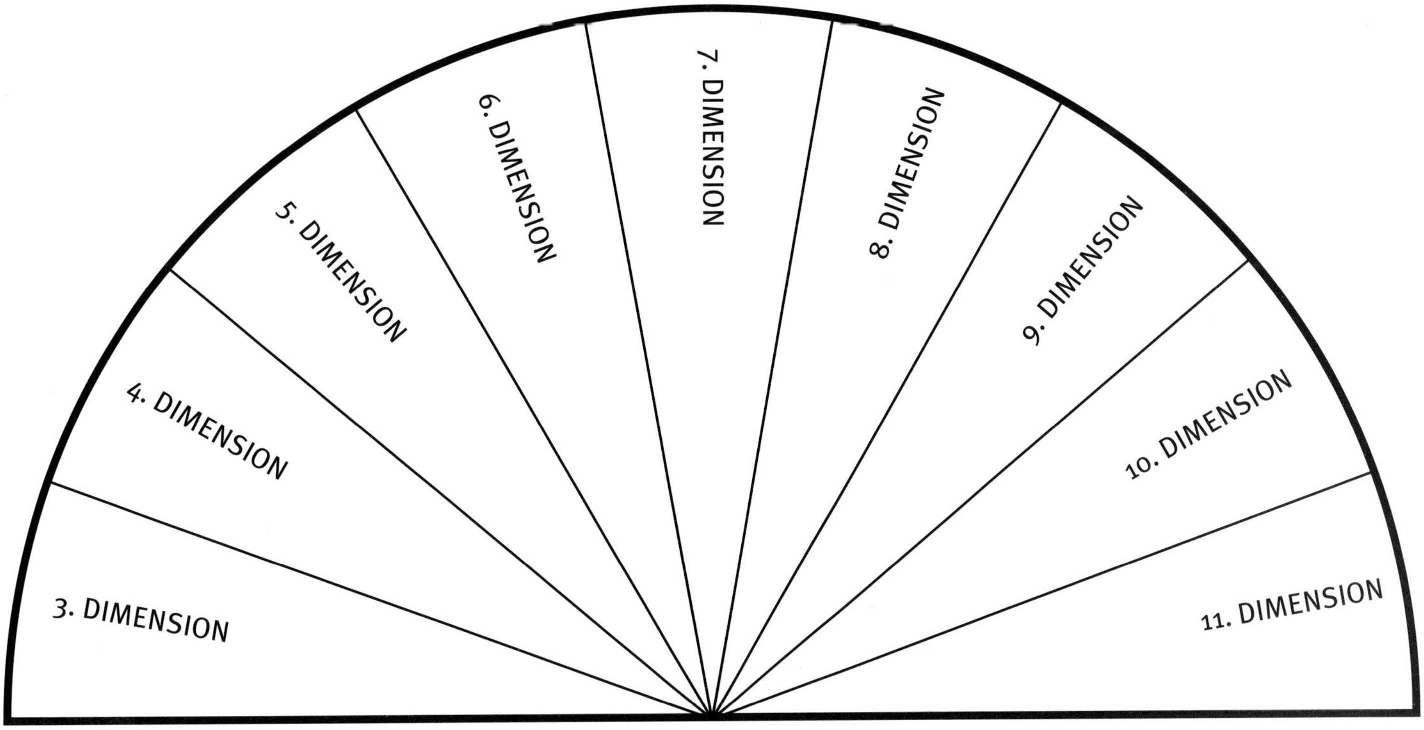

TABELLE 6: FREMDENERGIE IM HOLON

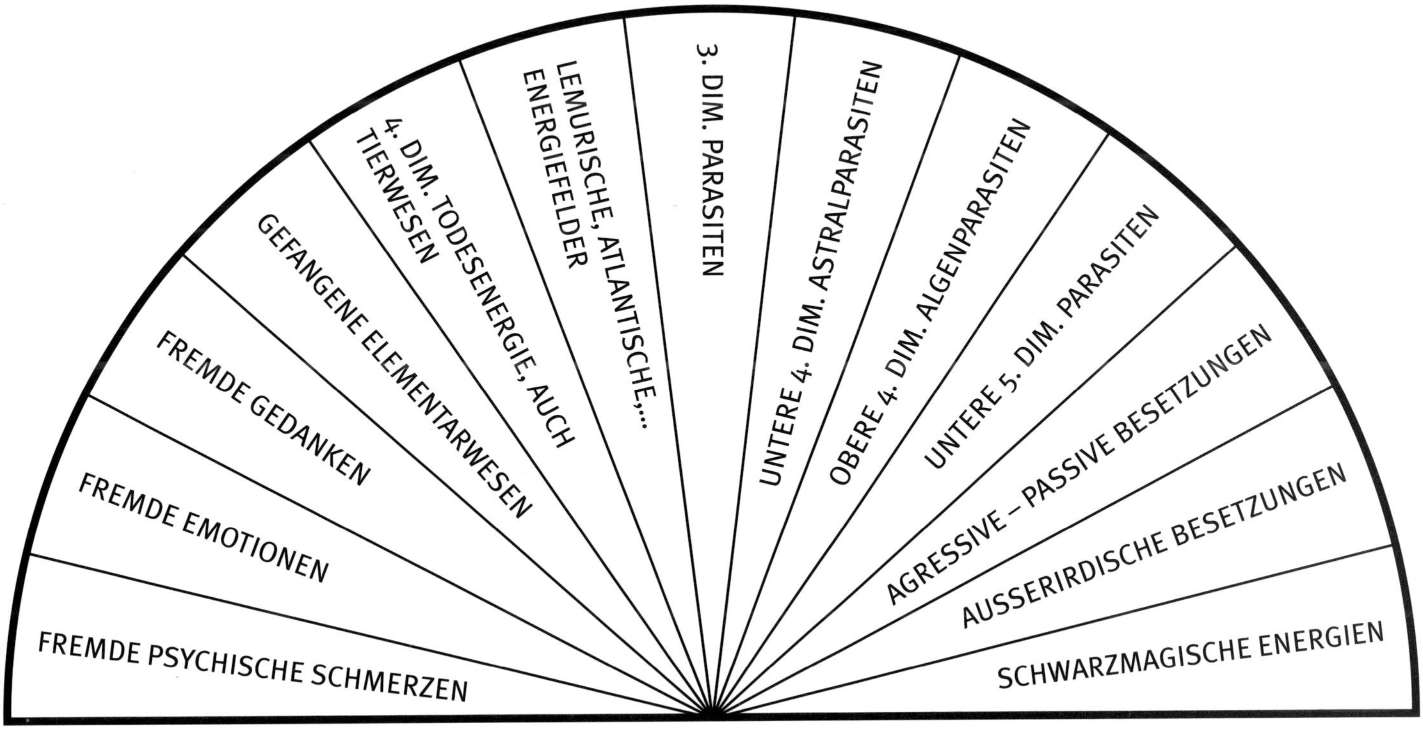

TABELLE 7: STÖRFELDER

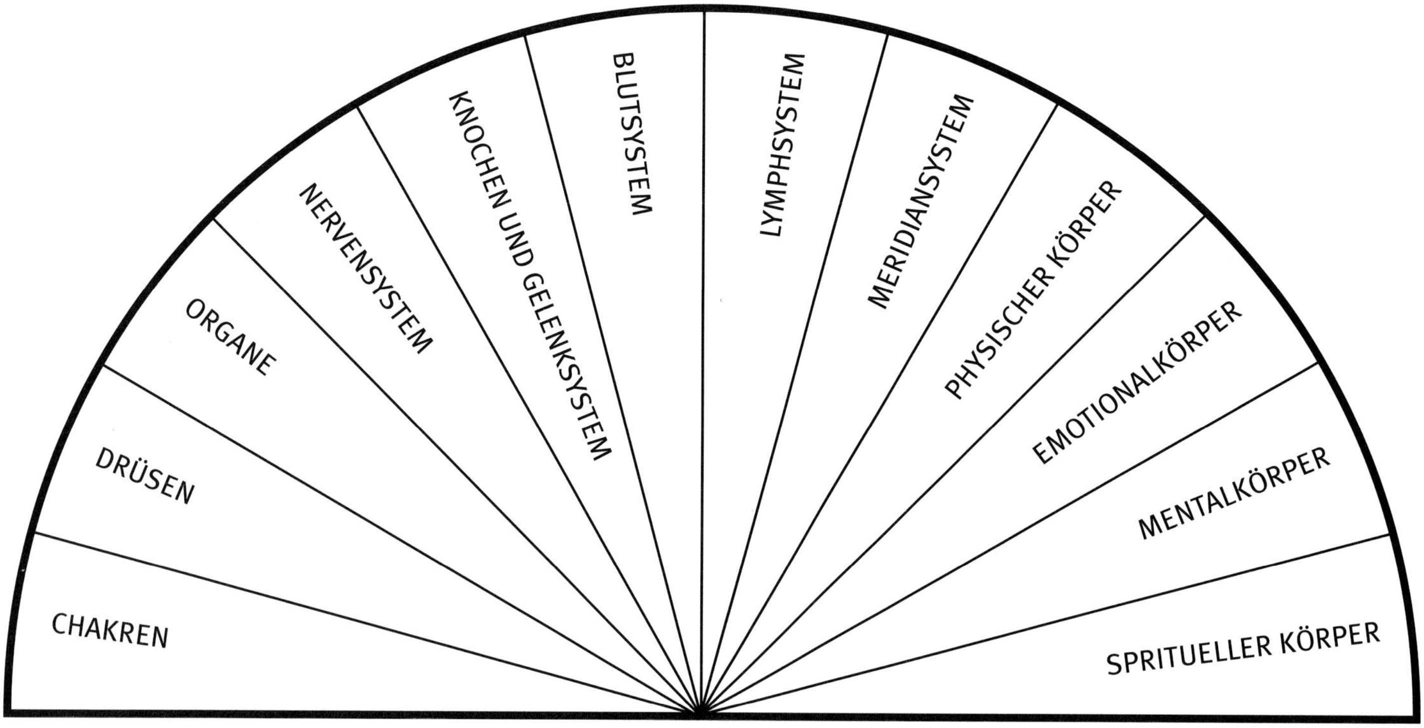

TABELLE 7A

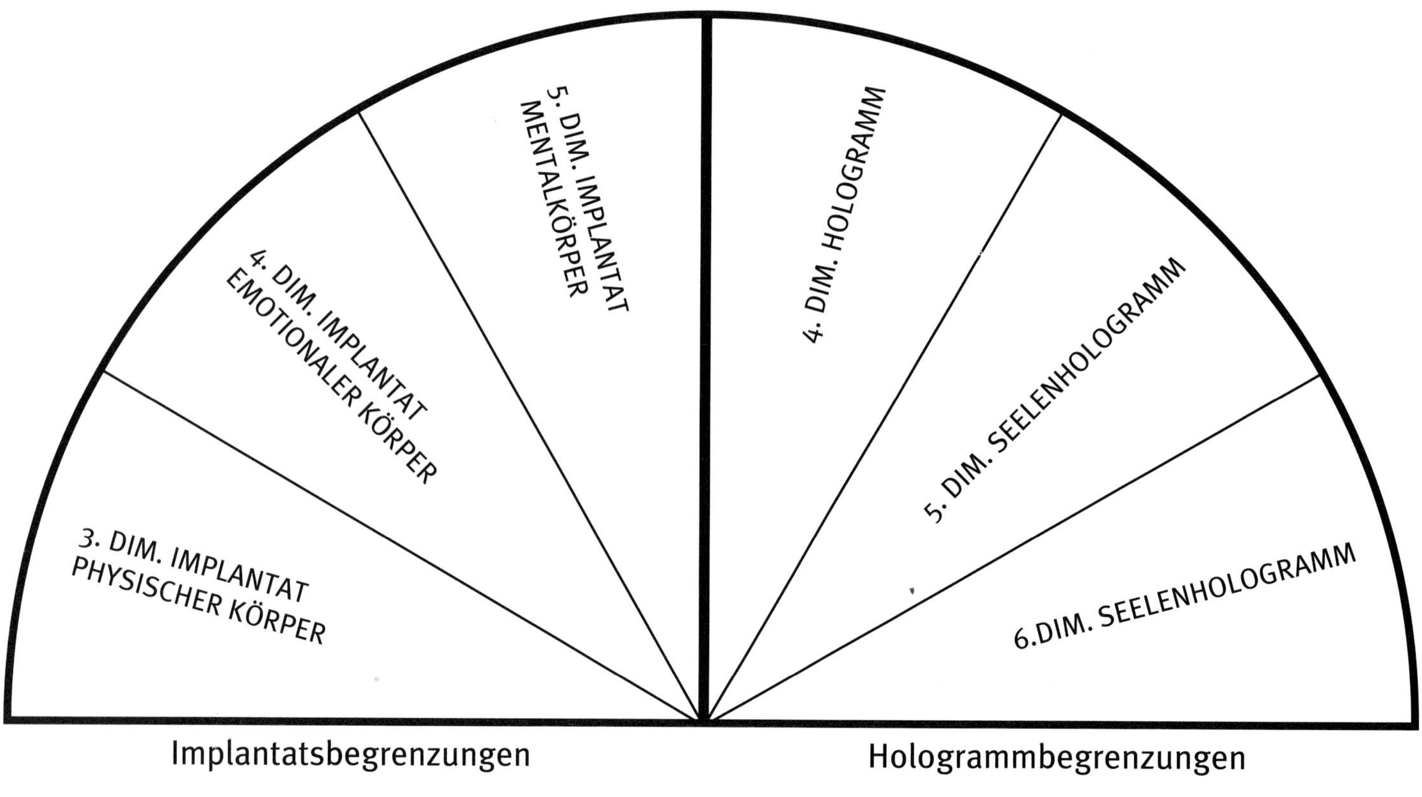

TABELLE 7B: GEBURTSSTRAHLEN

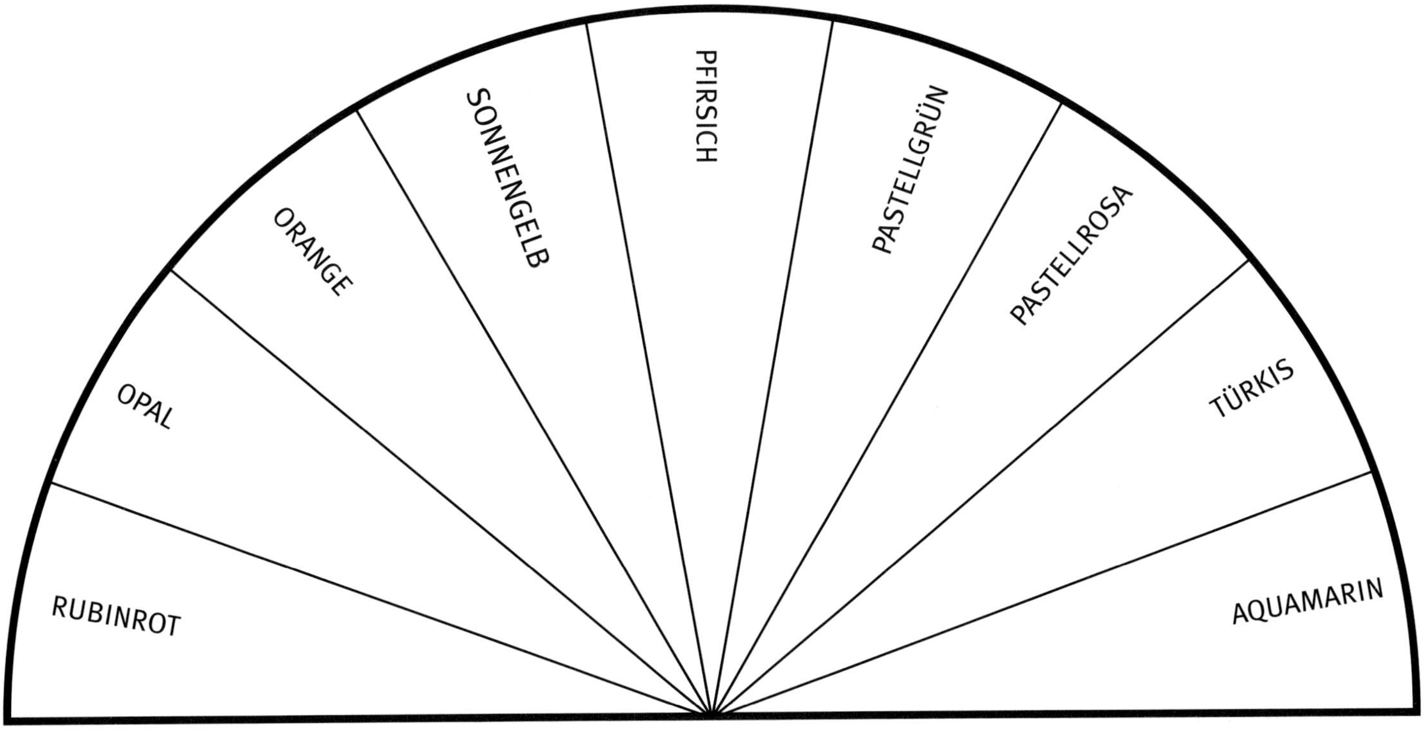

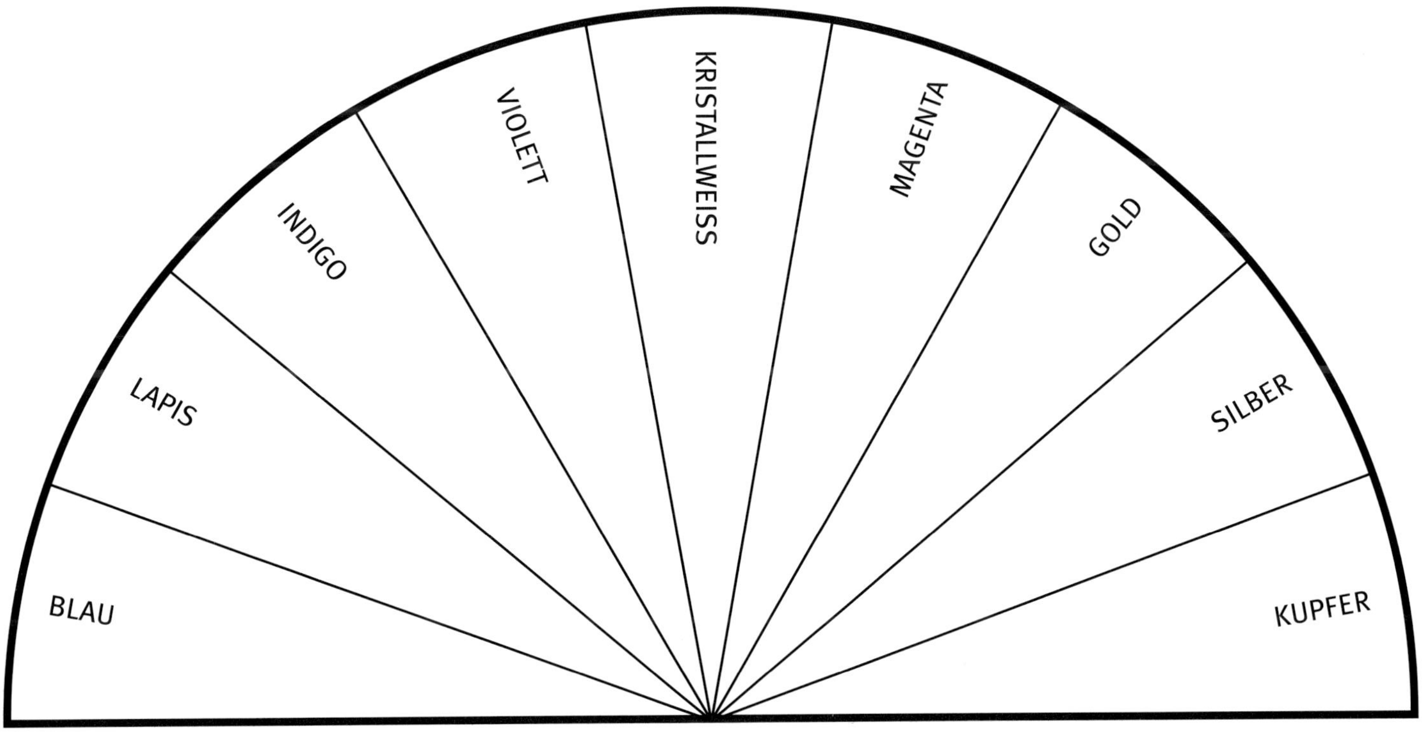

Pendeltafel 1: LICHTSCHWINGUNGEN

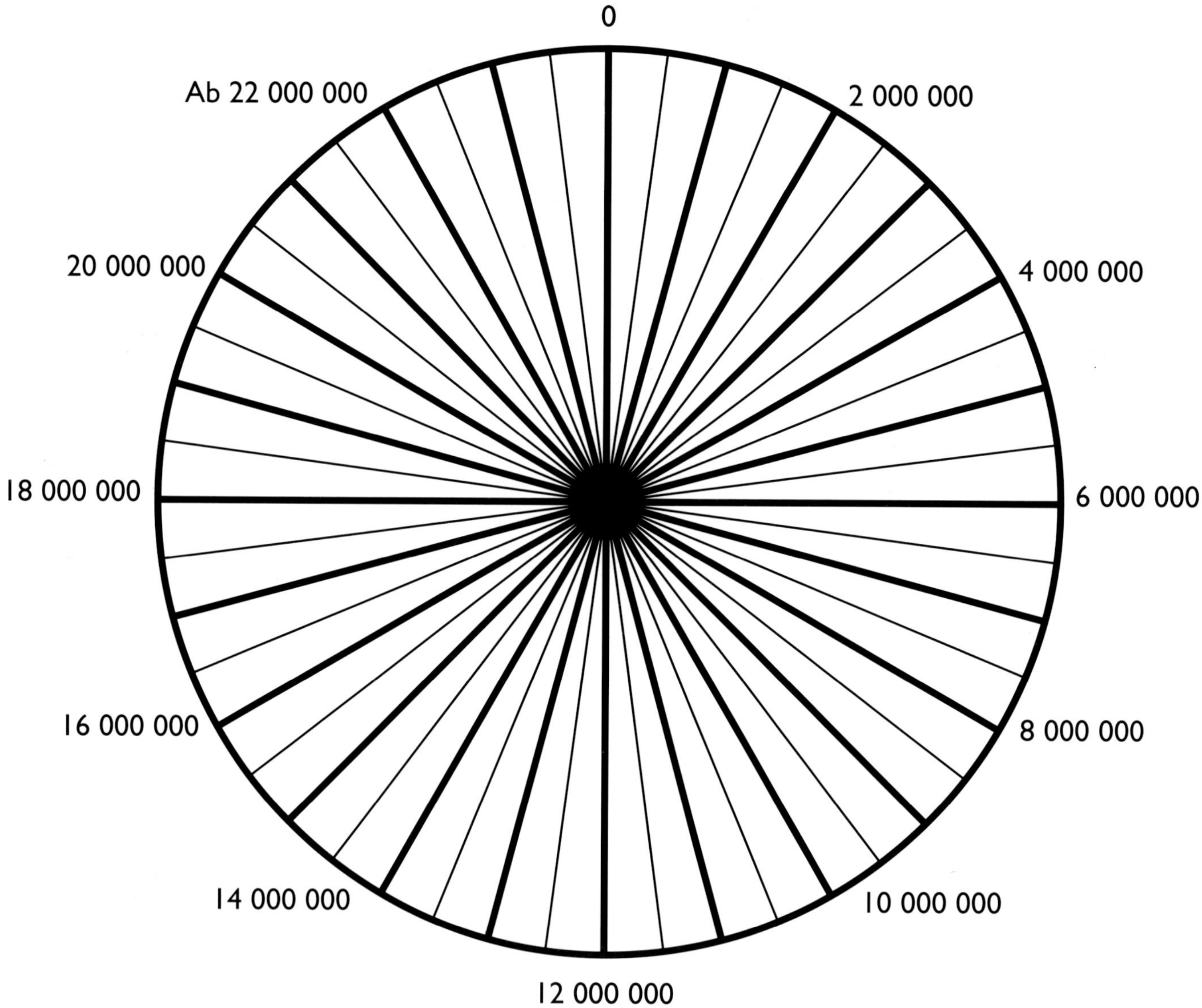

ANWEISUNG: Wenn sie Ihre Lichtschwingung oder Schattenschwingung herausfinden wollen, fokussieren Sie sich geistig immer auf den phsyischen Körper. Die mentale Frage ist: Wie hoch ist meine physische Lichtschwingung? Wenn wir in diesem Buch von Lichtschwingung sprechen, nehmen wir immer den Frequenzwert des materiellen Körpers als Grundlage

Pendeltafel 2: SCHATTENSCHWINGUNGEN

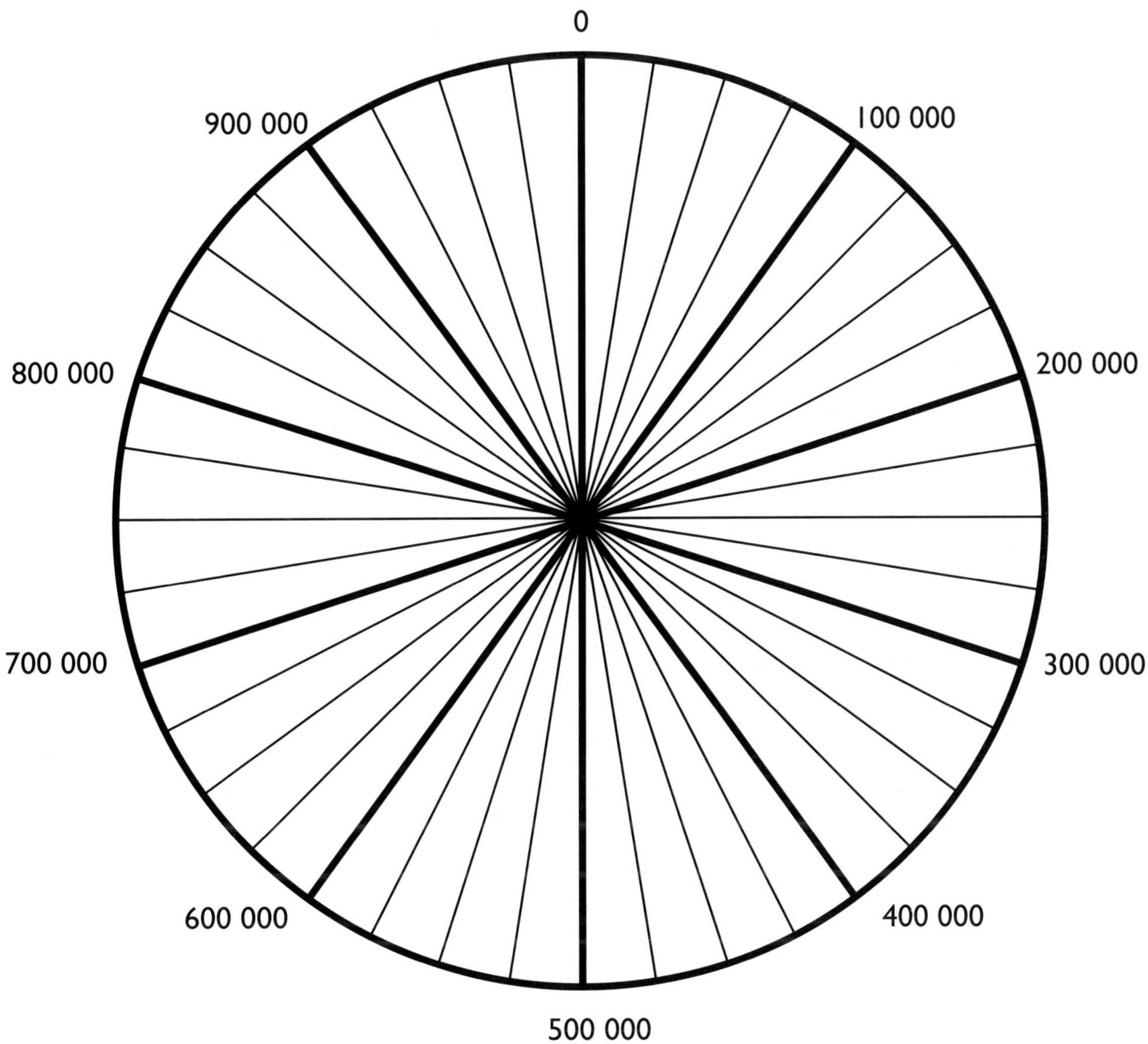

Anleitung – Wie baue ich ein Metahologramm auf?

Die meisten Metahologramme gehen von der Körpermitte aus. Da wir alle eine individuelle Figur haben, ist die Mitte für jeden von uns anders gelagert.

Alle Geometrien werden einzeln durch Visualisieren aufgebaut. Ihre Konzentration muss solange aufrecht erhalten bleiben, bis die entsprechende Figur stabil ist. Visualisieren kann jeder lernen. Um die Stabilität einer Geometrie wahrzunehmen, müssen Sie es sehen, fühlen oder wissen, dass es so ist. Die Art Ihrer Wahrnehmung ist unerheblich, denn jeder hat einen anderen Schwerpunkt.

Manche geometrische Formen müssen Sie nach der Installation in Bewegung bringen. Die Pfeile zeigen jeweils genau die Drehrichtung an. Manche Formen pulsieren in sich, oder strahlen von innen nach außen. Lassen Sie es zu, dass diese Geometrien ihre Eigendynamik entwickeln, um sich vollkommen an Ihr Individualwesen anzupassen. Dies bedeutet, dass manche der Formen sich größer oder kleiner, dunkler oder heller gestalten, als Sie es sich ursprünglich vorstellten. Die Farben werden in jedem Fall wahrscheinlich auch leicht variieren. Auch die Geschwindigkeit der Rotation stellt sich jeweils individuell ein – vertrauen Sie Ihren Gefühlen. Jedes Metahologramm passt sich in einzigartiger Weise an Ihr Wesen an und sollte sich für Sie gut anfühlen. Nur die geometrischen Grundformen und die Bewegungsrichtung müssen wie angegeben visualisiert werden.

Sobald Sie alle Teile eines MH in Ihrem Aurafeld, eines nach dem anderen aufgestellt haben, alle Formen, Farben und die Drehgeschwindigkeit sich an Sie individuell angepasst hat, ist in vielen Fällen die „Programmierung“ angesagt. Vor allem MH für Erdung und Schutz müssen programmiert werden. Wenn die Programmierung nicht geschieht, hält ein MH ca. 24 Stunden und ist möglicherweise nicht optimal in der Frequenz. Bei jedem MH, das einer besonderen Programmierung bedarf, haben wir eine präzise Angabe gegeben. Bei allen anderen Fällen für Schutz- und Erdungs-MH gilt, dass sie für die gesamte Bedarfsdauer programmiert werden.

Konzentrieren Sie sich auf Ihr Gefühl, Ihr inneres Wissen oder Ihre visuelle Wahrnehmung, so, dass alle geometrischen Teile gleichzeitig vorhanden, pulsierend, strahlend, oder wenn angegeben, in Bewegung sind und sprechen Sie die Programmierung in Ihren Gedanken:

„Ich danke meiner Seele, dass dieses Metahologramm vollkommen installiert und aktiviert ist, im optimalen Einklang mit meinem Holon, meiner Seele und meiner derzeitigen Schwingung für die Dauer von: ...... (oder: ... solange es für mich optimal ist).

Spüren, oder wissen Sie, dass es so ist!

Im Falle, dass die gewählten Geometrien nicht vollkommen zu Ihnen passen, ist es sehr einfach sie zu entfernen.

Konzentrieren Sie sich dazu wieder auf die gesamte Geometrie und visualisieren Sie, wie jegliche Bewegung zum Stillstand kommt. Entfernen Sie von außen nach Innen, Schicht für Schicht die geometrischen Teile in umgekehrter Reihenfolge und lassen Sie jede Form geistig verschwinden.

Jedes MH sollte wie ein guter Schuh zu Ihnen passen, das Gefühl sollte vollständig harmonisch sein. Bei den Reinigungshologrammen müssen Sie mit vorübergehenden, unangenehmen Veränderungen und Empfindungen in Ihrem Leben rechnen. Um eine positive Veränderung zu erreichen, ist es manchmal notwendig, eine turbulente Transformationszeit durchzuhalten. Entgiftungen werden z.B. durch Erscheinungen wie Ausschlägen, Durchfall, Juckreiz, Körpergeruch, Übelkeit, u.s.w. begleitet. Dies ist aber nicht weiter tragisch und für die gesamte Strukturveränderung notwendig. Seien Sie sicher, nach kurzer Zeit werden Sie sich wesentlich besser fühlen.

Wenn Sie keine passenden Metahologramme für Ihren erwünschten Zweck in diesem Buch finden, können Sie uns gerne kontaktieren. Es reichen ein paar Zeilen über Ihr Anliegen und Ihr Geburtsdatum, um neue Geometrien für Sie persönlich zu channeln (siehe Anhang).

2. Beschreibung der Metatronischen Geometrien:

Goldener Lichtkegel, der den Körper umgibt und durchdringt, um ihn in weiterer Folge – durch korkenzieherartige rechts-Drehung – in die Erde einzubringen, bis die Spitze die Mitte der Erde erreicht hat. Dort wird er mit einem Lichtriegel in der Erdmitte verankert. **(1)**

(1)

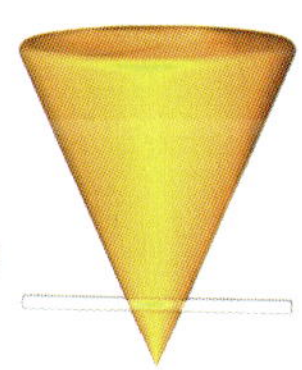

Lichtkegel mit der Spitze nach unten, welcher den Körper umgibt und durchdringt, wie in der jeweiligen Zeichnung angegeben. In manchen Fällen finden Sie auch eine Links- oder Rechtsdrehung des Lichtkegels um den Körper, als Rotationsachse, angegeben. **(2)**

(2)

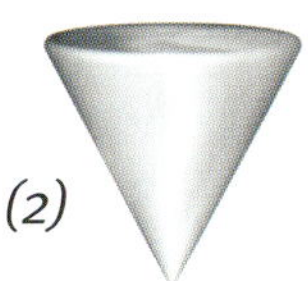

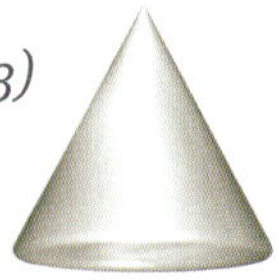

(3)

Lichtkegel mit der Spitze nach oben, welcher den Körper umgibt und durchdringt, wie in der jeweiligen Zeichnung angegeben. In manchen Fällen finden Sie auch eine Links- oder Rechtsdrehung des Lichtkegels um den Körper, als Rotationsachse, angegeben. **(3)**

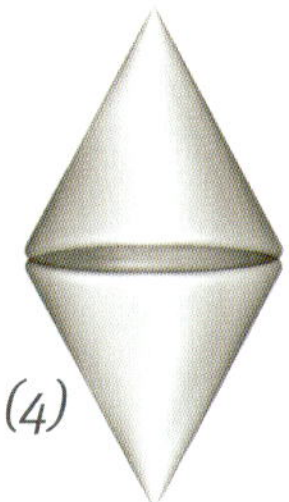

(4)

Doppel-Lichtkegel (die Flächen der jeweiligen Basis treffen aufeinander), welcher so visualisiert wird, dass die Mitte des Doppel-Lichtkegels durch die Mitte des jeweiligen Körpers, der Drüse oder des Chakras verläuft. Je nach Zeichenangabe endet im Allgemeinen bei Körpern die untere Kegelspitze unter den Füßen und die Spitze des oberen Kegels über dem Kopf. Die Bewegung kann als Ganzes in eine Richtung gehen, oder aber beide Kegel drehen sich in entgegengesetzter Richtung. **(4)**

(5)

Kugel, die den Körper bis unter die Füße und über den Kopf umgibt und durchdringt. In manchen Fällen ist die Ausdehnung so groß, dass man wenn man die Arme ausbreiten würde, mit den Mittelfingern die äußerste Schicht der Kugel erreichen könnte. In ausdrücklich angegebenen Fällen ist die Kugel so groß, wie eine Drüse oder ein Chakra (siehe: Drüsen- und Chakrenreinigung). Auch eine Drehung der jeweiligen Kugel ist möglich und gegebenenfalls angegeben. **(5)**

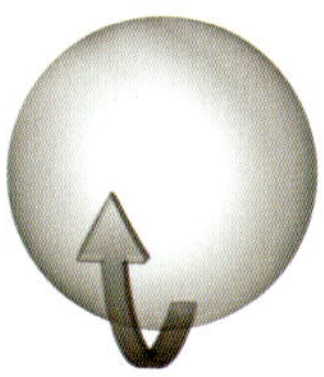

(6)

Kugel, rotierend, die sich vertikal, von unten nach oben, oder von oben nach unten, drehen kann. **(6)**

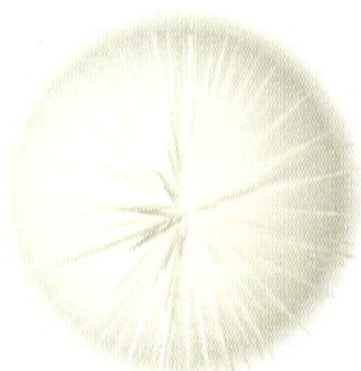

(7)

Sonne, ausstrahlend aus der Mitte des jeweiligen Körpers, bis über den Kopf und unter die Füße hinaus. In bestimmten Fällen ist die Ausdehnung so groß, dass man wenn man die Arme ausbreiten würde, mit den Mittelfingern die äusserste Schicht der Sonne erreichen könnte. In ausdrücklich angegebenen Fällen ist die Kugel so groß, wie eine Drüse oder ein Chakra (siehe: Drüsen- und Chakrenreinigung). Auch eine Drehung der jeweiligen Sonne ist möglich und gegebenenfalls angegeben. **(7)**

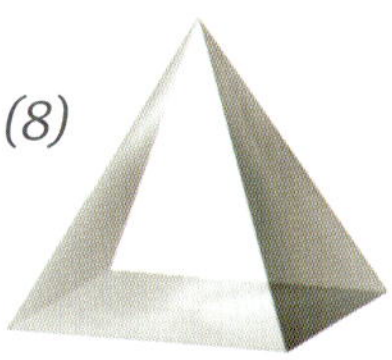

(8)

4-seitige Lichtpyramide mit der Spitze nach oben, welche den Körper umgibt und durchdringt, wie in der Zeichnung angegeben. In manchen Fällen finden Sie auch eine Links- oder Rechtsdrehung der Lichtpyramide um den Körper, als Rotationsachse, angegeben. **(8)**

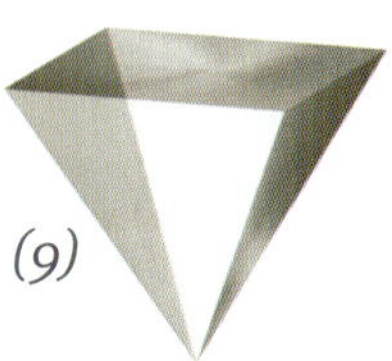

(9)

4-seitige Lichtpyramide mit der Spitze nach unten, welche den Körper umgibt und durchdringt, wie in der Zeichnung angegeben. In manchen Fällen finden Sie auch eine Links- oder Rechtsdrehung des Lichtkegels um den Körper, als Rotationsachse, angegeben. **(9)**

3-seitige Lichtpyramide mit der Spitze nach oben, welche den Körper umgibt und durchdringt, wie in der Zeichnung angegeben. In manchen Fällen finden Sie auch eine Links- oder Rechtsdrehung der Lichtpyramide um den Körper, als Rotationsachse, angegeben. **(10)**

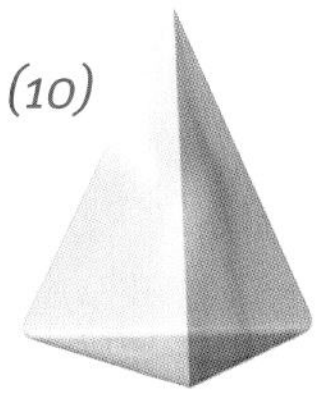
(10)

3-seitige Lichtpyramide mit der Spitze nach unten, welche den Körper umgibt und durchdringt, wie in der Zeichnung angegeben. In manchen Fällen finden Sie auch eine Links- oder Rechtsdrehung der Lichtpyramide um den Körper, als Rotationsachse, angegeben. **(11)**

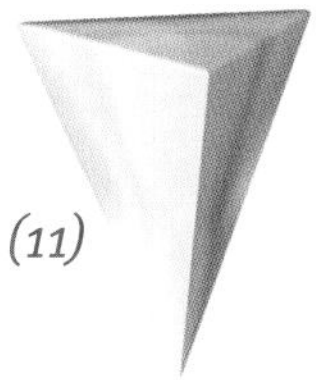
(11)

6-seitige Lichtpyramide mit der Spitze nach unten, welche den Körper umgibt und durchdringt, wie in der Zeichnung angegeben. In manchen Fällen finden Sie auch eine Links- oder Rechtsdrehung der Lichtpyramide um den Körper, als Rotationsachse, angegeben. **(12)**

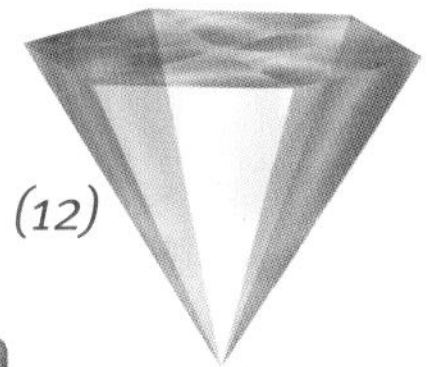
(12)

Lichtsäule (Zylinder), welche den Körper umgibt und durchdringt, von über dem Kopf bis unter die Füße. Eine Drehung in beide Richtungen ist möglich und gegebenenfalls angegeben. Diese Lichtsäule wird nur in der Größe des Aurakörpers, der Drüsen oder Chakren verwendet. **(13)**

(13)

Lichtstrahl, der pulsiert und beständig durch den Körper fließt, ihn durchdringt und umgibt. Er fließt aus dem Himmel, durch den Körper durch, bis in die Mitte der Erde. Der Strahl kann sich auch um den Körper, als Rotationsachse, herumdrehen, in der jeweils angegebenen Richtung. **(14)**

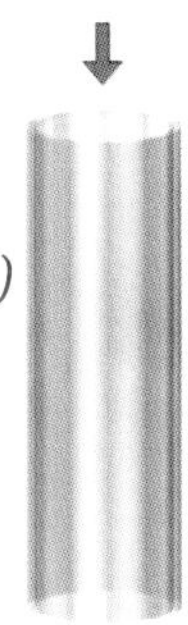
(14)

Lichtstrahl, der pulsiert und beständig durch den Körper fließt, ihn durchdringt und umgibt. Er fließt aus der Erdmitte, durch den Körper durch, bis in den Himmel. Der Strahl kann sich auch um den Körper, als Rotationsachse, herumdrehen, in der jeweils angegebenen Richtung. **(15)**

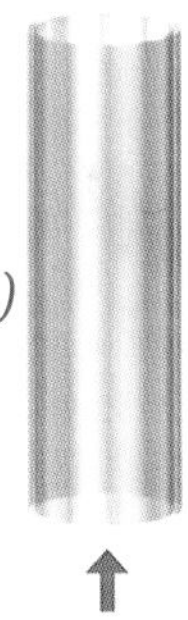
(15)

Lichtwürfel, der den Körper umgibt und durchdringt bis weit über den Kopf (individuell) und unter die Füße. Eine Drehung ist möglich und gegebenenfalls angegeben. Der Würfel kann auch die Größe eines Chakras oder einer Drüse haben. **(16)**

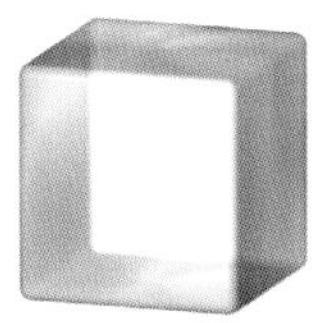
(16)

Würfel, der auf einer Spitze steht, der den Körper umgibt und durchdringt bis weit über den Kopf (individuell) und unter die Füße. Eine Drehung ist möglich und gegebenenfalls angegeben. Der Würfel kann auch die Größe eines Chakras oder einer Drüse haben. **(17)**

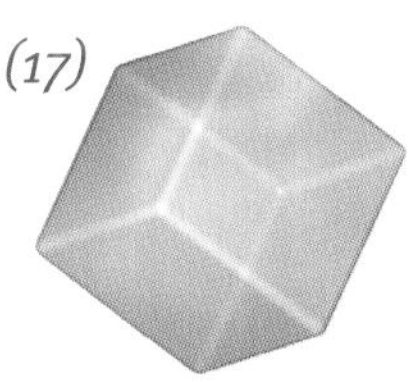
(17)

Lichtquader, der liegend auf einer der quadratischen Flächen, das ganze Haus umgibt und durchdringt. Eine Drehung ist möglich und gegebenenfalls angegeben. **(18)**

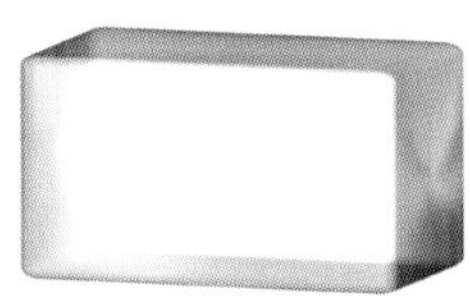
(18)

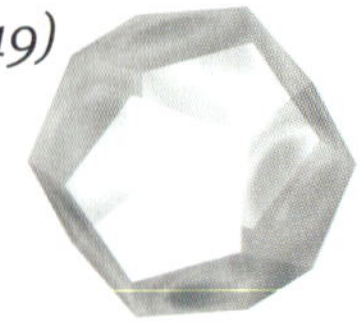
(19)

Lichtdodekaeder, der den Körper, die Drüse oder das Chakra umgibt und durchdringt, von Kopf bis zu den Füßen. Die Größe ist variabel und eine Drehung ist möglich und gegebenenfalls angegeben. **(19)**

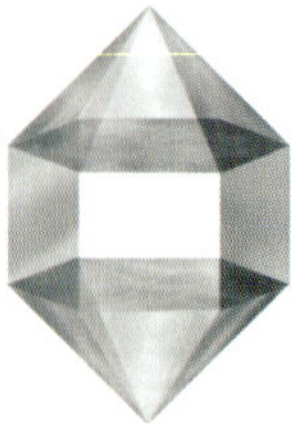
(20)

Lichtform, die wie ein 6-seitiger Doppelkristall gestaltet ist und den Körper, die Drüse oder das Chakra umgibt und durchdringt, von Kopf bis zu den Füßen. Die Größe ist variabel und Drehung ist möglich und gegebenenfalls angegeben. **(20)**

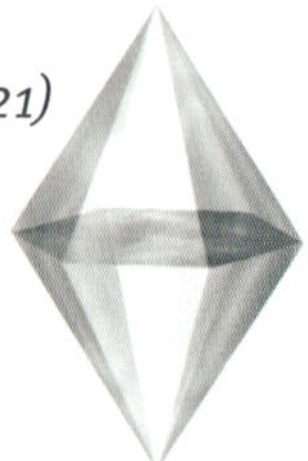
(21)

6-seitige Doppelpyramide, in sich pulsierend, die den Körper umgibt und durchdringt, von unter den Füßen bis über den Kopf. Die Größe kann variieren, je nachdem, welches Objekt sie umschließt (Körper, Drüsen, Chakren). Eine Drehung ist möglich und gegebenenfalls angegeben. **(21)**

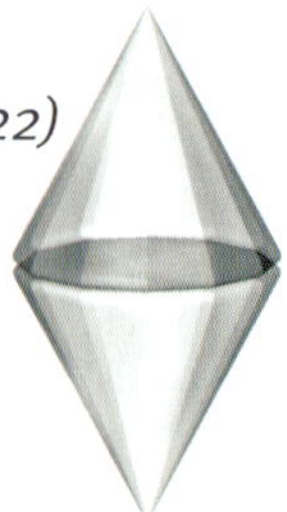
(22)

12-seitige Doppelpyramide, in sich pulsierend, die den Körper umgibt und durchdringt, von unter den Füßen bis über den Kopf. Die Größe kann variieren, je nachdem, welches Objekt sie umschließt (Körper, Drüsen, Chakren). Eine Drehung ist möglich und gegebenenfalls angegeben. **(22)**

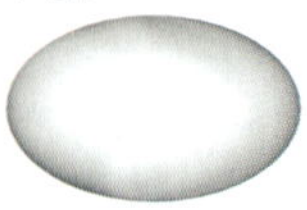
(23)

3-dimensionales, liegendes Lichtoval, das den Körper durchdringt und umgibt, entweder um die Mitte des Körpers, oder um einen Raum zu erfüllen. Es kann sich auch drehen, was gegebenenfalls angegeben ist. **(23)**

(24)

Goldener Lichtring, liegend, der die Mitte eines Körpers in jeweils entsprechender Größe umgibt, je nach Angabe. **(24)**

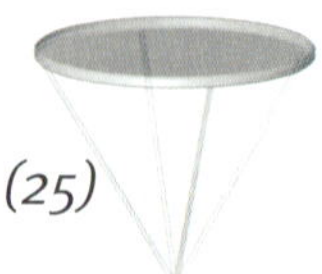
(25)

Lichtscheibe, die den Körper in der Mitte umgibt und durchdringt, und welche mit **4 Lichtstreben** in der Mitte der Erde verankert ist. **(25)**

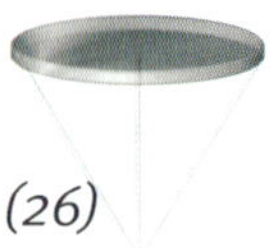
(26)

Lichtscheibe, die den Körper in der Mitte umgibt und durchdringt, und welche mit **3 Lichtstreben** in der Mitte der Erde verankert ist. **(26)**

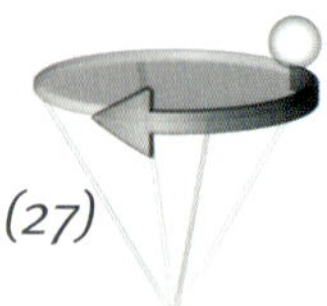
(27)

Weiße Lichtkugel, die sich in jeweils angegebener Richtung bewegt, auf und um die Lichtscheibe herum. 4 Lichtstreben werden in der Erdmitte verankert. **(27)**

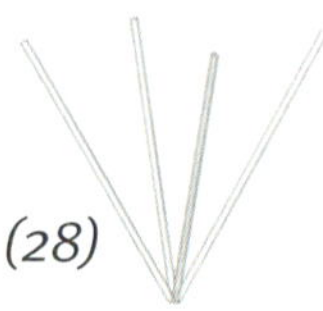
(28)

4 Lichtstreben werden in der Erdmitte verankert. **(28)**

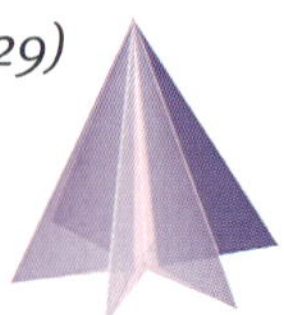
(29)

Hellviolette Lichtform, wie eine 6-seitige Pyramide, wobei die Grundform ein 6-spitziger, gleichmäßiger Stern ist und die Flächen zwischen allen Längsseiten nach innen hin, zur Mitte, wie gefaltet, verlaufen. Diese Form umgibt den Körper von über dem Kopf bis zu den Hüften und kann sich, in der jeweils angegebenen Richtung, drehen. **(29)**

Geometrische Struktur, die nur aus farbigen Lichtstreben in der Form einer 4-seitigen oder 6-seitigen Doppelpyramide erscheint. Alle anderen Geometrien sind darin eingeschlossen. **(30)**

3-dimensionale Lichtspiralform (Fibonacci-Spirale), die bei den Füssen in kleinen Kreisen beginnt, den gesamten Körper umgibt, nach oben hin immer größer im Umfang wird und über dem Kopf endet. Die Spiralform dreht sich als Ganze, rechts oder links (je nach Angabe), um den Körper herum, der die Rotationsachse bildet. **(31)**

Rosa Lichtkugeln, die beständig aus dem Himmel, durch das ganze Haus, oder die Wohnung in die Erde fließen. **(32)**

Lichtstrebe, die in unterschiedlichen Farben (jeweils angegeben) fließt, in der gezeigten Form, bis in die Mitte der Erde, wo sie horizontal verankert wird. **(33)**

Lichtstrebe, die in unterschiedlichen Farben (jeweils angegeben) fließt, aus einer Geometrie, durch den Körper, bis in die Erdmitte, um sich dort 3-fach zu verankern. Die Verankerung erschafft eine 3-eckige Verbindung in der Mitte der Erde. **(34)**

Goldene Lichtspirale, die sich rechtsdrehend in die Erde hinein dreht, um sich im Herzen der Erde zu verankern. **(35)**

4 Lichtstreben verankern einen Lichtkubus, einerseits mit der fiktiven Mitte der Erde und andererseits mit einem fiktiven Punkt im Himmel. **(36)**

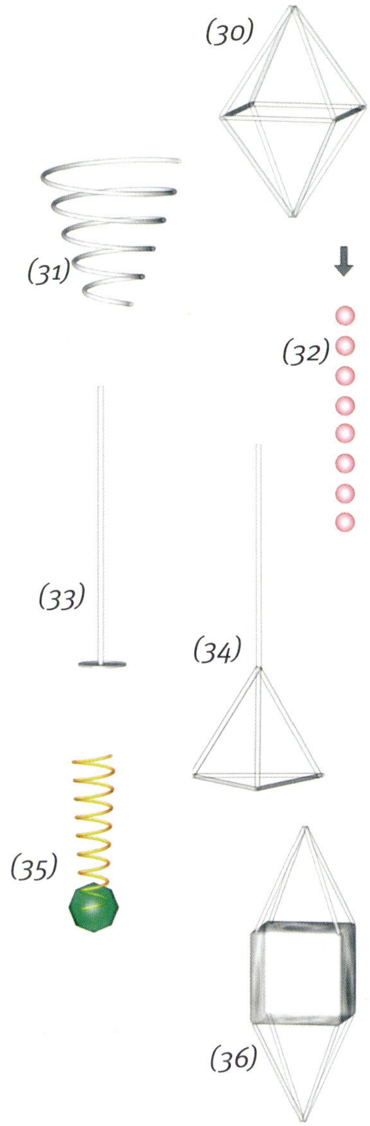

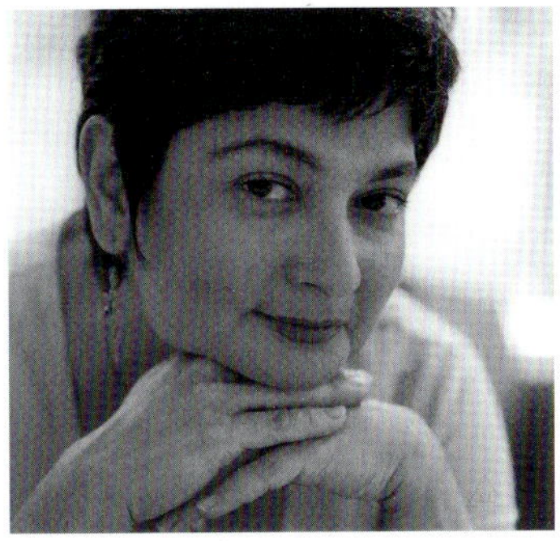

*Ama * Ryjlla*

*Ama * Ryjlla ist Channel für metatronische Geometrien und kosmische Lichtsymbole. Sie ist als Spezialistin für Auflösungen von fremd- und schwarzmagischen Einflüssen in Körper und Raum bekannt. Zur Unterstützung bei Lichtkörperprozessen und Heilungen wendet Sie Piktogramme und metatronische Geometrien an. Weitere Informationen finden Sie auf der Webseite:* **www.amaryjlla.com**

Terminvereinbarung für die Entfernung von schwarzmagischen- und Fremdenergien sowie Hologrammen und Implantaten mittels metatronischer Heilung bei:

*Ama * Ryjlla*
Andreas Hofer Str. 7
A-3400 Klosterneuburg
ama.ryjlla@utanet.at
Tel. und Fax: +43 (0)2243 26088
Mobil Tel.: +43 (0)676 3519881

Für Informationen über Seminare und Ausbildungen kontaktieren

ROBERT HUBER
Glücksweg 9a
4501 *Neuhofen a. d. Krems*
office@hausdergesundheit-huber.at
Mobil Tel. +43 (0)6991 0936 708

Bestellungen für Buch **METATRON BAND I** *oder* **LICHTKREISPIKTOGRAMME** *und* **LEGEMUSTERHEFT** *bei Ama * Ryjlla*

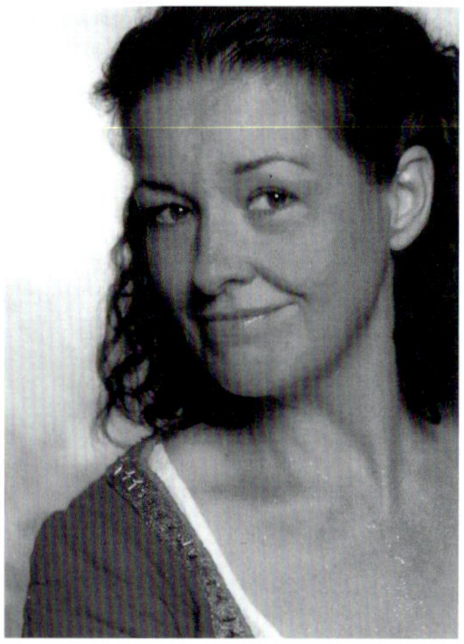

*El * An * Rea*

*El * An * Rea ist als universeller Metatron Channel, spirituelle Heilerin und Lehrerin bekannt. Sie ist seit 1998 auf Lichtnahrung. Ihr umfangreiches Vortrags- und Seminarangebot inkludiert: Lichtkörperprozess-, Heiler- und Channelausbildungen. Weitere Informationen finden Sie auf der Webseite:* **www.elanrea.com**

Terminvereinbarung für Seelenchannelings oder Heilbehandlungen bei:

*El * An * Rea*
Hauptstr. 81/83
A-3422 Greifenstein-Hadersfeld
elanrea@utanet.at
Tel.: +43 (0)676 4063048

Für Informationen über Seminare, Ausbildungen, Vorträge und DVD's kontaktieren Sie ihre Organisatorin:

BODHIDARMA
bodhidharma@elanrea.com
Tel. und Fax: +43 (0)1 263 2931
Mobil Tel.: +43 (0)664 5401056

Buch- und Piktogrammbestellungen:
Mobil Tel.: +43 (0)676/3519881

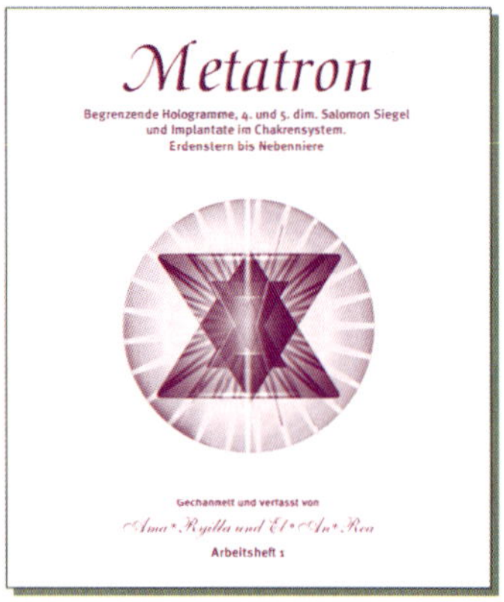

METATRON ARBEITSHEFT 1, Begrenzende Hologramme, 4. und 5. dim. Salomon Siegel und Implantate im Chakrensystem. Erdenstern bis Nebennieren

Das vorliegende Arbeitsheft ist die lang versprochene Fortsetzung der Metahologrammarbeit. Ab jetzt beinhalten die Arbeitshefte hauptsächlich Metahologramme um damit eine adäquate und schnelle, individuelle Arbeit zu ermöglichen.

Da wir alle, außer die Indigo- und Kristallkinder seit 1992, begrenzende Implantate in unserem Holon tragen, ist die Befreiung von diesen durch Metahologramme für jeden von unschätzbarem Wert. Je klarer und unbegrenzter unsere Holonschichten sind, desto leichter fällt uns die Lichtkörperentwicklung, sowie der damit verbundene dimensionale Aufstieg. Völlige Freiheit von 3. und 4. dimensionaler Dualität ist die erfreuliche Folge dieser Arbeit.

ISBN: 978-3-9502222-0-3

CHANNELING - KOSMISCHES INTERNET DIE NEUE FORM DER KOMMUNIKATION, DVD, ca. 120 min., Vortragsreihe von EL*AN*REA.

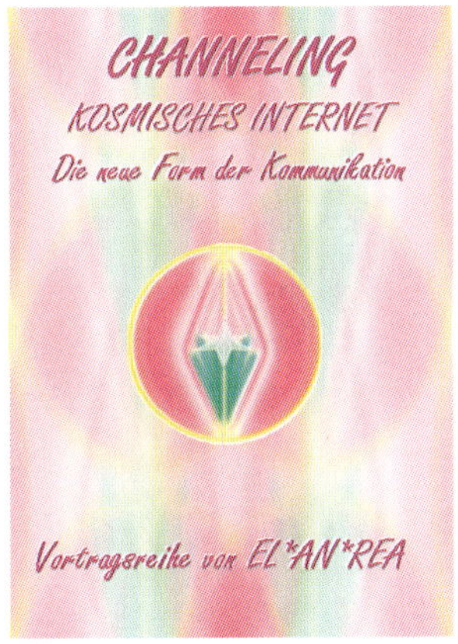

Wir leben in einer wunderbaren Zeit, jeder ist ein geborener Channel, jeder ist medial veranlagt ñ aber erst jetzt ist es uns möglich, diese Fähigkeitent zu leben. Gechannelte Seeleninformationen helfen uns, Entscheidungen im Einklang mit unserer Seele zu treffen. Sie geben uns die Möglichkeit, unser kleines Selbst und das unserer Mitmenschen aus einer höheren Warte zu betrachten. Das Bild wird größer, großzügiger und doch einfacher. Vieles erscheint plötzlich nichtig, viele Sorgen werden ins richtige Licht gerückt, vieles wovor wir uns fürchten verliert an Macht. Wir erschaffen unser Meisterselbst und unsere Freiheit von den illusorischen Begegnungen von Außen. NICHTS IST BEFREIENDER ALS EINE KLARE SICHT DER EIGENEN LAGE!

WEITERE VORTRÄGE auf DVD:

Lichtnahrung - Lichtkörper
Die Herkunft der Seelen
Spirituelle Heilung des Holons
New Kids - Neue Kinder
Channeling - kosmisches Internet
Merkaba - das Ticket in die 5. Dimension
Astralparasiten, Besetzungen & verstorbene Energien
Von Hyperborea ¸ber Lemurien bis Atlantis
Die innere Erde -
die Meister und Meisterinnen von Shambala
Göttliche Hierarchien
Galaktische Entwicklungshilfe im Wassermannzeitalter
Das neue Informationserbe d. Sternensaat auf Gaia/Erde
Manipulative Kräfte auf Gaia / Erde

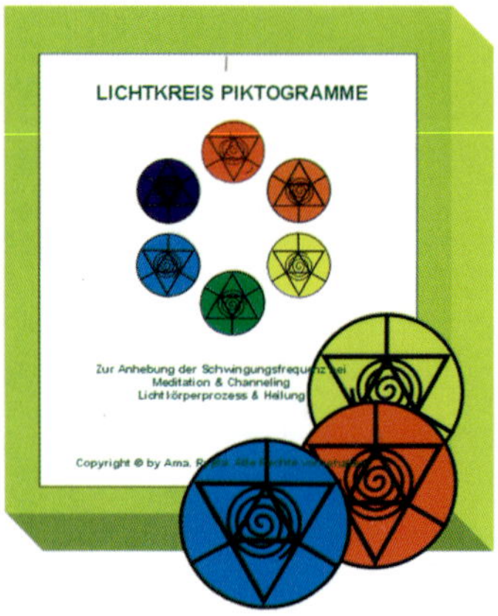

LICHTKREIS PIKTOGRAMME, 6 Scheiben und Anleitung, Legemusterheft.

Dieses gechannelte Werkzeug unterstützt uns bei unserem Lichtkörperprozess. Die Piktogramme erschaffen mehrdimensionale Räume (durch verschiedene Legemuster), in denen reinste Lichtenergie - aus der Quelle – zur Verfügung steht. Innerhalb des Wirkungskreises der Piktogramme gelingen Heilungen und Therapien jeglicher Art leichter und besser. Durch regelmäßige Anwendung wird die Schwingungserhöhung des Körpers wesentlich gefördert und die Wahrnehmungsfähigkeit gesteigert.

6 Scheiben und Anleitung: 62,-
Legemusterheft: 31.-

POSITIVE WIRKUNGEN wurden im PHYSISCHEN KÖRPER, EMOTIONALKÖRPER, MENTALKÖRPER,SPIRITUELLEN KÖRPER, und in der Arbeit mit den MER. KA. BA STRUKTUREN erzielt.

THEMEN IM LEGEMUSTERHEFT:

Kosmischer Lichtkreis, Bedingungslose Liebe,Energieausgleich,Entgiftug Haut, Entgiftung Unterkörper, Entgiftung Oberkörper, Entwicklung, Erzengelenergie, Freude, Gegen Depression, Emotionale Hologramme entfernen, Lemurisches Wissen, Manifestieren mit Engel, Mentalbelastungen lösen, Muster lösen, Schmerzen lindern, Selbstwert, Seminar, Stabilität, Zugang zu Naturwesen

ISBN: 3-00-011913-2